Iß Dich klüger

Johannes Holler

Iß Dich klüger

**Das praktische
Handbuch
für die optimale
Gehirnernährung**

**Illustrationen
von Oliver Schmitt**

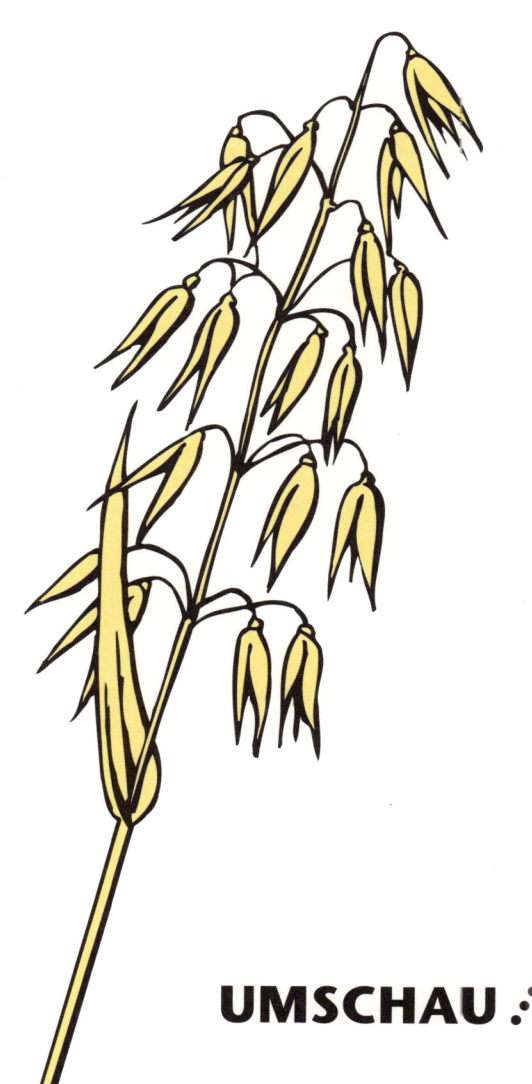

UMSCHAU

Für meine
Enkelkinder
Theresia und
Benjamin

27.3.00   Opa

Einleitung ———————— **8**

Fragen und Antworten
zum Thema Gehirn und Ernährung — **12**

Die Funktionsweise des Gehirns ——— **18**

Gehirnaufbau 19
Gehirnwellen 20
Neurone 21
Neurotransmitter 21
Gehirntraining 26

Brainfood –
Optimale Gehirnernährung ———————— **28**

Essen, Trinken und Wohlbefinden 29

Nahrungsmittel ———————— *29*

• *Fisch und Meeresfrüchte* **29**
Anchovis 30
Hering 30
Lachs 30
Makrele 30
Sardine 30
Meeresfrüchte 31

• *Gemüse* **32**
Artischocke 32
Aubergine 33
Bohne 34
Eßkastanie 35
Kichererbse 37
Knoblauch 38

Linsen 39
Meerettich 40
Oliven/Olivenöl 40
Paprika 42
Rettich 42
Salat 43
Sauerkraut 44
Sellerie 45
Sojabohne 46
Tomate 47

• *Getreide* **48**
Amaranth 49
Buchweizen 50
Dinkel 52
Gerste 53
Hafer 54
Hirse 55

• *Gewürze* **57**
Aphrodisiaka 57
Anis 58
Basilikum 59
Beifuß 60
Bockshornklee 61
Gewürznelke 62
Ingwer 63
Kardamom 64
Koriander 65
Muskat 65
Oregano 66
Safran 67
Vanille 68
Zimt 68

• *Nüsse und Samen* **70**
Cashewnuß 70
Mandel 71

Sesam 72
Walnuß 72

- **Obst** **74**
Ananas 75
Apfel 76
Aprikose 77
Avocado 78
Banane 79
Birne 80
Dattel 81
Feige 82
Heidelbeere 83
Johannisbeere 84
Weintraube 85

Nährstoffe _____ 86

- **Aminosäuren** **86**
Lysin 86
Phenylalanin 87
Tryptophan 88
Tyrosin 89

- **Fette** **90**
Omega-3-Fette 90
DHA 91

- **Kohlenhydrate** **92**

- **Mikronährstoffe** **94**
Aroma 95
Atmung 96
Hören 97
Sauerstoff 97
Geschmackseinflüsse 99
Zyklen 100

- **Mineralien** **102**
Eisen 102
Kalzium 103
Magnesium 103

- **Nahrungsergänzungsmittel** **105**
Algen 105
Basica 106
Bierhefe 107
Blütenpollen 107
Gerstensaft 108
Glutaminsäure 109
Kieselsäure 110
Kreatin 111
Lezithin 111

- **Spurenelemente** **112**
Chrom 112
Germanium 113
Jod 114
Selen 114
Zink 115

- **Vitamine** **117**
Folsäure 117
Niacin 118
Pantothensäure 120
Vitamin B 12 120
Vitamin C 121
Vitamin E 123

Getränke _____ 124

Heiltees 124
Milch 125
Pflanzensäfte 126
Wasser 127

Genußmittel ————————— **128**

Colanuß 128
Guarana 129
Kaffee 130
Kakao 131
Mate 132
Schokolade 133
Tee 133
Wein 135

Mahlzeiten ————————— **137**

Frühstück 137
Mittagessen 138
Abendessen 139

Heilpflanzen und ihre Wirkung *140*

Baldrian 141
Bitterstoffe 143
Brennessel 144
Damiana 145
Eleutherokokkus 146
Ephedra 146
Ginkgo Biloba 147
Ginseng 148
Hanf 150
Hopfen 151
Johanniskraut 152
Kalmus 154
Kawa-Kawa 154
Lavendel 155
Melisse 156
Passionsblume 158
Pfefferminze 159

Rosmarin 159
Salbei 160
Schüsselblume 161
Waldmeister 162
Wermut 163
Zinnkraut 164

Wohlbefinden von innen –
Körperliche und geistige Fitneß *166*

Farben ————————— **166**

Blau 167
Gelb 168
Grün 169
Rot 170

Körperübungen fürs Gehirn ————— **171**

Liegende Acht 172
Bewegungstraining 173
Denkmütze 175
Drehübung 175
Energiegähnen 176
Laufen 177
Radfahren 178
Schwerkraftgleiter 179
Überkreuzübungen 180
Wadenpumpe 181
Wandern 182
Wassertraining 183

Mentalstrategien ——————— _185_

Abwechslung 187
Achtsamkeit 187
Entspannung 188
Imagination 190
Kommunikation 192
Kontrolle 193
Konzentration 193
Willensstärke 194
Zuversicht 195

Neurotoxine –
Was dem Gehirn schadet ————— _196_

Aluminium 197
Blei 198
Nikotin 200

Was tun bei ...?
Hilfe bei Befindlichkeitsstörungen —— _202_

Angst 203
Antriebsschwäche 205
Arteriosklerose 206
Blutdruck (hoch) 207
Blutdruck (niedrig) 208
Blutzuckerspiegel (unausgeglichen) . 210
Cholesterinspiegel (erhöht) 211
Depressionen 212
Durchblutungsstörungen 214
Gedächtnisschwäche 214
Kopfschmerzen 217
Lärmbelastung 218
Nervenschwäche 219
Reisekrankheiten 220

Schlaflosigkeit 212
Schmerzen 222
Sehschwäche 224
Streß 226
Suchtverhalten 227
Umweltgiftbelastung 229
Wetterfühligkeit 231

Anhang ——————————— _234_

Bezugsquellen 235
Literatur 237
Register 238

Einleitung

»Es ist die Ernährung, die wahre Gesundheit enthält und die beste Medizin ist«, erkannte bereits 3000 v. Chr. Shin-Huang-Ti, der Arzt, der die Grundlagen der chinesischen Medizin schuf. Doch noch vor kurzem erschien eine Verbindung zwischen der Nahrung, die wir zu uns nehmen, und unserer geistigen Leistung den meisten Wissenschaftlern als nicht eindeutig erwiesen.

Inzwischen bestätigt sich jedoch immer mehr, daß eine gezielte Zufuhr an wertvollem Eiweiß und komplexen Kohlenhydraten, an Fettsäuren von Meerestieren und an Pflanzenwirkstoffen, nicht nur die körperliche Gesundheit unterstützt, sondern auch die geistige Leistung und seelische Stimmung verbessern hilft. Ein ausgeglichener Blutzuckerspiegel und die ausreichende Versorgung des Gehirns mit Flüssigkeit und Sauerstoff sind dabei wesentliche Voraussetzungen für Gesundheit und optimale Funktionsweise des Gehirns.

Doch das Gehirn ist nicht nur ein Stoffwechselorgan, sondern auch ein Resonanzkörper. In ihm werden Informationen, Licht und Farben aufgefangen, die wieder neue Vorstellungen und Bilder erzeugen. So können bestimmte Schallfrequenzen in der Musik ein reicheres neuronales Netz knüpfen, was zu einer verbesserten Nutzung der wichtigsten Anteile des Gehirns führt. Und durch die zahlreichen Verknüpfungsmöglichkeiten zwischen den motorischen Anteilen der Hände und Füße können wir unser Gehirn ständig auf die ein oder andere Weise trainieren. Ein bewegungsmäßig stimuliertes Gehirn – sei es durch strammes Wandern oder Brain-Gym-Übungen – verfügt über mehr Verarbeitungskapazität und höhere Neurotransmitterausschüttungen. Ein erhöhter Blutfluß ist ein adäquater Gradmesser für ein trainiertes, sprich optimiertes Gehirn. »Das Gehirn muß genau wie jeder Muskel in Gang gehalten werden – genau wie ein Muskel muß es auch ernährt werden«, fordert der Mediziner Jean-Marie Bourré.

Dieses Buch will deutlich machen, daß wir mit unserer täglichen Ernährung auch immer unser Denken und unsere Stimmung beeinflussen. In dem Kapitel *Die Funktionsweise des Gehirns* erfahren Sie alles Wissenswerte über den Aufbau des Gehirns und darüber, welche Botenstoffe für das Gedächtnis wichtig sind. Was die Ernährung angeht, zeigt sich immer wieder, daß der Spaß am Essen und damit auch die kleinen kulinarischen Sünden als »Psychohygiene« oft notwendiger Bestandteil unseres Alltags sind. Für unsere körperliche und seelische Gesundheit ist dies wichtiger als eine phantasielose Diät, die mit Widerwillen sklavisch eingehalten wird. Denn auch Geist und Seele wollen ernährt sein.

Welche Nahrungsmittel sollten wir also zu uns nehmen?

Aminosäuren, da sie das Rohmaterial für die Botenstoffe darstellen, denen wir unsere Intelligenz und gute Laune verdanken.

Omega-3-Fette, die Reparaturen bewerkstelligen können, weil sie die feinen Kapillaren im Gehirn schützen.

Fisch – insbesondere Makrelen und Sardinen – sowie **Meeresfrüchte** sind das »Manna« des Geistesarbeiters, denn sie enthalten Zink und die Anti-Streß-Aminosäure Tyrosin.

Gemüse schützt bekanntlich vor vielerlei Krankheiten und kann u. a. helfen, die Risiken von Arteriosklerose und Schlaganfall zu verringern.

Getreide, z. B. Dinkel und Hafer, ist seit alters her ein bekanntes Kräftigungsmittel für Körper und Geist. Ebenso wichtig für eine ausgewogene Ernährung sind Amaranth, Buchweizen und Hirse.

Gewürze können als Stimmungsmacher, Verdauungshilfe und Aphrodisiakum Verwendung finden.

Heilpflanzen wie Johanniskraut, Ginkgo oder Baldrian finden als Therapeutikum bei Antriebsstörungen, niedergeschlagener Stimmung und Schlaflosigkeit sinnvolle Anwendung.

Kohlenhydrate: Unser Gehirn wiegt nur ein Sechzigstel unseres Körpergewichts, verbraucht aber ein Drittel des gesamten Zuckers, der dem Organismus zur Verfügung steht.

Nahrungsergänzungsmittel sollten so natürlich wie möglich sein, da sie dann die Defizite einer unausgewogenen Ernährung und einseitigen Lebensführung ausgleichen können.

Nüsse und Samen sind die idealen Zwischenmahlzeiten für den Gehirnathleten.

Obst verbessert die Stimmung, wirkt abwehrsteigernd und regenerierend.

Vitalstoffe sind als Oberbegriff für Vitamine, Mineralien und Spurenelemente eine unentbehrliche Hilfe für einen regen »Funkkontakt« zwischen den Neuronen.

Zudem ist **körperliches Training** unerläßlich: Wird der Körper auf Trab gehalten, bleibt auch der Geist in Bewegung. Eine gezielte Bewegungsabfolge hilft, das Zusammenwirken vieler Anteile des Gehirns zu ermöglichen.

Alle diese Elemente der Gehirnernährung sind in ihren Zusammensetzungen, allgemeinen und speziellen Wirkungen und ihrem Platz in der Geschichte unserer Ernährungsgewohnheiten ausführlich in dem Abschnitt »Brainfood – Optimale Gehirnernährung« behandelt. Klar gegliedert führt er zunächst durch die Nahrung, die wir in verschiedener Form zu uns nehmen, widmet sich ausführlich den Heilpflanzen und ihren wohltuenden Wirkungen und zeigt schließlich die Möglichkeiten auf, die uns an die Hand gegeben sind, unsere körperliche und geistige Fitneß durch mentale Elemente wie Farben, Brain-Gym-Übungen und Mentalstrategien zu steuern. Doch nicht nur die positiven, auch die negativen Einflüsse auf unser Gehirn sollen Erwähnung finden – in dem Kapitel *Neurotoxine – Was dem Gehirn schadet.* Eine erste Anleitung zur »Selbsthilfe« bei Beschwerden finden Sie unter der Rubrik *Was tun bei ...?* Adressen, wo Sie weniger gängige »Brainfood-Artikel« beziehen können, sowie eine ausgewählte Liste weiterführender Literatur runden unser Handbuch ab.

Ein gesundes Gehirn ist in erster Linie eine biologische Tatsache der drei Einflußgrößen: Ernährung, mentale Stärke und Bewegung. Dies wird uns als solches meist erst dann bewußt, wenn wir unser Gehirn als Ganzes nutzen. Das Handbuch soll hierzu als Anleitung dienen.

Fragen und Antworten zum Thema Gehirn und Ernährung

Wieviel Energie verbraucht unser Gehirn?

Das menschliche Gehirn wiegt ca. 1500 g und besteht aus etwa 50 Milliarden Nervenzellen. Jede Nervenzelle steht in lebhaftem »Funkkontakt« mit 10 000 anderen Nervenzellen, so daß ununterbrochen ein reger Austausch an Informationen stattfindet. Um täglich diese Denkleistung zu erbringen, braucht das Gehirn viele Bau- und Betriebsstoffe. Obwohl es nur etwa zwei bis drei Prozent des Körpergewichts ausmacht, beansprucht es 20 Prozent der mit der Nahrung aufgenommenen Energie.

Welche Hauptenergiequellen benötigt das Gehirn für seine Arbeit?

Die Hauptenergiequellen unseres Gehirns sind Kohlenhydrate, Sauerstoff und Fette. Um optimal zu funktionieren, benötigt das Gehirn aber auch Aminosäuren und eine ausgewogene Mischung aus Vitaminen, Mineralstoffen und Spurenelementen. Eine Mangelernährung führt nicht nur zur Gedächtnisschwäche oder Konzentrationsstörungen, sondern beeinträchtigt auch unsere emotionale Stimmung.

Welche weiteren Einflüsse sind wichtig für unser Gehirn?

Das Gehirn unterliegt auch dem Einfluß von natürlichen Rhythmen wie Tag und Nacht, Jahreszeiten, Licht und Luftionisation, den Gezeiten, der Schwerkraft und sogar solchen Kräften wie den Mondphasen. Das menschliche Gehirn reagiert auf diese Kreisläufe durch eigene spiegelbildliche Zyklen: Schlafen und Wachen, die Ebbe und Flut der Hormone, wiederkehrende Stufen von Aufmerksamkeit und Leistungsfähigkeit.

Wie gelangen die Wirkstoffe aus der Nahrung zum Gehirn?

Ob wir Salat essen, einen Apfel oder Schokolade – meist enthalten die Nahrungsmittel ein Gemisch der drei Hauptnährstoffe Aminosäuren, Kohlenhydrate und Fette. Im Magen werden die einzelnen Hauptnährstoffe mit Hilfe der Magensäure in ihre Bestandteile zerlegt und in den Dünndarm transportiert. Von dort gelangen sie durch die Darmwand über die Blutgefäße ins Blut und werden über diesen Weg durch den Körper bis zum jeweiligen Zielorgan transportiert. Jedes Organ nimmt sich die Energie, die es benötigt – und das Gehirn nimmt sich besonders viel.

Kommt alles beim Erfolgsorgan Gehirn an, was angeboten wird?

Die Blut-Hirn-Schranke ist eine natürliche Barriere, die nicht alles durchläßt, was bei ihr ankommt. Wie ein Filter scheidet sie dem Gehirn schädliche Wirkstoffe von denen, die ihm nützlich sind. Giftstoffe, die das komplexe Gefüge stören und verändern könnten, werden hier abgefangen und abtransportiert.

Läßt sich Intelligenz essen?

Eine verbesserte Konzentration und Gedächtniskraft läßt sich durch gehirnwirksame Nährstoffe erreichen. Es versteht sich von selbst, daß dies nur in dem Maße geschehen kann, wie Intelligenz schon vorher angelegt ist. Gedächtnisschwäche und Unkonzentriertheit lassen sich beispielsweise mit lezithin- und glutaminhaltigen Nahrungsmitteln wie Sojabohnensprossen, Nüsse und Fisch in den Griff bekommen. Auf der Speisekarte der Intelligenz sollten aber auch Äpfel, Birnen, Hafer und Dinkel stehen. Die Tageszeit, zu der die einzelnen Nahrungsmittel gegessen werden, ist von Bedeutung.

Welche ist die beste Tageszeit, um in den Genuß der richtigen Aufbaustoffe zu kommen?

Manche Wirkstoffe, wie die Aminosäuren, kommen uns ganz besonders zum Frühstück zugute. Getreide, z.B. Hafer, das viel Pantothensäure enthält, sollte, um optimal zu wirken, nachmittags gegen 16 Uhr gegessen werden. Abends sollte man dann wiederum vermehrt Kohlenhydrate zu sich nehmen. Zwischendurch sollten Sie ausreichend trinken. Empfehlenswert sind mehrere kleine Mahlzeiten am Tag.

Welche Getränke eignen sich am besten, um die Gefäße des Gehirns lange jung und gesund zu erhalten?

Grüner Tee und Wasser. In wissenschaftlichen Untersuchungen, die in Rußland und Indien durchgeführt wurden, lobte man die Katechine, die Wirkstoffe im Grünen Tee, als Mittel zur Stärkung der Kapillarwände und zur Verlangsamung des Arterioskleroseprozesses. Auch Wasser, besonders germaniumhaltiges, ist für das Gehirn von grundlegender Bedeutung.

Läßt sich die Stimmung über die Nahrung beeinflussen?

Die Getreide Dinkel und Hafer schenken auf lange Sicht gute Laune, kurzfristig sind es serotoninhaltige Genußmittel wie Kakao und Schokolade, die uns fröhlich machen. Aber auch andere Faktoren wie ausreichend Tageslicht und fröhliche Farben wie Gelb fördern die Laune. Heilpflanzen wie Johanniskraut, Kawa-Kawa und Melisse helfen die Melancholie vertreiben. Man kann sie als Tee aufbrühen oder als Badezusatz verwenden.

Kann man guten Schlaf essen?

Wir werden schläfrig, wenn wir zur richtigen Zeit, also abends, ausreichend Kohlenhydrate essen. Hier empfehlen sich Nudeln oder Bananen, um schnell ein- und gut durchschlafen zu können. Zwei Bananen enthalten genügend Tryptophan, Magnesium, Zucker und Serotonin, um uns guten Schlaf schenken zu können. Kohlenhydrate steigern die Insulinmenge im Körper, und Insulin befreit das Blut von anderen Aminosäuren, so daß die entspannende Aminosäure Tryptophan mühelos ins Gehirn eintreten kann und die aktivierenden Aminosäuren abhält. Erprobtes Mittel ist Milch mit Honig.

Läßt sich Streß durch Nahrung reduzieren?

Wenn wir zur richtigen Zeit, etwa beim Frühstück, genügend Aminosäuren zu uns nehmen, können ausreichend Adrenalin und Noradrenalin freigesetzt werden, und wir verfügen über einen genügend hohen Blutzuckerspiegel. Dies garantiert uns, daß wir mehrere Stunden aktiv bleiben und nicht schon um 10 Uhr vormittags in ein Antriebstief versinken. Adaptogene wie Hafer, Dinkel und Ginseng helfen dem Nervensystem, nicht im Übermaß Streßhormone zu produzieren, sondern immer wieder zu einem moderaten Mittelmaß zurückzufinden.

Welches Volk ernährt sich besonders gesund?

Von Südeuropäern weiß man, daß sie weniger unter Herz-Kreislauf-Erkrankungen und unter depressiven Stimmungen leiden als »Nordlichter«. Das mag zum einen mit der höheren Lichteinstrahlung zusammenhängen, zum anderen mit dem moderaten Rotweingenuß. Italiener, Franzosen und Griechen essen wesentlich mehr Gemüse und fügen der Nahrung ca. zwanzigmal soviel Olivenöl bei wie wir. Außerdem wird in diesen Ländern das Essen noch zelebriert und nicht so hastig konsumiert wie bei uns. All dies trägt zur Gesundheit und guten Laune bei.

Die Japaner ernähren sich besonders intelligent, denn ihr Verbrauch an Meeresfisch, Grüntee und Algen als Nahrungsergänzung ist sehr hoch. Außerdem nutzen sie die Kraft der Ginsengwurzel.

Wie wichtig ist die Berechnung von Kalorien?

Das reine Kalorienkalkül reicht zur Berechnung für die Gewichtszu- oder -abnahme nicht aus. Das Körpergewicht wird nämlich von Hirnstrukturen kontrolliert, die es auf einem bestimmten Niveau halten. Der Hypothalamus regelt Hunger, Durst und Stoffwechsel und steigert oder senkt den Kalorienverbrauch. Nur einige tausend Neurone bestimmen an einem besonderen Punkt des Hypothalamus definitiv das energetische Gleichgewicht des Menschen.

Warum nehmen manche Menschen bei Nahrungsmitteln zu, die dafür gedacht sind, Streß zu reduzieren – ganz nach dem Motto rund, aber glücklich?

Wissenschaftler studierten Gruppen übergewichtiger Personen und stellten fest, daß diese zu bestimmten Zeiten Freßorgien veranstalteten, weil sich die Menschen dann weniger gestreßt und einfach glücklicher fühlten. Die Kohlenhydrate setzen nämlich den Insulinzyklus in Gang, was andere Neurotransmitter beiseite schiebt und den Serotoninspiegel ansteigen läßt. Die Folge ist eine bessere Laune – aber auch ein höheres Gewicht.

Warum fühlt man sich bei manchen Diäten schlapp und unkonzentriert?

Manchen Diäten fehlt es an wichtigen Vitalstoffen, so daß wir nervös und gereizt werden, wenn wir diese Diät längere Zeit durchführen, ja sie lassen denjenigen, der fastet, oftmals unkonzentriert erscheinen. Diese Diäten stellen nicht genügend Tryptophan als Vorstufe für den Neurotransmitter Serotonin bereit. Die »süßen Sünden«, die viele Menschen bei einer Diät begehen, sind also der Versuch, den Neurotransmitterspiegel zu regulieren, um wieder zu einer ausgeglichenen Stimmung zu finden.

Wer ißt klüger – der Vegetarier oder der Fleischesser?

Eines steht zweifelsfrei fest: Vegetarier sind im allgemeinen für Herz-Kreislauf-Erkrankungen weniger anfällig. Doch viele tierische Nahrungsquellen liefern das für das Gehirn so wichtige Protein, Vitamin B 12 und die Folsäure – den Mangel daran müssen Vegetarier durch andere Nahrungsmittel ausgleichen.

Wer braucht eine optimale Gehirnernährung?

Heutzutage sind die Einflüsse, die in Form von Informationen an uns herangetragen werden, sehr vielfältig und oft recht massiv. Das Nervensystem wird hierbei häufig überlastet. Eine optimale Gehirnernährung brauchen daher vor allem Menschen, die in informationsverarbeitenden Berufen tätig sind, wie Journalisten, Computerspezialisten oder Lehrer, aber auch solche, die Managerpositionen innehaben. Doch auch Schulkinder und ältere Leute, die ihre grauen Zellen fit halten wollen, profitieren von gehirngerechter Ernährung. Gehirnnahrung hilft also jedem, der an einem besseren Gedächtnis, mehr Leistungsfähigkeit und einer ausgeglicheneren Stimmung interessiert ist.

Die Funktionsweise des Gehirns

Gehirnaufbau

In unseren Köpfen ist Geschichte lebendig. Denn unser Gehirn besteht in Wirklichkeit aus drei Hirnen in drei Ebenen: dem alten Gehirn, dem Mittelhirn und dem neuen Gehirn. Jedes der nachfolgenden hat sich im Laufe der Evolution über das frühere gelegt, wobei sich der neueste und oberste Gehirnanteil auch noch in zwei Anteile, eine rechte und eine linke Hirnhälfte, teilt. Dies erklärt, warum wir denken, wie wir denken, weil wir stets mehreren Hirnanteilen unsere Stimme liefern. Die eine ist konservativ, die andere zuweilen impulsiv und gefühlsmäßig, mal handelt eine zielstrebig vorangehend, mal kreativ. Ist es möglich, alle Gehirne unter einen Hut zu bekommen?

Folgen wir diesem Bild: Das Erdgeschoß repräsentiert das alte Gehirn, der erste Stock das Mittelhirn, der oberste Stock das neue Gehirn. Wenn wir nicht mit allen Teilen in guter Verbindung stehen, d. h. nicht durch einen synchronisierten Denkprozeß Zugang finden, verlieren wir die Möglichkeit, in allen drei Etagen gleichzeitig zu leben. Im Erdgeschoß geht es uns zwar körperlich ausgezeichnet, doch sind wir dort noch von unseren Emotionen und höheren Hirnfunktionen abgeschnitten. Im ersten Stock empfinden wir alle tiefen Gefühle, doch haben wir hier noch keinen Zugang zu unserer Logik, Kreativität und Intuition, wie sie das neue Gehirn dem Menschen zur Verfügung stellt. Im obersten Stockwerk dann, dem neuen Gehirn, verbringen wir in aller Regel zuwenig Zeit. Dabei wäre es ratsam, sich hier öfter häuslich einzuquartieren.

Das alte Gehirn

Das alte Gehirn wird »reptilienhaft« genannt, weil es »kriechtierähnlich« reagiert. Ein Reptil läßt sich ausschließlich von seinen körperlichen Bedürfnissen und Gewohnheiten leiten, die es beispielsweise veranlassen, sich immer auf demselben Stein zu sonnen, jeden Tag zur selben Zeit und an der gleichen Stelle Nahrung zu suchen. Doch kennen wir das nicht auch? Wenn wir einen Bekannten fragen, warum er dies oder jenes tut, könnten wir durchaus die Antwort erhalten: »Weil, na ja, darum eben, weil ich es mir so angewöhnt habe.« Einengende Gewohnheiten stellen ein großes Hindernis für das Hinauswachsen aus dem untersten Gehirnbereich dar.

Das Mittelhirn

Das Mittelhirn enthält sozusagen das Herz des Gedächtnisses, die Schaltstation. Dieses Areal ist zuständig für unsere Aufmerksamkeit, für Emotionen, Lernen und Gedächtnis. Taoisten nennen den Teil des Gehirns, der die Hypophyse und die Zirbeldrüse enthält, den »goldenen Raum«. Das Mittelhirn ist in großem Umfang daran beteiligt, die Ausbalancierung unserer biochemischen Aktionen vorzunehmen. Gerade im Mittelhirn verursachen unsere Gedanken neurochemische und gesundheitsfördernde Veränderungen, weil positive Gedanken hier ihren biochemischen Niederschlag in Form von Glücksgefühlen finden.

Das neue Gehirn

Das Großhirn, der evolutionsgeschichtlich jüngste Teil des Gehirns, besteht aus zwei Hälften, einer rechten und einer linken

Hemisphäre. Die linke Gehirnhälfte ist das Zentrum des rationalen Denkens und folgerichtigen Vorgehens. Die linke Hemisphäre verleiht uns Ordnung und Gleichgewicht. Viele Menschen fühlen sich nur hier zu Hause, sie sehen die Unterschiede, aber nicht die Zusammenhänge. Die rechte Gehirnhälfte tritt immer dann in Aktion, wenn wir kreativ sind, um die ganzheitlichen Aspekte des Lebens erfahren zu können.

Das ganze Gehirn

Damit das ganze Gehirn sein volles Potential ausschöpfen kann, müssen leistungsfähige und stark befahrene Nervenbahnen das alte, mittlere und neue Gehirn miteinander verbinden. Greifen wir nun unser Bild vom dreigeschossigen Haus wieder auf, dann können wir sagen, daß die Gleichschaltung, die Synchronisierung des gesamten Gehirns, uns den sofortigen Zugang zu jedem Zimmer in jedem einzelnen Stockwerk vermittelt.

Gehirnwellen

Die Gehirnwellen bilden die Grundlage für unsere Wahrnehmung der Welt. Sie wurden 1924 von Hans Berger entdeckt, doch erst mit Beginn der Biofeedback-Forschung begann man zu realisieren, daß wir sie uns zunutze machen können, indem wir sie synchronisieren. Dadurch können wir Streß reduzieren, unsere Willenskraft stärken, um höhere Bewußtseinszustände zu erreichen.

Es gibt vier hauptsächliche Gehirnwellen:
* Beta   (14 bis 24 Hertz pro Sekunde)
* Alpha (8 bis 13 Hertz)
* Theta (4 bis 7 Hertz)
* Delta   (0 bis 3 Hertz)

Beta-Wellen

In unserer Kultur ist die Beta-Welle die beim Erwachsenen vorherrschende Gehirnwelle. Das Ausmaß ihrer ständigen Dominanz bewirkt ein beträchtliches Streßvorkommen, eine Verminderung der Kreativität und das Fehlen einer direkten und beständigen Verbindung zu unseren Gefühlen. Diese Gehirnwellen sind in der Hektik des Alltags weit verbreitet, aber nur wenige Menschen sind sich bewußt, daß sie sich beständig darin aufhalten.

Alpha-Wellen

Im Alpha-Zustand sind wir entspannt und praktisch schmerzfrei. Je weiter wir unsere Gehirnwellen in den unteren Bereich von Alpha dirigieren, um so mehr haben wir Zugang zu unserer Intuition, zu quervernetztem Denken und Kreativität. Die meisten Erwachsenen treten mehrmals täglich in den Bereich von Alpha ein, ohne dies bewußt anzustreben. Wenn wir erst einmal gelernt haben, unser Gehirn in Alpha-Mitte zu synchronisieren, merken wir, daß sich Streß und Schmerzen reduzieren lassen.

Theta-Wellen

Im Theta-Bereich erreichen wir die tiefsten Zustände der Entspannung, der Kreativität und Intuition. Schöpferische Menschen kennen diese tieferen Ebenen langsamer Wellentätigkeit. Aber auch wenn wir einschlafen, verlassen wir den Bereich von Beta und tauchen in den Bereich von Alpha hinüber zu Theta. Die meisten Menschen erreichen regelmäßig den Theta-Bereich nur beim Einschlafen und Aufwachen.

Delta-Wellen

Die Delta-Wellen, die Gehirnwellen des Tiefschlafs, sind das Ziel der Tiefenentspannung. Unser Gehirn ist nicht dafür geschaffen, zwischen Wachen und Beta sowie zwischen Tiefschlaf und Delta hin- und herzuspringen. Vielmehr gibt es wache Perioden im Bereich niederfrequenter Gehirnwellen zwischen Alpha und Theta, in denen wir uns synchronisiert verhalten können.

Neurone

»Alles, was im Leben erworben wird, hängt nicht mit der Erhöhung der Neuronenzahl, sondern mit ihrer Erregbarkeit, ihrer Leitfähigkeit und der Ausdehnung ihrer Verlängerung, also der Zunahme der synaptischen Verbindungen, zusammen.« (Jean-Marie Bourré)
Die Arbeitsweise des Nervensystems beruht auf der räumlichen Anordnung seiner elementaren Grundeinheiten – den Neuronen. Sie formieren sich zu unzähligen Verbindungen, zu Ketten, Wegen, Kreisläufen; zusammen bilden sie ein unentwirrbares Netz, in dem jeder Knotenpunkt für sich selbst genommen ein kleines Gehirn darstellt. Das Neuron selbst ist eine hochdifferenzierte Zelle, regelt alle Nervenfunktionen und bestimmt das gesamte Leben des Organismus.

Die Gesamtzahl der Neurone wird auf mindestens 50 Milliarden geschätzt – 10 Milliarden davon befinden sich in der Großhirnrinde.

Die Synapsen

Die interneuronalen Verbindungen, die Knotenpunkte, die die Vermittlung der Informationen von einem Neuron zum anderen herstellen, werden als Synapsen bezeichnet.

Was das Neuron erneuert und ernährt

Neurone vermehren und erneuern sich nicht, sondern teilen sich nur. Würden sie sich erneuern, würde alles, was in den Zellen »eingeschrieben« ist, ausgelöscht. Das Neuron besitzt ein Stoffwechselsystem von höherer Komplexität; es bedarf einer ständigen Zufuhr von Sauerstoff, Glukose und verschiedenen anderen Nährstoffen. Der reibungslos funktionierende Austausch zwischen Neuronen und Blutkapillaren bestimmt letztendlich die Gesundheit des Gehirns.

Neurotransmitter

Die ersten Chemikalien, die von Gehirnforschern genauer untersucht wurden, waren die offensichtlichsten und am häufigsten vorkommenden Neurotransmitter. Diese Substanzen befinden sich in Hunderten von kleinen Bläschen um die Spitze der Nerven herumgruppiert. Wenn das Neuron eine elektrische Ladung entlang des Axons, des aus dem Zellplasma der Nervenzelle hervorgehenden Photoplasmastrangs, aussendet, werden die Botenstoffe aus der Bläschen freigesetzt, überqueren den Synapsenspalt und interagieren mit den Rezeptoren an den angrenzenden Nervenzellen, wobei Neurotransmitter und Rezeptor wie Schlüssel und Schloß zueinander passen. Dort verändern die Botenstoffe die Zellmembran derart, daß ein elektrisches Potential entsteht, welches dann zum Kern der Zelle transportiert wird. Die übermittelte Botschaft kann sich in zwei Arten auswirken:

- stimulierend: der elektrische Strom in der benachbarten Zelle wird angeregt;
- hemmend: der elektrische Strom wird gehemmt und herabgesetzt.

Vor einem halben Jahrhundert nannten medizinische Lehrbücher nur einen einzigen Neurotransmitter: Acetylcholin. In den 50er Jahren waren es zwei. Sogar vor einem Jahrzehnt noch schienen es nicht mehr als sechs zu sein: Acetylcholin, Norepinephrin, Dopamin, Serotonin, GABA und Glyzin. Heute wissen wir, das Gehirn ist »ein Turm von Babel«, mit gut 50 bekannten »Sprachen« und Hunderten von »Mundarten«. Es gibt leicht 100, wahrscheinlich 200 Neurotransmitter, und jeder einzelne von ihnen ist genauso interessant wie diejenigen, die uns schon länger bekannt sind, sagt der Chefpharmakologe Solomon Snyder von der John Hopkins University in Baltimore. Und doch wirken alle Psychopharmaka, die wir heute gebrauchen, durch die Transmittersysteme, die wir schon seit etwa 20 Jahren kennen.

Neurotransmitter übertragen Signale im Nervensystem. Eine quantitative Veränderung der Botenstoffe, ein Zuviel oder Zuwenig, kann sich in krankhaftem Verhalten wie Antriebslosigkeit, Vergeßlichkeit, Desorientiertheit etc.) ausdrücken. Viele Medikamente, die heutzutage in der Psychiatrie Anwendung finden, greifen in den Prozeß der Signalübertragung ein, indem sie die Menge der Neurotransmitter im synaptischen Spalt erhöhen. Andere Medikamente hemmen den ständigen Abbau von Neurotransmittern durch körpereigene Enzyme.

Es ist falsch zu glauben, das menschliche Verhalten werde einerseits vom Gehirn gesteuert, andererseits durch Hormone und Drüsen. Analysiert man im Detail die biochemischen Reaktionen, so stellt man fest, daß es die gleichen Substanzen sind, die bestimmte Verhaltensweisen und Stoffwechselreaktionen bewirken. Die Substanz wirkt einmal im Blut als Hormon, dann wiederum im Gehirn als Überträgerstoff.

Acetylcholin

Relativ früh ist erkannt worden, daß der häufigste Neurotransmitter im Gehirn Acetylcholin ist. Es wurde festgestellt, daß diese Substanz für höhere geistige Leistungen wie Lernen und das Gedächtnis notwendig ist. Wie wichtig die Substanz ist, können wir an dem unterschiedlichen Vorkommen in den Gehirnen von Tieren aus verschiedenen Stadien der Evolution ablesen. Doch die Substanz nimmt nicht nur in evolutionären Zeitspannen zu, sondern auch infolge von Trainingsmaßnahmen innerhalb des individuellen Tier- und Menschenlebens. Die Spezies mit einer höheren Acetylcholindichte verfügt über ein reicheres Nervennetz, wobei die Werte beim Menschen am höchsten liegen.

Verschiedene Studien zeigen, daß eine Unterversorgung mit Acetylcholin zu Gedächtnisverlust führt sowie Lernfähigkeit und Intelligenz mindert. Es wird angenommen, daß die Alzheimersche Krankheit, die mit Verwirrung und Gedächtnisverlust einhergeht, auf die Verminderung und den Mangel von Acetylcholin zurückzuführen ist. Aber auch gesunde Menschen mit einem durchschnittlichen Acetylcholinspiegel profitieren von einer Vermehrung dieses Neurotransmitters. Normale Personen schneiden bei der Einnahme acetylcholinstimulierender Drogen signifikant besser in Gedächtnis- und anderen Intelligenztests ab.

Eigenschaften von Acetycholin: Acetylcholin ermöglicht Gedächtnisleistung und intellektuelle Einsichten, schärft die Wahrnehmung und ist der Neurotransmitter der Vernunft.

Wozu ist Acetylcholin nötig? Acetylcholin ist der Botenstoff unserer Logik, Vernunft und Kritikfähigkeit. Wird Acetylcholin zu Versuchszwecken durch ein Gegenmittel wie Atropin ausgeschaltet, treten Gedankenlosigkeit, Gedächtnisstörungen und Verlust der Selbstkontrolle auf. Wie schnell und wie differenziert wir ein Urteil abgeben, wird entscheidend von diesem Botenstoff mitbestimmt. Zusammen mit anderen Neurotransmittern sorgt Acetylcholin für Wachheit und Aufmerksamkeit – Eigenschaften, die gemeinhin als wünschenswert gelten.

Natürliche Anhebung des Acetylcholinspiegels: Ob wir mit Leichtigkeit lernen und Erlerntes behalten, hängt ganz wesentlich davon ab, wie viele Acetylcholinmoleküle wir in unserem Gehirn haben. Auf natürliche Weise läßt sich der Acetylcholinspiegel durch Gedächtnistraining, Abwechslung, Phantasiereisen und neue Lerninhalte anheben. Cholin, ein B-Vitamin, kann, zusätzlich eingenommen, die Konzentration von Acetylcholin erhöhen.

Gründe für einen niedrigen Acetylcholinspiegel: Bei der Alzheimerschen Krankheit wird im allgemeinen ein niedriger Acetylcholinspiegel festgestellt. Als Acetylcholingegner wird immer wieder Aluminium betrachtet, das ja nicht nur in Medikamenten gegen Sodbrennen enthalten ist, sondern auch im Leitungswasser. Inwieweit auch andere giftige Schwermetalle wie Blei, Cadmium oder Quecksilber an einer Botenstoffverarmung beteiligt sind, ist noch nicht bekannt.

Dopamin

Dopamin ist einer der wichtigsten persönlichkeitsprägenden Botenstoffe unseres Gehirns. Für die fein abgestimmte Fingerarbeit eines Pianisten ist Dopamin ebenso zuständig wie für die grazil koordinierten Bewegungen einer Ballettänzerin. Der Neurotransmitter kann die Gedanken in einem Maße beflügeln, daß sie zu überschießenden Phantasien führen. Bei hoher Dopaminkonzentration lebt man wie im Traum: Kinder und Kreative kennen diesen Zustand. Aber dieser Zustand muß nicht pathologisch sein, solange er kontrollierbar und zeitlich begrenzt ist – er entspringt lediglich einer die übliche Alltagsrealität übersteigenden Phantasie, die der »normale« Erwachsene häufig nicht versteht.

Wie man über die Feinmotorik Dopamin stimuliert: Sie warten auf eine Inspiration? Wer sich nicht mehr konzentrieren kann und eine neue Idee herbeisehnt, sollte nicht länger warten, sondern sich beispielsweise ans Klavier setzen und eine klassische Sonate oder irgendeine Eigenimprovisation spielen – oder ganz spontan zu einer Musik tanzen, die ihm gefällt. All dies fordert die Feinmotorik, wodurch große Mengen von Dopamin freigesetzt werden.

Endorphine

Endorphine sind körpereigene Opiate, die Schmerzen lindern und uns in euphorische Stimmung versetzen können. Möglicherweise spielen sie auch eine Rolle bei Depressionen; sie können jedenfalls als Gradmesser dienen, die Suizidgefährdung eines Menschen rechtzeitig zu erkennen. Endorphine werden bei Extremsituationen wie einer Geburt, unter besonderem sportlichem Einsatz oder in einer durchwachten Nacht vermehrt ausgeschüttet.

Lebensbedrohliche Situationen setzen Endorphine frei: Viele Ärzte und Krankenschwestern in chirurgischen Notfallambulanzen kennen die Situation, in der ein Patient bei vollem Bewußtsein mit klaffenden Wunden daherkommt und nicht über Schmerzen klagt. Dann sind die körpereigenen Morphine im Spiel, die in Sekundenschnelle produziert werden können, um Ruhe und Schmerzlosigkeit zu erreichen.

Gefährliche Situation – bessere Stimmung: Während des Zweiten Weltkrieges wurde versehentlich eine psychiatrische Klinik bombardiert, in der schwer depressive Patienten untergebracht waren. Es wurde niemand ernsthaft verletzt, jedoch konnte festgestellt werden, daß sich die Stimmung der Patienten erheblich verbessert hatte. Die Stimmungsänderung kann man auf die Aufregung und den damit verbundenen Anstieg der Neurotransmitter zurückführen.

Depressionen und Endorphine: Medizinische Forschungen beweisen, daß melancholische Menschen häufig über zuwenig Endorphine verfügen. Viele behelfen sich insofern, daß sie – meist unbewußt – ihre körpereigenen Endorphine vermehren: sei es durch eine durchwachte Nacht, Yoga, Atemübungen, Steilwandklettern oder Autorennen.

Katecholamine

Katecholamine sind eine Übergruppe, die Adrenalin und Noradrenalin bezeichnen und sich aus einfachen, in der Nahrung vorhandenen Aminosäuren ableiten. Die größte Menge an Katecholaminen wird in der Nebenniere, einer kleinen Drüse an den oberen Nierenpolen, hergestellt, und zwar im Nebennierenmark.

Adrenalin: Adrenalin ist der bekannteste aller Botenstoffe. Leistung, Erregung und Streß hängen mit Adrenalinausschüttungen zusammen. Adrenalin schafft die Voraussetzung, daß eine rasche, überlebensnotwendige »Fight-or-flight-Reaktion«, d. h. Kampf-oder-Flucht-Reaktion, stattfindet – beides bedarf maximaler körperlicher und geistiger Leistungsfähigkeit. Wenn beispielsweise eine Katze unerwartet einem Hund gegenübersteht, dann sind Adrenalin und Noradrenalin die Voraussetzung für ihre rasche Überlebensreaktion.

Noradrenalin: Ein weiterer wichtiger Neurotransmitter ist Noradrenalin, das eine Vorstufe des Adrenalins darstellt und eine anregende Wirkung auf das Gehirn hat. Die Bedeutung des Noradrenalins als Botenstoff des Gehirns ist erst in den letzten Jahren erhellt worden. Die körpereigene Substanz Noradrenalin macht uns bei Streß nicht nur konzentriert, sondern auch optimistisch, im Gegensatz zu Adrenalin, das uns zwar auch leistungsbereit, jedoch eher pessimistisch werden läßt, wenn die Belastung zu lange dauert.

Jeder Mensch hat schon einmal beobachten können, daß er sich an die Erfahrung, die er in Augenblicken erhöhter Erregung macht, besonders lebhaft und intensiv erinnern kann. Momente intensiver Freude, plötzliches Erschrecken, Gefahrensituationen oder auch die intensive Zeit des Verliebtseins sind quasi unmöglich zu vergessen. Wecksubstanzen wie die Droge Amphetamin besitzen eine strukturelle Ähnlichkeit mit Noradrenalin und wirken somit auf den Wachheitsgrad ein.

Serotonin

Neuere Studien zeigen, daß Serotonin in entsprechend hoher Dosierung eine entspannende und ausgleichende Wirkung auf den Menschen hat. Sobald aber eine Mangelsituation herrscht, scheint es die Aggressivität – gegen sich oder andere – zu erhöhen. Bei der Untersuchung von Hirngewebe verstorbener Depressiver, darunter vieler, die krankheitsbedingt ihrem Leben ein Ende gesetzt hatten,

entdeckten Hirnforscher ein nachweisbares Defizit von Serotonin oder seinen Abbauprodukten. Darauf begründen sich Therapieversuche, mit Medikamenten den Neurotransmitterspiegel zu beeinflussen.

Serotonin und Ernährung: Wer kennt das nicht? Man sitzt am Schreibtisch und arbeitet geistig, da steigen plötzlich Essensgelüste in einem auf. Man möchte jetzt am liebsten Schokolade oder Kekse, Gummibärchen, scharfe Salami oder eine Pizza futtern. Wenn der Serotoninspiegel der Gehirnzellen niedrig ist, fühlen wir uns niedergeschlagen und reizbar. Wir haben dann das biologisch begründbare Verlangen nach Nudeln, Brot, Kartoffeln und Süßem, um den Serotoninspiegel zu steigern und ausgeglichener zu werden. Durch die Zufuhr von Zucker steigt das Insulin im Blut und löst die Produktion der Aminosäure Tryptophan aus. Tryptophan produziert im Gehirn Serotonin, einen Neurotransmitter, der ausgeglichen und zufrieden macht.

Serotonin und Depressionen: Norman Rosenthal vom Institute of Mental Health untersuchte eine Gruppe von Menschen, die an einer jahreszeitlich bedingten Depression litten, bedingt durch den Rückgang an Tageslicht in den Wintermonaten. Dr. Rosenthal nahm an, der Lichtmangel senke bei Menschen, die für diese Störung anfällig sind, den Serotoninspiegel im Gehirn. So wurde auch offensichtlich, daß viele Menschen als eine Art Selbstmedikation in den dunklen Monaten große Mengen von Süßigkeiten zu sich nehmen, um Depressionen wenigstens zeitweise zu vertreiben. Das »nutritive

Glück«, die Stimmungshebung über die Nahrung, kann kurzfristig über Süßwaren, die den Tryptophanspiegel anheben, erzielt werden.

Gehirntraining

Ist es nicht überraschend, daß der geniale Albert Einstein nur eine ganz gewöhnliche Neuronenzahl besaß? Sein Gehirn hingegen enthielt eine weit überdurchschnittliche Anzahl von Gliazellen. Der Name Glia stammt aus dem Griechischen, bedeutet klebrig, zäh und bezeichnet die Zellen, die die Kittsubstanz zwischen den eigentlichen Gehirnzellen darstellen. Erst in letzter Zeit wurde erforscht, welch wichtige Aufgabe diesen Zellen – und damit der allgemeinen Entwicklung des Gehirns – zukommt.

Die moderne Gehirnforschung zeigt, daß das Gehirn in jedem Lebensabschnitt »wachsen« kann – quasi wie ein Muskel –, denn es verfügt über eine immense Fähigkeit zur Neuorganisation, die selbst im Alter nicht verlorengeht. Im Alter kann es sicherlich zu einem Abbau der kognitiven Fähigkeiten kommen, jedoch ist dies keineswegs zwingend. Zum lebenslangen Lernen wie auch zur biologischen Alterung des Gehirns gibt es eine gemeinsame Erkenntnis:

- Mit zunehmendem Alter muß das logische Denkvermögen nicht zwangsläufig abnehmen.
- Falls es doch zu einem Verlust gewisser geistiger Fähigkeiten kommt, ist

keineswegs jeder Teil des Gehirns davon betroffen.

- Ein Verlust unserer geistigen Fähigkeiten ist häufig das Resultat von mangelhaftem Gebrauch und ängstlichen und depressiven Einstellungen dem Leben gegenüber und ist weniger auf zunehmendes Alter zurückzuführen.

Früher waren nur sehr wenige Wissenschaftler der Ansicht, daß eine anregende Umgebung unser Gehirn auch physisch verändern kann. Heutzutage ist man da anderer Meinung: Mark Rosenzweig von der University of California zeigte in Versuchen, daß Ratten, die die Reizvielfalt unter einer anregenden Umgebung ausgekostet hatten, ein »Turbo-Hirn« entwickelten. Das Hirngewebe der stimulierten Nager enthielt mehr Dendriten, also Abzweigungen innerhalb des Gehirns, mehr Synapsen konnten ausgebildet werden, also Verknüpfungen zwischen den Nervenzellen, und sie schütteten auch mehr von dem Botenstoff Acetylcholin aus, der für geistige Leistung und Gedächtnisbildung verantwortlich ist.

Auf den Menschen bezogen ist es eine Tatsache, daß jemand mit höherer Schulbildung und der Bereitschaft, sich beständig im sozialen wie geistig-intellektuellen Bereich weiterzuentwickeln, seltener an Depressionen und Alzheimer erkrankt. Gehirnforscher und Psychologen sind aber auch zu der Ansicht gekommen, daß das menschliche Gehirn durch intensive Nutzung – intellektuell wie kreativ – umfassend trainiert werden kann, so daß wir bis ins hohe Alter rege bleiben. Vom Fernsehen ist dabei nicht die Rede, aber von

lebenslanger Kommunikation und vom Pro-
blemlösen, die mit Fhantasie einhergehen.
Um noch einmal auf Albert Einstein zurückzu-
kommen – die wegweisende Empfehlung von
einem der klügsten Köpfe lautet: »Phantasie
ist wichtiger als Wissen.«

Brainfood – Optimale Gehirnernährung

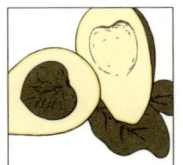

Essen, Trinken und Wohlbefinden

NAHRUNGSMITTEL

FISCH UND MEERESFRÜCHTE

»Iß deinen Fisch«, sagte meine Mutter immer, »er ist Nahrung fürs Hirn.« (Lowell Ponte)

Der Fisch wurde in der Vergangenheit häufig als Symbol der Fruchtbarkeit und des Wohlstands, aber auch der geistigen Erneuerung angesehen. Inzwischen kann man die ernährungsphysiologische Erklärung dafür aufzeigen, denn Fisch liefert dem Gehirn neben Nukleinsäuren auch jede Menge Tyrosin, eine gehirnwirksame Aminosäure, aus der wiederum die Neurotransmitter Dopamin und Noradrenalin gebildet werden. Die Steigerung der geistigen Energie durch Fisch ist in erster Linie also auf das in ihm enthaltene Tyrosin zurückzuführen und erst in zweiter Linie auf seinen Omega-3-Gehalt, eine Fettsäure, die eine Schutzwirkung entfaltet.

Judith Wurtman vom Massachusetts Institute of Technology setzt Fisch zur Förderung der geistigen Energie auf ihre Vorzugsliste und gibt als notwendige Menge täglich etwa 90 bis 100 g an, möglichst gedünstet oder gegrillt: Viermal 100 g Sardinen pro Woche, einmal pro Woche Lachs, einmal pro Woche Garnelen und Krebse. Auch wenn dies viel erscheint – es entspricht jedoch erst der Hälfte von dem, was Eskimos täglich verzehren.

Nahrung aus dem Meer – bestehend aus Algen, Meerestieren und Fisch – ist ein uraltes, starkes und lange vernachlässigtes Gegengewicht zu Nervenkrankheiten, deren Ursachen die biologisch denkende Wissenschaft nun langsam zu enträtseln beginnt.

Anchovis

Anchovis muntern auf und erhöhen das Lernvermögen, weil sie DMAE enthalten. DMAE dient als Ausgangsstoff für den Neurotransmitter Acetylcholin

Hering

Der israelische Forscher Sulmann empfiehlt bei starkem Föhn, der den Serotoninbedarf stark erhöht, einen Hering zu essen, weil er Tryptophan enthält und damit Serotonin wieder ankurbeln hilft.

Lachs

Lachs enthält besonders viel Omega-3-Fettsäure, die wichtig ist, um schnelles Denken und gute Auffassungsgabe aufgrund eines intakten Nervensystems beizubehalten.

Makrele

Die in Makrelen enthaltene Aminosäure Tyrosin ist notwendig zur Herstellung von Gehirnbotenstoffen, die den Streß reduzieren helfen. Überdies können Makrelen einen erhöhten Blutdruck senken.

Sardine

Sardinen stellen neben Hefe, Linsen, Kichererbsen und Bohnen eine der reichsten Quellen für Eiweiß und Nukleinsäuren dar. Schon dies macht sie für die Gehirnernährung geeignet, und auch, um das Leben zu verlängern.

Spezielle Wirkung

Sardinen weisen einen sehr hohen Gehalt an natürlichem DMAE auf, jener Ausgangssubstanz, die im Gehirn zu dem Neurotransmitter Acetylcholin umgewandelt wird. Somit sind Sardinen gut geeignet, um auf natürlichem Wege bei Gedächtnisschwäche und Depressionen Linderung zu verschaffen.

Allgemeine Wirkung

Der Amerikaner Frank empfiehlt in der »No Ageing Diet« viermal wöchentlich Sardinen zu essen, um die Nukleinsäurezufuhr hoch zu halten und auf diese Weise das Leben zu verlängern.

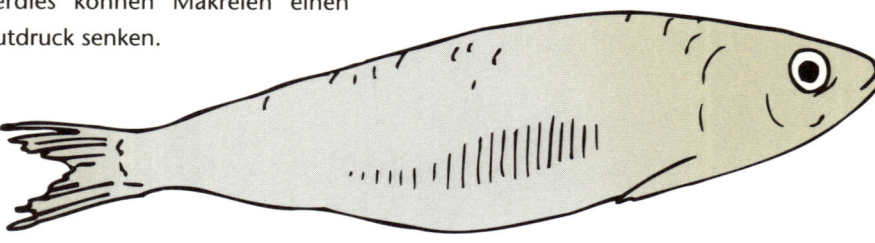

Inhaltsstoffe

Sardinen sind auch Lieferanten für Selen und andere Spurenelemente. Wie andere Meerestiere auch, sind sie reich an Aminosäuren und essentiellen Fettsäuren, enthalten aber kaum Cholesterin.

Hinweis

Da es sich bei Sardinen um kleine Fische handelt, befinden sie sich am Anfang der Nahrungskette und enthalten daher weniger toxische Substanzen, als dies bei anderen Fischen der Fall ist.

➡ *Querverweise:*
Blutdruck/Was tun bei ...?
Gedächtnisschwäche/Was tun bei ...?
DHA/Fette
Aminosäuren
*Neurotransmitter/Die Funktionsweise
    des Gehirns*
Selen/Spurenelemente
Zink/Spurenelemente

Meeresfrüchte

Der regelmäßige Genuß von Meeresfrüchten – Krebse, Schnecken, Garnelen, Hummer, Krabben, Muscheln und Austern – läßt schneller denken und reagieren, man ist aufmerksamer und kann achtsamer mit Streßeinflüssen umgehen. Austern sind zudem eine der besten Zinkquellen; Zink ist wichtig für gute Laune und ein aktives Sexualleben.

Spezielle Wirkung

Die Krusten- und Schalentiere des Meeres stimulieren tatsächlich, wie von jeher behauptet wurde, unsere geistige Energie. Überdies verringern sie Streßeinflüsse z. B. aus geistiger Anspannung ebenso wie Schmerzen und Kälteempfinden.

Inhaltsstoffe

Meeresfrüchte, mit einem niedrigen Gehalt an Fett und Kohlenhydraten, bestehen fast ausschließlich aus Eiweiß und liefern dem Gehirn große Mengen von Glutaminsäure und Tyrosin.

Tyrosin stimuliert die Produktion der chemischen Stoffe im Gehirn nur dann, wenn diese aktuell benötigt werden, das heißt, wenn das Gehirn schon im Begriff ist, die Neurotransmitter aufzubrauchen, also unter Streß.

🍴 Zubereitung

Die Zubereitungsart ist für die Wirkung ausschlaggebend. Das Fritieren von Meeresfrüchten kann ihren Nutzen zunichte machen, weil das Fett den Blutcholesterinspiegel erhöht. Am besten sind im Ofen gebackene, gegrillte, gedünstete oder geschmorte Schalen- und Krustentiere.

Hinweis

Soll die geistige Wachheit besonders schnell angekurbelt werden, dann esse man die Meeresfrüchte ohne Beilagen.

➡ *Querverweise:*
Glutaminsäure/Nahrungsergänzungsmittel
Streß/Was tun bei ...?
Tyrosin/Aminosäuren

GEMÜSE

Es gibt triftige Gründe dafür, hochwertiges, ökologisch angebautes, reif geerntetes und schonend zubereitetes Gemüse in den Mittelpunkt der täglichen Ernährung zu stellen. Fleisch sollte allenfalls als Beigabe auftauchen. Die Gründe hierfür sind vorwiegend medizinischer Natur: Menschen, die viel Gemüse und wenig Fleisch essen, sind in der Regel körperlich gesünder und psychisch stabiler als solche, die dies nicht tun.

Die Deutschen essen zwar mehr Gemüse als früher – über 80 kg im Jahr –, doch damit bilden sie innerhalb der EU immer noch das Schlußlicht. Die Gefahr, einen Schlaganfall oder Herzinfarkt zu erleiden, vermindert sich beispielsweise bei einem »Gemüsefanatiker«, wie es der Italiener, Grieche und Spanier ist, um 30 bis 80 Prozent. Menschen der Mittelmeerländer verfügen über günstigere Blutdruckwerte, und ihr Cholesterinspiegel ist in der Regel weitaus niedriger. Und auch das allgemeine Lebensgefühl, wie Stimmung und emotionale Verfassung, sind in der Regel besser als bei einem Normalesser unserer Breiten.

Artischocke

Zusammenhänge zwischen Gehirn- und Leberfunktion sind schon seit alters her vermutet worden; so glaubte man lange, die Leber sei der Sitz des Denkens. Mittlerweile ist bekannt, daß die Bitterstoffe der Artischocke für eine gute biochemische Leistung von Galle und Leber sorgen und sich unmittelbar günstig auf unser Denken auswirken. Überdies enthält die Artischocke eine Vorstufe, um den Neurotransmitter Acetylcholin zu bilden.

Spezielle Wirkung

Die Artischocke senkt den Blutcholesterinspiegel und wirkt somit auch vorbeugend gegen Arteriosklerose. Außerdem fördert die Artischocke die Gallensekretion, entgiftet und schützt die Leber.

Allgemeine Wirkung

Bei Stoffwechselerkrankungen wie Rheuma, Gicht und chronischen Durchfällen, aber auch bei Magenübersäuerung und Nierenschwäche ist die Artischocke als Naturheilmittel bestens geeignet.

Inhaltsstoffe

Der pharmazeutisch wirksame Hauptwirkstoff der Artischocke ist Cynarin. Er findet in Medikamenten zur Senkung des Cholesterinspiegels Verwendung. Cynarin ist auch für seine

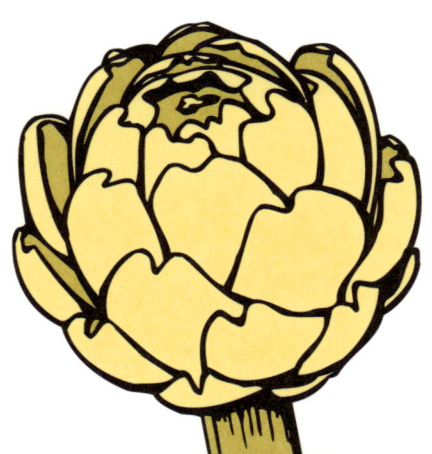

schützende Wirkung auf die Leber bekannt. Artischocken enthalten aber auch Flavonoide, Tannine, Gykoside, Inulin und DMAE, einen Stoff, der die Gehirnschranke leicht überwindet, um für eine ausreichende Acetylcholin-Produktion zu sorgen.

 Anwendung

Artischockenblätter können als Teeaufguß verwendet werden. Der hohe Bitterstoffgehalt beschränkt die Dosierungsgrenze auf etwa einen halben Teelöffel pro Tasse.

Rezept gegen Müdigkeit

2 cl Artischockensaft

2 cl Brennesselsaft

1 EL frischen Zitronensaft

Die Zutaten mischen und bei Bedarf mit 2 TL Zucker und Orangensaft ein mittleres Glas auffüllen.

➡ *Querverweise:*
Arteriosklerose/Was tun bei …?
Bitterstoffe/Heilpflanzen

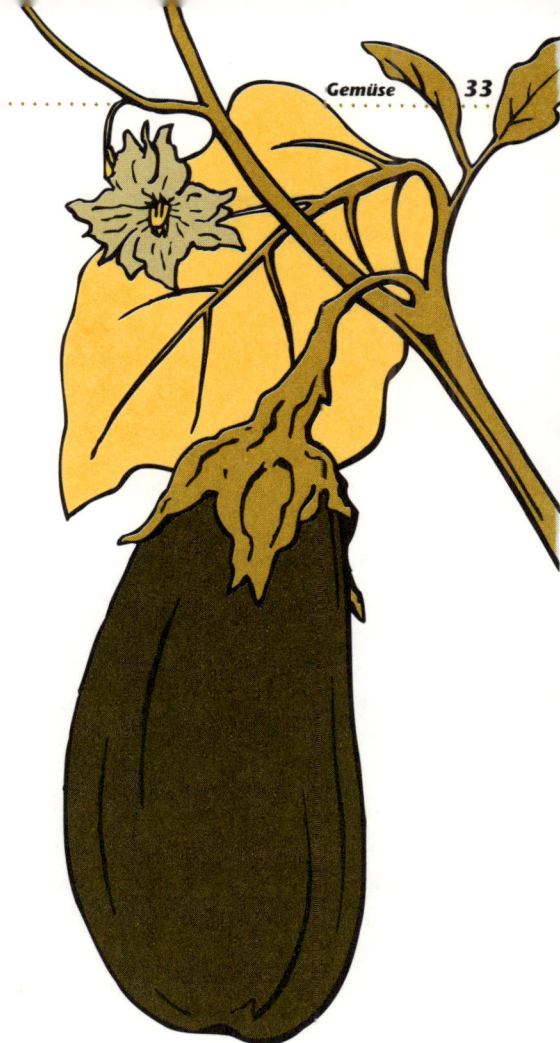

Aubergine

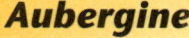

Die Aubergine stammt ursprünglich aus Indien und wird heute auch in Europa in allen genügend warmen Gegenden angebaut. Erste Erfahrungen bezüglich der medizinischen Wirkung der Aubergine wurden in Nigeria gemacht, dort steht sie als Empfängnisverhütungsmittel, aber auch als Wirkstoff gegen Krämpfe und gegen Rheuma in hohem Ansehen.

Spezielle Wirkung

Das Lob, daß die Aubergine Erregungszustände bei nervösen Krankheiten lindere, wurde inzwischen wissenschaftlich bestätigt. Bei Epilepsiekranken kann sich die Anfallshäufigkeit bei täglichem Verzehr von Auberginen verringern. Der Mediziner Leonard Hochenegg konnte beobachten, wie von fünfzehn Anfällen pro Monat die Häufigkeit bis zu nur noch zwei Anfällen pro Monat herabsank. Als empfohlene Menge werden 150 g Auberginen pro Tag angegeben.

Wissenschaftlicher Test zur Krampfbereitschaft: Bei Tests, in denen Mäusen ein krampfförderndes Mittel gegeben wurde, kam es zu erheblich weniger Anfällen, wenn gleichzeitig roher Auberginenextrakt verabreicht wurde. Spezielle Inhaltsstoffe der Aubergine, Scopoletin und Scoparon genannt, wurden als die verantwortlichen und wie ein Gegengift agierenden Wirkstoffe identifiziert.

Allgemeine Wirkung

Wiederholt wurde nachgewiesen, daß die Aubergine über galletreibende Eigenschaften verfügt, wodurch vor allem die Funktion der Leber normalisiert wird. Die Aubergine senkt aber auch den Cholesteringehalt im Blut und regt die Harnausscheidung an. All diese Eigenschaften haben eine allgemein reinigende Wirkung zur Folge, während derer der gesamte Organismus entgiftet wird. Auberginen empfehlen sich daher in der Aufbauphase nach langer Krankheit oder nach langfristiger Behandlung mit Antibiotika.

Inhaltsstoffe

Die Aubergine enthält Scopoletin, Scoparon, Aminosäuren, die Vitamine A, B, und C, Trigonellin, Chlorogen- und Kaffeesäure.

Innerliche und äußerliche Anwendung

Der Verzehr von Auberginen zeitigt auch eine kosmetische Wirkung, da eine gut funktionierende Leber eine gesunde und frische Haut bedeutet. Bei Rötungen und Verbrennungen wird das frische Fruchtfleisch direkt auf die betroffene Stelle gelegt.

🍴 Zubereitung

Auberginen können in Scheiben geschnitten, paniert und gebraten werden.

Auch als Tinktur kann man Auberginen verwenden: 20 g auf 100 ml 20prozentigen Alkohol (10 Tage lang ansetzen). Zwei bis drei Eßlöffel täglich.

➡ *Querverweise:*
Bitterstoffe/Heilpflanzen
Cholesterinspiegel/Was tun bei …?
Epilepsie/Was tun bei …?

Bohne

Die Bohne stammt ursprünglich aus Mittelamerika, wird aber heute in ganz Europa als Gartenpflanze angebaut. Sie genießt als Nahrungspflanze einen ausgezeichneten Ruf, wobei die Hülsen der Bohne jenen Teil der Pflanze bilden, der von heilkundlichem Interesse ist. Bohnen enthalten unter anderem Aminosäuren und Vitamine mit ernährungsphysiologischem Wert.

Spezielle Wirkung

Bohnen können für Personen, die unter Protein- und Vitaminmangel leiden, ein wirksames Kräftigungsmittel sein. Durch die Inhaltsstoffe Niacin und Pantothensäure wirken sie entgiftend und streßreduzierend. Ihr hoher Eisenanteil fördert die Blutbildung.

Allgemeine Wirkung

Aus der Sicht der Ernährungswissenschaft stellt die Bohne ein ziemlich komplettes

Nahrungsmittel von hohem Nährwert dar, das jederzeit als vollwertiger Ersatz für Fleisch verwendet werden kann. Die Erfahrungsheilkunde empfiehlt Bohnenschalentee bei zu hohem Blutzucker.

Inhaltsstoffe

Die Bohne enthält Aminosäuren, Kohlenhydrate, die B-Vitamine, Niacin und Pantothensäure.

Rezept: Bohnenaufguß als Kräftigungsgetränk

2 g der frischen Hülsen auf 100 ml Wasser. Zwei kleine Tassen am Tag trinken.

➡ *Querverweise:*
Appetitlosigkeit/Was tun bei ...?
Arteriosklerose/Was tun bei ...?
Blutzuckerspiegel/Was tun bei ...?

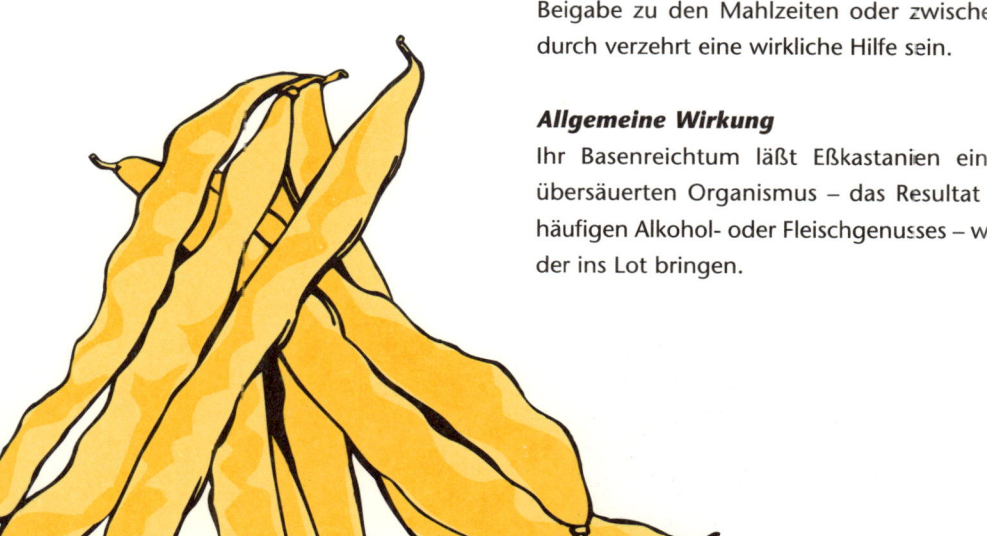

Eßkastanie

Edelkastanien oder Maronen wurden zur Zeit der Hildegard von Bingen ähnlich wie Dinkel, Fisch und Nüsse in ihrer Wirkung auf das Gehirn hoch geschätzt. Über die Eßkastanien schreibt sie: »Und wem das Gehirn durch Trockenheit leer ist und der daher im Kopf schwach wird, koche die Früchte in Wasser ohne Zusatz. Er soll sie oft vor und nach dem Essen nehmen, und sein Gehirn wächst und wird wieder gefüllt, und seine Nerven werden stark.«

Spezielle Wirkung

Aufgrund ihrer B-Vitamine und zahlreicher Mineralien haben Eßkastanien einen ausgleichenden Effekt auf das Nervensystem. Vor allem nach Krankheit oder einer Operation, wenn Blutarmut den Organismus geschwächt hat, oder in Streßsituationen können sie als Beigabe zu den Mahlzeiten oder zwischendurch verzehrt eine wirkliche Hilfe sein.

Allgemeine Wirkung

Ihr Basenreichtum läßt Eßkastanien einen übersäuerten Organismus – das Resultat zu häufigen Alkohol- oder Fleischgenusses – wieder ins Lot bringen.

Inhaltsstoffe

Edelkastanien enthalten neben Stärke und Eiweiß hochwertige Kohlenhydrate, die für alle Zellen, insbesondere aber für die Nerven, Energielieferanten sind. Überdies finden sich in Edelkastanien spezifische Wirkstoffe, wie GABA, Biogene Amine und Neurotransmitter-vorstufen, die für die Nervenfortleitung und Muskelerregung notwendig sind.

Rezept: Geröstete Maronen

750 g Edelkastanien
3 EL Butter
2 Zwiebeln
1 Tasse Hühnerbrühe
Gewürze: Muskat, Nelken, Bertram, Galgant
Kräuter: Ysop, Petersilie

Rohe Kastanien rundum einritzen, auf dem Backblech mit etwas Wasser bei 200 Grad 10 Minuten rösten und schälen. Zwiebeln schälen, würfeln und in heißer Butter andünsten, mit Hühnerbrühe ablöschen und mit den heißen, geschälten Edelkastanien 10 Minuten weich schmoren lassen. Mit gehackten Kräutern garnieren.

Rezept: Maronen-Sahnespeise

250 g geschälte und gehäutete Maronen
$1/2$ l Milch
Vanilleschote
75 bis 100 g Zucker
3 Eigelbe
6 g Agar-Agar
$1/4$ l Schlagrahm

Maronen mit ausreichend Milch bedecken; gespaltene Vanilleschote dazugeben und weich kochen, durch ein Sieb streichen. Das Mus mit $1/4$ l Milch, dem Zucker und Eigelb auf kleiner Hitze zu einer Creme rühren. Aufgelöstes Agar-Agar darunter mischen. Schlagrahm ganz steif schlagen und unterheben, sobald die Creme nicht mehr heiß, aber bevor sie kalt ist. Soll die Speise gestürzt werden, nimmt man anstelle von Agar-Agar 6 bis 8 Blatt Gelatine. Mit Mandarinenschnitzen oder Sauerkirschen verzieren.

→ Querverweise:
Arteriosklerose/Was tun bei …?
Neurotransmitter/Die Funktionsweise
*   des Gehirns*

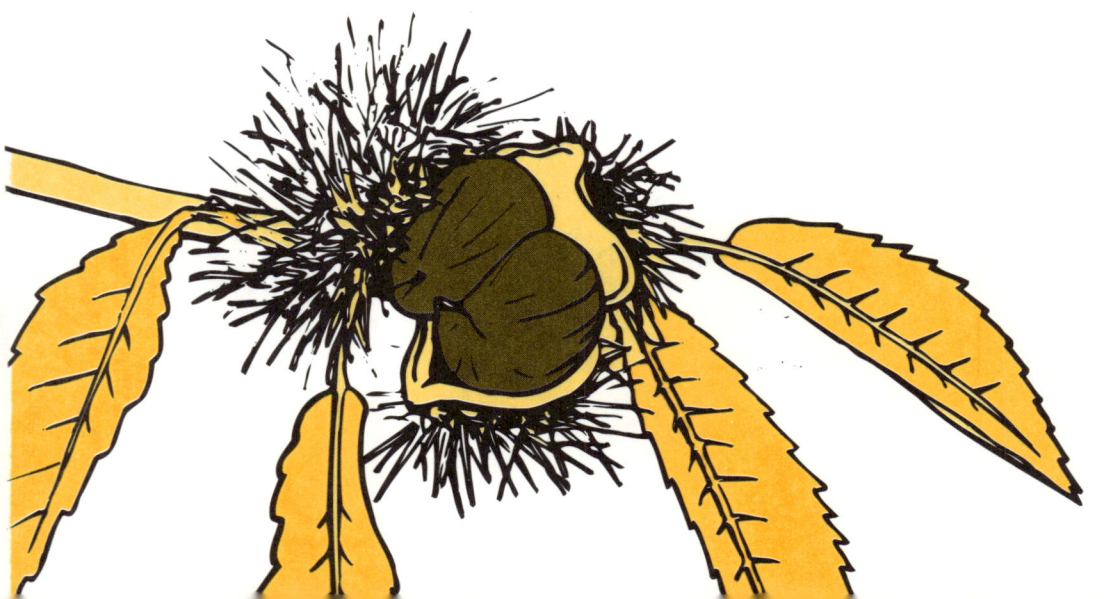

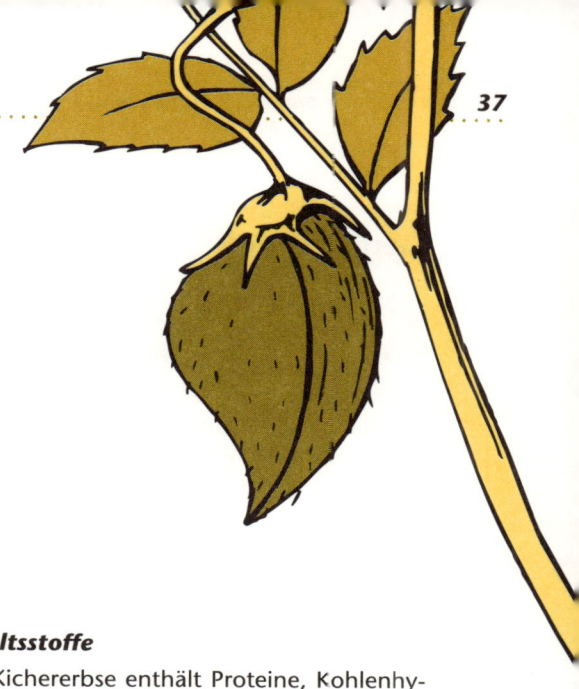

Kichererbse

Die Kichererbse ist eine Hülsenfruchtart aus dem Mittelmeerraum, die sich über den Orient bis nach Indien verbreitet hat. Dort stellt sie ein wichtiges Grundnahrungsmittel und beliebtes Eintopfgemüse dar. Sie wird auch gern als Kraftspeise von Sportlern und Gesundheitsbewußten gegessen. Die Kichererbse gilt vor allem wegen ihres hohen Protein-, Kohlenhydrat-, Fett- und Mineralgehaltes als besonders nahrhaft. Die kräftigende und leistungssteigernde Wirkung geht jedoch über die eines bloßen Nahrungsmittels hinaus und beeinflußt auch das Nervensystem. So fördert die Kichererbse eine gute Gemütsstimmung.

Spezielle Wirkung

Auf der Suche nach dem für die stimmungshebende Wirkung verantwortlichen Wirkstoff fanden Wissenschaftler die Pangamsäure, auch Vitamin B 15 genannt. Ihr wird eine Vitalitätssteigerung und Sauerstoffaufnahmeverbesserung nachgesagt; bei Schwimmtests zeigten sich ausdauernde Effekte. Zu Recht sprechen manche Forscher bei der Kichererbse von einem Nahrungsmittel, das unter Streß ausgleichend und leicht anregend auf das Nervensystem wirkt.

Allgemeine Wirkung

Wegen ihres hohen Gehaltes von Kalium und Magnesium stärkt die Kichererbse den Herzmuskel, ihr Gehalt an Kalzium und Phosphor wirkt sich günstig auf das Knochensystem aus.

Inhaltsstoffe

Die Kichererbse enthält Proteine, Kohlenhydrate, Fette, Pangamsäure (Vitamin B 15) und die Mineralien Kalium, Kalzium, Magnesium und Phosphor.

🍴 Rezept: Kichererbsen-Dinkelbällchen

300 g Kichererbsen
2 l Einweichwasser
8 EL Dinkelschrot feingemahlen
2 Knoblauchzehen zerdrückt
je 1 TL Mutterkümmel, Bertram, Galgant, Muskat
1 Prise Salz und Pfeffer
Sonnenblumenöl zum Fritieren

Kichererbsen am Abend vorher einweichen. Am nächsten Tag abgießen, abtropfen lassen, Einweichwasser abschütten. Im Mixer pürieren, mit Dinkelschrot und Gewürzen zu einem Teig verrühren und zu kleinen Bällchen formen. In Sonnenblumenöl goldbraun backen, abtropfen lassen und gegebenenfalls mit einer Mandelsauce servieren.

➡ Querverweis:
Heilpflanzen

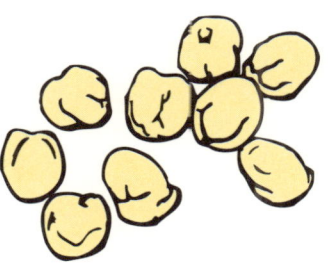

Knoblauch

Ein ägyptischer Papyrus aus dem Jahre 1550 v. Chr. enthält zweiundzwanzig Knoblauchrezepte. In der *Historia Naturalis* empfahl Plinius Knoblauch bei 61 verschiedenen Krankheiten. In England wurde zur Zeit Shakespeares Knoblauch als Aphrodisiakum gerühmt. 1858 gelangte der Knoblauch zu neuem Ruhm, als der französische Bakteriologe Louis Pasteur entdeckte, daß das Lauchgewächs Krankheitserreger abtöten kann. Im Ersten Weltkrieg verwendete man Knoblauch zur Bekämpfung von Typhus und Ruhr.

Von Gourmets und Heilkundigen schon seit über 4000 Jahren geschätzt, genießt der Knoblauch in jüngster Zeit wieder mehr den Respekt der Schulmedizin. Anlaß dazu gibt eine intensive medizinische Forschung, die zu dem Schluß kommt, daß Knoblauch in Fällen von Arteriosklerose, Krebs, Schlaganfall, Herzinfarkt und resistenten Bakterien wirksam ist.

Spezielle Wirkung

Als Mittel zur Lebensverlängerung spielt Knoblauch in der Volksmedizin eine wichtige Rolle. Knoblauch verbessert die Fließeigenschaft des Blutes. Dadurch wird das Gehirn besser mit Blut versorgt, und die Gefäße werden vor gefährlichen Verschlüssen bewahrt.

Allgemeine Wirkung

Ein Bestandteil des Knoblauchs kann den Teilungsprozeß von gesunden wie von Krebszellen unterbinden – zumindest im Reagenzglas. Der Extrakt aus Knoblauch ist in der Lage, eine milde Senkung des Cholesterinspiegels zu erzielen. Studien zeigen, daß Knoblauch den Blutdruck regulieren kann, indem er den systolischen Druck um acht Punkte und den diastolischen Druck um fünf Punkte zu senken vermag. Ein Wirkstoff im Knoblauch tötet offenbar Bakterien, die sogar gegen Antibiotika resistent geworden sind.

Inhaltsstoffe

Der Wirkstoff Allicin, eine schwefelhaltige Substanz, die dem Knoblauch seinen typischen Geruch verleiht, ist für die vorbeugende Wirkung auf die Gefäße verantwortlich. Es ist jedoch noch nicht gesichert, wieviel Allicin einen Infektionsherd im Körper erreicht, desgleichen nicht, ob Allicin als Antibiotikum wirkt, wenn es an den Ort der bakteriellen Entzündung gebracht wird.

Wissenschaftliche Erkenntnisse

Die jüngsten Beweise für das therapeutische Potential von Knoblauch sind mindestens so eindrucksvoll wie die alten Überlieferungen:

- Die Epidemiologin Linda Morris Brown hat eine klinische Studie durchgeführt, um Erkenntnisse darüber zu erlangen, ob Knoblauch tatsächlich Krebs verhüten kann. Hiernach zeigten die in den Jahren 1988 und 1989 durchgeführten Untersuchungen bei einigen tausend Einwohnern in der chinesischen Provinz Shandong, daß Magenkrebs bei Menschen, die sehr viel Knoblauch aßen, besonders selten auftrat.
- Amerikanische Wissenschaftler testeten die Wirkung von Knoblauch an einer Reihe von infektauslösenden Bakterien-

stämmen. Dabei verwendeten sie den ausgepreßten Saft von frischen Knoblauchzwiebeln. Der Saft hemmte nicht nur das Wachstum der Mikroorganismen, sondern tötete sie sogar ab. Der Knoblauchsaft war noch bei einer Verdünnung im Verhältnis von 1:250 effektiv.

Dosierung

Schon eine halbe rohe Knoblauchzehe pro Tag kann die blutgerinnsellösende Aktivität steigern, die zur Vorbeugung von Herzinfarkten und Schlaganfällen beiträgt.

Verwendungsart

Es gibt keinerlei Erkenntnisse darüber, ob natürlicher Knoblauch oder Knoblauch in Kapseln letztendlich effektiver bezüglich der vorgenannten Heilwirkungen ist.

Hinweis auf den Geruch

Der Geruch des Knoblauchs läßt sich mit Chlorophyll beseitigen, es wird geraten, Petersilie zu kauen. Auch ein Glas Milch oder Joghurt werden empfohlen, die Franzosen halten Rotwein für ein effektives Mittel. Auch soll Baldrian den Geruch des Knoblauchs wirksam unterbinden.

Fazit

Nach den neuesten Erkenntnissen zur Wirkungsweise gilt Knoblauch nicht nur als natürliches Mittel zur Senkung des Cholesterinspiegels und gegen hohen Blutdruck, sondern er könnte auch als naturgemäßer Ersatz für die heutzutage z. T. immer weniger wirksamen Antibiotika oder als natürliches Aspirin zum Einsatz kommen.

➡ *Querverweise:*
Arteriosklerose/Was tun bei …?
Cholesterinspiegel/Was tun bei …?
Schlaganfall/Was tun bei …?

Linsen

Für ein Linsengericht wurden in der Bibel die Rechte einer Erstgeburt verkauft. Und schon im alten Ägypten sollen sie ganz oben auf dem Speiseplan gestanden haben, denn sie waren nach Ingeborg Münzing-Ruef »wahrscheinlich die Hauptnahrung der Heerscharen von Pyramidenbauern in Ägypten«. Später standen Linsen nicht mehr in so hohem Kurs und wurden eher als »Arme-Leute-Essen« verachtet. Mittlerweile entdeckt sie der Ernährungsbewußte jedoch wieder – als ein gesundes und gehirnaktivierendes Nahrungsmittel.

Spezielle Wirkung

Linsen bilden, vor allem in der Kombination mit Nudeln, Kartoffeln oder Reis, einen wesentlichen Bestandteil einer gesunden Nahrung. So empfehlen unterrichtete Naturärzte Linsen all denjenigen, die schwächlich, nervös und blutarm sind. Vor allem bei Appetitlosigkeit und in der Rekonvaleszenz eignen sich Linsen.

Allgemeine Wirkung

Linsen wirken günstig gegen chronische Durchfälle. Gichtkranke müssen Linsen allerdings wegen ihres hohen Gehalts an Eiweißstoffen meiden.

Inhaltsstoffe

Der Eisen- und Vitamin B-Gehalt ist bei Linsen recht hoch. Außerdem enthalten sie Kalium, Magnesium, Kalzium, Phosphor und die Vitamine A und E sowie Lezithin.

➡ *Querverweise:*
Appetitlosigkeit/Was tun bei …?
Nervenschwäche/Was tun bei …?

Meerrettich

Der Meerrettich, ursprünglich in Südeuropa beheimatet, wird in Mitteleuropa vielfach angebaut. Beim Zubereiten fließen leicht die Tränen, und sein Verzehr »durchlüftet« den Geist, sagt der Volksmund. Die im Meerrettich enthaltenen Senföle durchbluten, desinfizieren und wirken als natürliche Antibiotika.

Spezielle Wirkung

Frisch geriebener Meerrettich wird von Feinschmeckern oft als das »Kokain der Alpen« bezeichnet, da die ätherischen Öle die Nasensekretion anregen, das Wasser in die Augen treiben und augenblicklich klarer im Denken machen. Meerrettich unterstützt vor allem die Hirnregionen, die die Aufladung, den Stoffwechsel und das Zellwachstum kontrollieren und steuern.

Allgemeine Wirkung

Die Wirkung des Meerrettichs war bereits in der Antike bekannt, wo man seine verdauungsfördernden Eigenschaften zu schätzen wußte. Meerrettich kann gegen Appetitlosig-

keit eingesetzt werden und somit eine erwünschte Gewichtszunahme unterstützen. Des weiteren leistet Meerrettich bei Husten, Schnupfen und Heiserkeit gute Dienste, da die inhalierten Dämpfe die Schleimhäute desinfizieren.

Inhaltsstoffe

Die wichtigsten Inhaltsstoffe des Meerrettichs sind das schwefelhaltige Glykosid Sinigrin und Myrosin. Daneben ist vor allem der hohe Vitamin-C-Gehalt beachtlich sowie der Anteil der Mineralien Kalzium und Kalium.

➡ *Querverweise:*
Appetitlosigkeit/Was tun bei …?
Gedächtnisschwäche/Was tun bei …?
Rettich

Oliven/Olivenöl

Erfahrungen in den Ursprungsländern der Olive rund um das Mittelmeer zeigen, daß eine Ernährung, die reich an Oliven und dem daraus gewonnenen Öl ist, vor Herz-Kreislauf-Erkrankungen und Schlaganfall schützt. Ernährungswissenschaftler und Ärzte aus anderen Ländern propagieren mittlerweile immer mehr die mediterrane Kost, die reichlich Olivenöl enthält. Die Olive ist außerdem reich an Kieselsäure, die gut fürs Gehirn ist.

Spezielle Wirkung

Oliven und Olivenöl können Leber und Galle schützen und somit indirekt auch auf die Gehirnfunktion Einfluß nehmen.

Spezielle Wirkung auf das kindliche Gehirn: Neuere Untersuchungen empfehlen insbesondere werdenden und stillenden Müttern Olivenöl, da die darin enthaltene Oleinsäure die Bildung von Zellmembranen, Gehirn und Nervensystem des werdenden Kindes anregt und erhöhte Anteile dieser Säure in der Muttermilch die Lernfähigkeit des kindlichen Gehirns positiv beeinflussen. Was für die Meeresfettsäuren gilt – nämlich daß sie Kinder klug machen –, scheint auch auf Olivenöl zuzutreffen.

Allgemeine Wirkung

Olivenöl gilt in seinen Ursprungsländern als Heilmittel für Leber und Galle, denn es steigert den Gallenfluß und fördert die Verdauung. Wer unter Hämorrhoiden leidet, sollte täglich ein bis zwei Teelöffel kaltgepreßtes Olivenöl einnehmen. Auch bei Nervenschmerzen und Verstauchungen können Umschläge aus Olivenöl und Knoblauch helfen.

Forschungen zum Olivenöl: In den vergangenen Jahren wurden am Arteriosklerose-Institut der Universität Münster mehrere Ernährungsstudien zum Olivenöl durchgeführt. Im Vordergrund stand dabei die Frage, wie die Hauptbestandteile des Öls, die einfach ungesättigten Fettsäuren, den Cholesteringehalt des Blutes beeinflussen. Dabei fanden die Wissenschaftler heraus, daß die Konzentration von LDL-Cholesterin gesenkt wird, ohne daß es zur unerwünschten Senkung von positivem HDL-Cholesterin kommt. Die in Deutschland und anderen westlichen Industrienationen übliche Kost mit reichlich gesättigten Fettsäuren führt zu einem Anstieg der Cholesterinwerte. Dies gilt insbesondere für LDL, einer der wichtigsten Risikofaktoren für Herzinfarkte. Daher ist ein Umdenken bei der Ernährung notwendig.

Inhaltsstoffe

Grüne Oliven enthalten 13 Prozent Fett, die Vitamine A, den Vitamin-B-Komplex und reichlich Vitamin C, überdies viele Mineralien wie Kalzium, Magnesium, Eisen, Schwefel und Phosphor. Weitere Wirkstoffe sind Glykoside, Harze, Phytosterine, Cholin und Oleuropin.

Hinweise auf Lagerung und Qualität

Im Idealfall sollte neben der Aufschrift »Natives Olivenöl« auch der Hersteller mit Adresse auf dem Etikett verzeichnet sein. Die Flaschen sollten aus dunklem Glas gefertigt sein, damit das Licht dem Öl nicht schaden kann. Olivenöl sollte kühl bei 10 bis 15 Grad gelagert werden. Als Qualitätsgarantie gilt ein gutes Abschneiden bei der »Stiftung Warentest« – ebenso wie die Bezeichnung italienischer Olivenöle »Denominazione di Origine Controllata«, die die Herkunft aus kontrolliertem Anbau bestätigt.

➡ *Querverweise:*
Arteriosklerose/Was tun bei …?
Fette

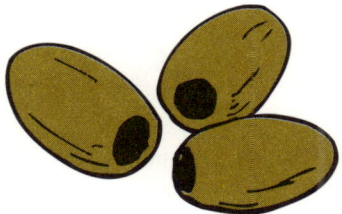

Paprika

Wie die anderen Nachtschattengewächse Kartoffel und Tomate war auch Paprika in Süd- und Mittelamerika als Volksnahrung früher weit verbreitet. Vermutlich brachte Kolumbus den Paprika nach Spanien. Zu den Ungarn, die ihn zur Nationalspeise erkoren, kam er vermutlich durch die Türken.

Die Menschen auf dem Balkan sind der Meinung, daß Paprika das allgemeine Lebensgefühl und die sexuelle Lust steigert. Ebenso soll die Konzentrationsfähigkeit durch Paprika verbessert werden sowie diverse Alterserscheinungen, die mit verminderter Herzkraft und alternder Haut einhergehen. Paprika enthält eine Summe an Schutz- und Farbstoffen wie Flavonoide, Anthozyane und Capsaicin, die in ihrer Gesamtheit die Gefäße vor gefährlichen Verschlüssen schützen.

Spezielle Wirkung
Die in der Paprika enthaltenen Anthozyane und das Vitamin C verbessern die Elastizität der Hirngefäße. Da Paprika Capsaicin enthält, werden außerdem Endorphine freigesetzt, die schmerzstillende und stimmungshebende Wirkung haben. Alkoholikern soll aufgrund dieser Inhaltsstoffe durch den Genuß von Paprika die Entwöhnung leichter fallen. Die Schoten wirken überdies streßreduzierend

Allgemeine Wirkung
Paprika erhöht die Bildung von Enzymen und damit die Verdauungsarbeit. Überdies fördern sie die Durchblutung von Herz und Haut. Paprika ist harntreibend und hilft gegen Muskelkater und Arthritis.

Inhaltsstoffe
Paprika enthält neben Vitamin C den scharfen Wirkstoff Capsaicin sowie ätherische Öle und zahlreiche Farbstoffe. Diese Wirkstoffe sind allerdings nur im rohen Paprika vorhanden. Kaum ein Gemüse enthält mehr Vitamin C und Bioflavonoide als Paprika.

➡ *Querverweise:*
Die Funktionsweise des Gehirns
Schlaganfall/Was tun bei …?
Suchtverhalten/Was tun bei …?

Rettich

Altägyptische Wandreliefs zeigen, daß der Rettich schon im Pharaonenreich hoch geschätzt war. Römische Geschichtsschreiber berichten, daß die an Pyramiden bauenden Arbeiter in Ägypten zur Stärkung reichlich Rettich aßen. Doch nicht nur körperliche Kräfte scheint der Rettich zu wecken, sondern auch geistige.

Spezielle Wirkung
In der heutigen Volksmedizin wird der Rettich oft im Zusammenhang mit Kindern erwähnt, denn er kann sie klüger machen. Ingeborg Münzing-Ruef schreibt: »Am ersten Schultag gibt es in manchen Gegenden immer einen Rettich aufs Brot, weil sich dann das Alphabet schneller auswendig lernen läßt. In bayrischen Biergärten gibt es den Brauch, kleinen Kindern das ›Radikapperl‹ anzukleben – bleibt es haften, ist es ein kluges Kind.«

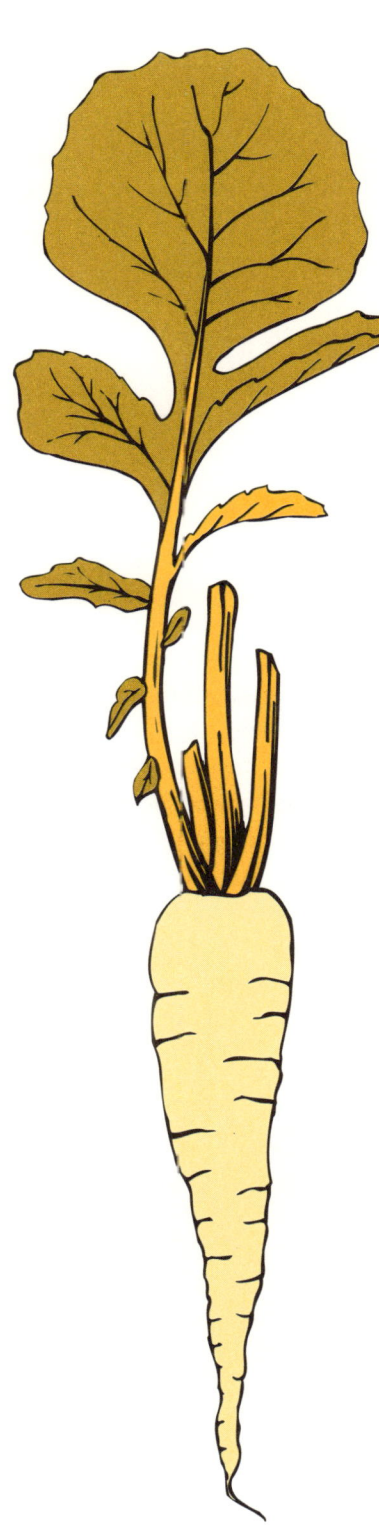

Allgemeine Wirkung

In der Volksmedizin ist der Rettich seit jeher bekannt für seine Wirkung auf Leber, Galle und Lungenfunktion. Schon die Germanen tranken den Saft des Rettichs, mit Honig vermischt, um Husten und Heiserkeit zu kurieren.

Inhaltsstoffe

Rettich und frischer Rettichsaft versorgt uns mit lebenswichtigen Mineralien, ätherischen Ölen, Phosphor, Vitamin C, Enzymen, Magnesium und Folsäure. Zudem enthält er das schwefelhaltige Öl Raphanol sowie mehrere Senfölglukoside und Bitterstoffe.

➡ *Querverweise:*
Appetitlosigkeit/Was tun bei …?
Gedächtnisschwäche/Was tun bei .. ?
Meerrettich

Salat

Salat ist nicht nur ein beliebtes Nahrungsmittel, was er seinem Gehalt an Vitaminen und Mineralstoffen verdankt, sondern er verfügt auch über diverse Heilqualitäten: Salatblätter haben leicht sedative, also beruhigende Eigenschaften. Salat wirkt gegen Schlafstörungen, Husten und Bluthochdruck. Grüne Blattsalate enthalten in ihrem Milchsaft einen opiatähnlichen Stoff, das Lactucerol, der beruhigend auf das vegetative Nervensystem wirkt, Erregungszustände dämpft und den Schlaf fördert. Den richtigen Salat zur richtigen Zeit gegessen – nämlich vor der eigentlichen Mahlzeit oder am Abend –, verhindert bzw. verhilft zur Müdigkeit.

Kopfsalat

Der Kopfsalat ist und bleibt die Nummer eins unter den Salaten. »Weil er so mild wirkt, sollen Nervenbündel ihn auch mittags essen«, rät Ingeborg Münzing-Ruef. Maurice Messeque, der bekannte Pflanzenfachmann, empfiehlt nervösen Menschen, abends drei in Butter geschmorte Salatköpfe zu essen, »weil man völlig entmutigt wird, wenn man drei rohe Salatköpfe essen soll«.

Chicoree

Er ist einer der bittersten, aber auch einer der gesündesten der Blattsalate. Die Bitterstoffe wirken vor allem auf Magen, Milz, Bauchspeicheldrüse und Blutgefäße. Chicoree enthält reichlich Vitamin-B-Komplex und C sowie die Mineralien Kalium, Kalzium, Magnesium, Phosphor und Eisen.

Endivien

Wegen ihres hohen Eisengehaltes empfiehlt die Erfahrungsheilkunde, die Endivie bei Blutandrang zum Kopf und bei Wallungen einzusetzen. Mit Zitrone kombiniert soll sie schon manchen Migräneanfall kuriert haben.

Feldsalat

Feldsalat ist als einziger kein Korbblütler, sondern ein Baldriangewächs, und dadurch noch schlaffördernder als Kopfsalat. Von allen Salaten hat er den höchsten Eisengehalt. Er enthält fünfmal soviel Beta-Carotin und dreimal soviel Vitamin C wie Kopfsalat.

➡ *Querverweise:*
Bitterstoffe/Heilpflanzen
Blutdruck/Was tun bei …?
Schlaflosigkeit/Was tun bei …?

Sauerkraut

Frisches Sauerkraut und Sauerkrautsaft sind zwei der besten Quellen für Acetylcholin, einem Überträgerstoff, der im Gehirn zur Impulsübermittlung benötigt wird. So hat sich die regelmäßige Anwendung von Sauerkrautsaft bei der Verbesserung der Gehirn- und Nervenfunktion, zur Blutbildung sowie zur Entspannung bewährt.

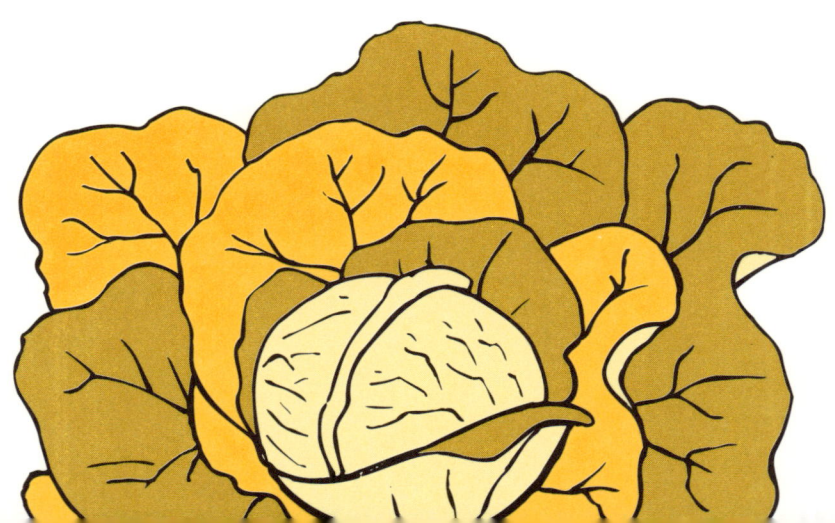

Spezielle Wirkung

Bei epileptischen oder anderen Krampfanfällen kann Sauerkrautsaft eine gewisse Linderung verschaffen. Das Acetylcholin im Sauerkraut wirkt beruhigend auf das Nervensystem und hat eine antidepressive Wirkung. Depressiven Patienten empfehlen Naturärzte häufig eine Dreimonatskur mit viel Sauerkraut.

Allgemeine Wirkung

Versuche zeigten, daß bei Labortieren in einer ganz frühen Phase Milchsäurebakterien Tumorwachstum hemmen können. Die Milchsäure im Sauerkraut harmoniert mit der Säurereproduktion des Magens und hilft auch gut gegen Sodbrennen.

Inhaltsstoffe

Sauerkraut ist eine der besten natürlichen Kalzium- und Magnesiumquellen für die Knochen, ideal zur Besserung von Osteoporose. Aufgrund seiner physiologischen Milchsäure trägt Sauerkrautsaft zu einem darmfreundlichen Milieu bei, was in vielfacher Hinsicht auch dem übrigen Körper zugute kommt.

Empfehlung

»Sauerkraut ist ein richtiger Besen für Magen und Darm, nimmt die schlechten Säfte und Gase fort, stärkt die Nerven und fördert die Blutbildung«, wußte schon Pfarrer Kneipp.

Dosierung

Als Saft eine Flasche alle ein bis zwei Wochen, und zwar ein kleines Glas auf leeren Magen vor den Mahlzeiten.

➡ *Querverweise:*
*Neurotransmitter/Die Funktionsweise
    des Gehirns
Epilepsie/Was tun bei ...?*

Sellerie

Schon die Ägypter schätzten Sellerie so sehr, daß sie ihn den Toten auf ihre Reise ins Jenseits mitgaben. Die Griechen machten ihn zum Symbol des Sieges und krönten nach sportlichen Triumphen den Sieger mit Sellerielaub. Hippokrates pries den Sellerie für Fälle, »in denen die Nerven flattern«, als Heilnahrung.

Spezielle Wirkung

Ob als Knolle mit Blättern oder als knackiger Stangensellerie – Sellerie genießt den Ruf, die Liebeskraft zu stärken. Was allerdings weniger bekannt ist: Sellerie übt auch einen ausgezeichneten Antistreßeffekt aus.

Allgemeine Wirkung

Sellerie regt den Gallen- und Speichelfluß an, er unterstützt die Verdauung, wirkt harntreibend und allgemein stoffwechselanregend. Weil er sehr alkalisch ist, hilft er, überschüssige Magensäure zu neutralisieren.

Inhaltsstoffe

Sellerie enthält das ätherische Öl Appiin, insulinähnliche Hormone und Bitterstoffe.

☐ **Sellerie-Drink gegen Nervosität**

Geschälte Knollenstückchen des Sellerie sowie die Stiele und Blätter in einen Mixer geben, den Saft durch ein Mulltuch drücken. Ein bis zwei Schnapsgläser am Tag, jeweils eine Stunde vor dem Essen, zu sich nehmen.

➡ *Querverweise:*
Aphrodisiaka/Gewürze
Nervenschwäche/Was tun bei …?

Sojabohne

Die Existenz der Sojabohne ist bereits vor 5000 Jahren dokumentiert, als sie in China unter Heilkundigen zu den »wichtigsten heiligen Getreidepflanzen« neben Reis, Weizen, Gerste und Hirse gezählt wurde, obwohl sie ja eigentlich eine Hülsenfrucht ist. Bis in die

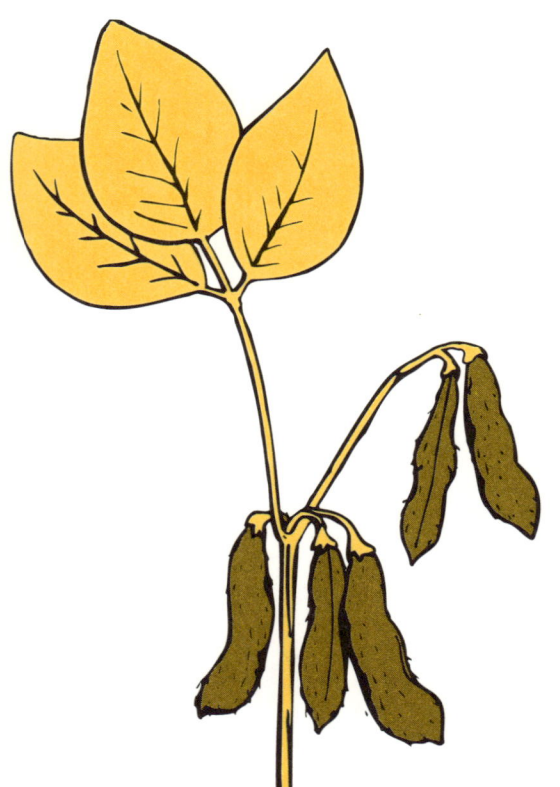

Neuzeit hinein blieb die Verbreitung der Sojabohne auf China, Japan und Korea beschränkt. Erst gegen Anfang des 18. Jahrhunderts gelangte die Sojabohne von Japan nach Europa, wo sie wegen ihrer vielseitigen Verwendung als Fleischersatz immer mehr Verbreitung findet. Soja ist ein guter Lezithinlieferant, ein wichtiger Baustoff unseres Gehirns.

Spezielle Wirkung

Absolut herausragend bei der Sojabohne ist der hohe Lezithingehalt, der nur von dem des Hühnereis übertroffen wird. Das in der Sojabohne enthaltene Lezithin verhindert hohen Cholesterinspiegel und ist unentbehrlich für das Funktionieren des Nervensystems. Soja ist auch reich an Vitamin B 1, einem lebenswichtigen Nervenvitamin, das die Wirkung von Lezithin auf das Gehirn zusätzlich unterstützt.

Spezielle Anwendung
als Nahrungsergänzung

Für das Klimakterium typische Beschwerden lassen sich durch Beifügen von Proteinen der Sojabohne zur täglichen Nahrung deutlich lindern. Dies zeigte eine US-Studie, bei der Frauen in den Wechseljahren sechs Wochen lang täglich 20 g pulverisiertes Sojabohnen-Eiweiß in ihr Essen oder in ihren Orangensaft mischten. Sojabohnen-Proteine kommen besonders konzentriert in dem Fleischersatz Tofu, in gekeimten Sojabohnen oder in einem Sojapulverpräparat vor.

Allgemeine Wirkung

Die Sojabohne hat sich bei Hauterkrankungen wie Psoriasis (Schuppenflechte), Neurodermitis und bei Milchallergien bewährt. Das

Sojalezithin wird gerne als Leber-Therapeutikum zur Vorbeugung bzw. Behandlung von Arteriosklerose und hohen Blutfettwerten eingesetzt.

Inhaltsstoffe

Soja enthält wertvolles pflanzliches Eiweiß, einen hohen Anteil an hochungesättigten Fettsäuren und Lezithin. Die Kohlenhydrate der Sojabohne werden von einem hohen Ballaststoffanteil begleitet. Auch zahlreiche Vitamine, besonders Vitamin E, und Mineralstoffe liefert die Sojabohne. Die Sojabohne enthält mehr Mineralstoffe als die meisten anderen wichtigen Lebensmittel, allen voran Magnesium, Kalzium und Kalium. 100 g Sojabohnen decken ca. 40 Prozent des Eisenbedarfs bei Frauen, ein Drittel des Selenbedarfs und den Bedarf an Folsäure.

Verwendung in der Küche

Die Sojabohne ist in der Küche vielseitig verwendbar: als Sprossen, Mehl, Flocken, Desserts, Quark und Drinks kann sie verarbeitet werden. Vor allem in Zeiten, wo frisches Gemüse rar ist, können Sojabohnen in gekeimter Form den Speisezettel bereichern.

Hinweis

Die Sojabohne, wie sie die Natur hervorbringt, ist ein hochwertiges Lebensmittel, das vielen Menschen auf dieser Erde als tägliches Grundnahrungsmittel dient. Da es heute mehr als 3000 Sorten Sojabohnen auf der Welt gibt, wäre theoretisch für jedes Klima und jeden Boden die richtige Sorte vorhanden. Experten prophezeien, daß die Sojabohne, vorausgesetzt, sie wird gentechnisch nicht verändert, eines Tages die gleiche Rolle im Kampf gegen den Hunger übernehmen könnte wie einst die Kartoffel.

➡ *Querverweise:*
Cholesterinspiegel/Was tun bei …?
Lezithin/Nahrungsergänzungsmittel
Umweltgiftbelastung/Was tun bei …?

Tomate

Über kaum eine Frucht ist so viel Unterschiedliches berichtet worden wie über die Tomate. Bisweilen galt sie als giftiges Nachtschattengewächs, dann wieder wurde sie als supergesundes Gemüse gelobt. Eine Zeitlang wurde sie als Aphrodisiakum gepriesen, dann zur langweiligen Zierpflanze in Vorgärten degradiert. Heute werden der Tomate wirksame medizinische Eigenschaften zugesprochen: so soll sie krebshemmende Wirkung haben und zur Blutbildung beitragen. Doch besonders interessant ist die Tatsache, daß sie sehr geeignet ist, in der Rekonvaleszenzphase belebend und bei Streß ausgleichend zu wirken. Dies entspricht sozusagen einem Effekt, der normalerweise den Adaptogenen wie Ginseng und Eleutherokokkus zugesprochen wird.

Spezielle Wirkung

Tomaten wirken vor allem auf die Stimmung, sorgen sie doch für gute Laune und ein entspanntes Nervensystem. Insgesamt haben sie eine ausgleichende und leicht anregende Wirkung, machen munter und optimistisch.

Am Abend jedoch, zum Beispiel als üppiger Brotbelag, können sie müde machen.

Allgemeine Wirkung

Tomaten wirken entwässernd, vermehren den Gallenfluß und unterstützen die Funktion der Leber. Sie wirken schleimlösend bei Bronchitis und können auch dazu beitragen, schädliche Fäulnisbakterien im Darm zu beseitigen. Rheumatiker profitieren von einem täglichen Glas frischen Tomatensaftes, weil die Tomate auch gegen Rheuma, Arthritis und Gicht hilft.

Inhaltsstoffe

Je nachdem woher die Tomate kommt – ob aus einem Treibhaus oder sonnengereift aus dem Garten –, variieren die Inhaltsstoffe selbstverständlich gewaltig. Unter besten Voraussetzungen gediehen, enthält die Tomate reichlich Magnesium, Eisen, Phosphor, Zink und andere seltene Spurenelemente. Außerdem enthalten Tomaten das Carotin Lycopin, das seit einiger Zeit als Krebsschutzstoff Anerkennung findet. Zudem finden sich ätherische Öle und natürliche Hormone sowie organische Säuren in der Tomate, so daß man von einer ganzen Naturapotheke sprechen kann, die eine natürlich gewachsene Tomate enthält.

Hinweis

Wer zu Nierensteinen neigt, sollte sich mit Tomaten zurückhalten, da diese Oxalsäure enthalten.

🥛 Tomaten-Drink zur Anregung

Tomatensaft mit Pfeffer und Salz würzen, einen Schuß Tabasco dazugeben. Frühmorgens getrunken, kann er eine Tasse Kaffee ersetzen.

➡ *Querverweise:*
Gedächtnisschwäche/Was tun bei …?
Schlaflosigkeit/Was tun bei …?

GETREIDE

Die im Getreidekorn enthaltene Stärke stellt für unser Gehirn einen wichtigen Energiespender dar. Getreide liefert uns Vielfachzucker, die im Körper erst langsam aufgespalten werden. Eine Ernährung mit einem hohen Anteil an Vollgetreide bietet unserem Körper die langsam abbaubaren Kohlenhydrate, die wiederum eine Anreicherung des Blutes mit Zucker bewirken. Essen wir dagegen nur selten Getreide und viel raffinierte Zuckerarten, wie sie in zahlreichen vorbehandelten Produkten wie Keksen, Kuchen, Süßigkeiten und Limonaden enthalten sind, kommt es zu einem Auf und Ab des Blutzuckerspiegels mit den entsprechenden Mangelsymptomen. Ein zu niedriger Blutzuckerspiegel – nicht zuletzt hervorgerufen durch konzentrierte Kohlenhydrate – ist häufig mit ein Grund für Antriebsschwäche, Unkonzentriertheit und depressive Verstimmungen, wie sie heute in unserer »Wohlstandsgesellschaft« immer häufiger anzutreffen sind.

Getreide wie Hafer, Hirse oder Dinkel liefern dem Gehirn zudem wertvolle Vitalstoffe, seien es Aminosäuren, Mineralien, Spurenelemente oder B-Vitamine. Im gekeimten Getreide erhöhen sich bestimmte Vitamine oft sogar noch um ein Vielfaches. Gekeimtes Getreide sorgt nicht nur für eine willkommene Abwechslung in unserem Speiseplan, sondern verbessert auch die Bioverfügbarkeit, also die Verwertung der Vitalstoffe im Organismus. Gekeimtes Getreide oder Getreide in Form von Müesli ist die gesündeste Form, Getreide zu sich zu nehmen.

Das volle Korn – ob nun gekeimt oder nicht – mit seiner Vielfalt an gehirnwirksamen Inhaltsstoffen wie den B-Vitaminen, Mineralien, Kohlenhydraten, Fetten und Ballaststoffen, hat also großen Anteil an der Bildung eines gesunden Nervensystems und kann somit in Zeiten des Wachstums und bei erhöhter Belastung von unschätzbarem Wert für unser Nervensystem sein. Gerade Vitamin B 1, ein lebenswichtiges Stoffwechsel- und Nervenvitamin, ist unentbehrlich für das Gehirn und wird daher auch als »Gute-Laune-Vitamin« bezeichnet; es geht aber in Auszugsmehlen zu über 80 Prozent verloren. Auch die anderen B-Vitamine, allesamt unentbehrlich für Nerven, Haut und Verdauung, verschwinden beim Auszugsmehl zu 50 bis 70 Prozent. Besonders empfehlenswert ist daher Vollkornmehl.

Vollgetreide bietet sich geradezu als Naturmedizin an, auf natürliche Weise fit und fröhlich zu bleiben.

Amaranth

Die Körnerfrucht Amaranth war ein beliebtes Grundnahrungsmittel bei den Inkas und den Azteken. Als die Spanier unter Cortez nach Südamerika kamen, waren sie von der geradezu unglaublichen Gesundheit und Abwehrkraft der Eingeborenen beeindruckt. Weil die Eroberer alsbald selbst davon überzeugt waren, daß in den Körnern magische Kräfte wohnten, untersagten sie den Handel mit der Amaranthpflanze unter Androhung von Strafe. Durch das Verbot verschwand Amaranth zwischenzeitlich fast völlig. Nur in weit abgelegenen Bergregionen konnte die bedeutende Kulturpflanze noch überleben und angebaut werden. Inzwischen sind weltweit mehr als 1200 Sorten bekannt.

»Amaranthos« bedeutet übersetzt unverwechselbar. Vielleicht ist dies schon eine Anspielung auf die einzigartige Wirkung, die das Getreide auf die Gehirnentwicklung, Nervenkraft und das Immunsystem entfaltet. Dabei zählt Amaranth im engeren Sinne gar nicht zu den Getreiden, sondern zur Großfamilie der Fuchsschwanz-Pflanzen. Was auch immer Amaranth ursprünglich heißen mochte, wissenschaftliche Analysen bezeugen der Pflanze, daß sie durch den hohen Gehalt an Aminosäuren, Vitamin C und Lezithin als Gehirnnahrung speziell für das morgendliche Müesli in Frage kommt.

Spezielle Wirkung

Amaranth kann durch seinen hohen Eiweißgehalt, vor allem der Aminosäure Lysin (zweieinhalbmal soviel wie Weizen), die Entwicklung des kindlichen Gehirns in hohem Maße unterstützen. In Peru wurden Kinder, die durch Eiweißmangel in den ersten Lebensmonaten Gehirnschäden erlitten hatten, mit Amaranth erfolgreich behandelt.

Allgemeine Wirkung

In den USA gilt Amaranth im Kampf gegen Virusinfektionen – speziell bei Herpes-Viren – als Geheimtip. Seine Wirkung hängt mit der Aminosäure Lysin zusammen, die in klinischen Tests nachweislich die Rückfallquote bei Herpes verringert.

Inhaltsstoffe

Amaranth enthält Eiweiß von hoher biologischer Wertigkeit, hochungesättigte Fettsäuren sowie Vitamin C, Lezithin und das sonst im Pflanzenbereich selten vorkommende Vitamin B 12. Der grüne Amaranth hat einen sehr hohen Eisengehalt, der ihn speziell für Frauen und Sportler wichtig macht.

➡ *Querverweis:*
Lysin/Aminosäuren

Buchweizen

Ursprünglich stammt der Buchweizen aus Nepal, fand aber Verbreitung in ganz Asien, China und Rußland. Über die Mongolei gelangte er nach Europa.

»So ein Teller Buchweizengrütze, ich gäbe mein Erstgeburtsrecht dafür«, sagte der dänische Philosoph Sören Kierkegaard vor 150 Jahren. Daß er ein solches Loblied auf ein schlichtes Korn anstimmte, kann angesichts von dessen Wirkstoffen verstanden werden, die vor allem aus gehirnwirksamen Vitalstoffen wie Kieselsäure, Magnesium, Lysin und Tryptophan bestehen. Die erwärmenden und entgiftenden Vorzüge des Korns machen den Buchweizen sowohl in der Zen-Küche Japans als auch in Gesundheitskreisen der USA zu einem vielfach eingesetzten Getreide.

Spezielle Wirkung

Schwermetallbelastete Menschen profitieren von Buchweizen, aber auch der Geistesarbeiter sollte ihn öfter einmal auf der Speisekarte stehen haben. Aufgrund seiner Inhaltsstoffe wie Kieselsäure, Eisen und Magnesium wirkt sich Buchweizen positiv auf die Lernfähigkeit und das Gedächtnis aus. Durch seinen hohen Gehalt an der lebensnotwendigen Aminosäure Lysin ist Buchweizen geeignet, das Nervensystem des Heranwachsenden mit Protein zu versorgen. Durch die Aminosäure Tryptophan ist der Buchweizen wichtig für eine entspannte Psyche und einen guten Schlaf.

Allgemeine Wirkung

Buchweizen besitzt auch wärmende Eigenschaften. So gilt er in der asiatischen Ernährungslehre als »yangbetontes«, d. h. erwärmendes Getreide, und kann vor allem im Winter – wie auch Zimt, Nelken und Ingwer – einen leicht frierenden Menschen aufwärmen.

Inhaltsstoffe

Buchweizen besteht zu 70 Prozent aus Kohlenhydraten, zu zwei Prozent aus Fett, zu vier Prozent aus Faserstoffen und zu 10 Prozent aus wertvollem Eiweiß. In seiner biologischen Wertigkeit übertrifft Buchweizen das Eiweiß aller anderen Getreidearten. So ist er zwei- bis dreimal reicher an den lebensnotwendigen Eiweißbausteinen Lysin und Tryptophan und liefert uns außerdem viel Lezithin.

Hinweis

Aufgrund seiner weiteren Inhaltsstoffe – u. a. Bioflavonoide wie Rutin – werden dem Buchweizen entgiftende Eigenschaften zugesprochen. Personen, die vielen Umweltgiften ausgesetzt sind, sollten diese nutzen.

🍴 Rezept: Buchweizen-Pfannkuchen

250 g Buchweizenmehl
$1/2$ l Mineralwasser oder Buttermilch
3 EL und 1 TL Salz

Zutaten zu einem Teig verrühren, $1/2$ Stunde quellen lassen, in heißem Fett braten. Süße Variante mit Honig und Obst möglich.

🍴 Rezept: Buchweizen-Bratlinge

250 g Buchweizen
70 g gemahlene Haselnüsse
$1/2$ TL Muskat
1 TL Salz
2 EL Apfel- oder Birnendicksaft
50 g Magerquark
2 EL Öl

Buchweizen kochen, durch den Wolf drehen und mit Haselnüssen, Muskat, Salz, Dicksaft, Quark und Salz vermischen. Auf ein gefettetes Backblech kleine Häufchen setzen und im Ofen oder in der Pfanne bei mittlerer Hitze 20 Minuten backen.

➔ *Querverweise:*
Gedächtnisschwäche/Was tun bei ...?
Umweltgiftbelastung/Was tun bei ...?

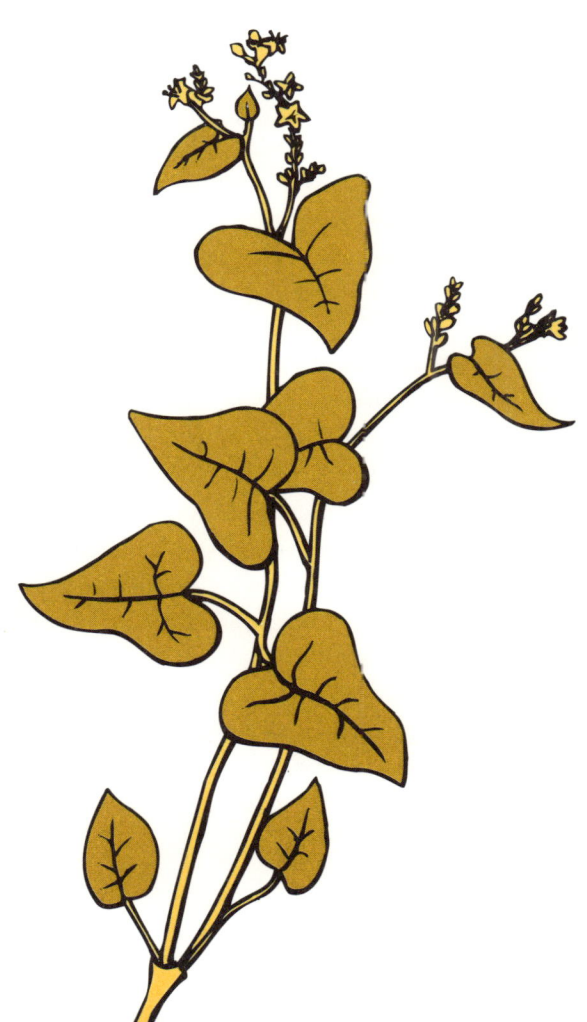

Dinkel

Dinkel ist ein Urkorn und gehört zu den ältesten Getreidesorten der Erde. Früher wurde Dinkel häufig gegessen, und auch heute kommt er wieder zu Ehren, weil er in seiner allgemeinen Wirkung auf die Gesundheit und auf das Nervensystem geschätzt wird. Im Gegensatz zu den meisten gezüchteten Getreidearten ist Dinkel genetisch gesund. Auch kann das geerntete Korn als Saatgut verwendet werden, während dies bei den bei uns üblichen Getreidearten nicht mehr möglich ist.

Spezielle Wirkung

Eine stimmungaufhellende Wirkung, wie sie vom Hafer bekannt ist, wird auch dem Dinkel gerne zugeschrieben. So bemerkte Hildegard von Bingen: »Was mich aber am meisten in Erstaunen versetzte, ist dies, daß die Dinkelkur Leute, die zu Depressionen neigen, geradezu zum Frohsinn umwandelt.«

Allgemeine Wirkung

Neben der stimmungaufhellenden wird dem Dinkel noch eine immunstimulierende Wirkung zugesprochen. Im Dinkel befinden sich sogenannte cyanogene Glykoside und Thiocyanat, Stoffe, die das Immunsystem stimulieren. Dinkel ist nach verschiedenen Angaben geeignet, nach radioaktivem Fallout auf das Immunsystem stärkend zu wirken: »Dinkel ist gegen Radioaktivität und Umweltgifte resistent, weil das Korn von mehreren Schichten, den Spelzen, fest umschlossen ist. Es war nach dem Atomunglück von Tschernobyl die einzige Erntefrucht, die gegen die Strahlung immun blieb«, beobachteten Paunegger und Poppe.

Inhaltsstoffe

Dinkel enthält alle Nährstoffe, die das Gehirn braucht: komplexe Kohlenhydrate, biologisch hochwertiges Protein, Vitamine, Mineralien und Spurenelemente. Nach neuesten Untersuchungen steht fest, daß Dinkel im Vergleich zu anderen Getreidearten einen höheren Anteil an essentiellen Aminosäuren wie Phenylalanin und Tryptophan hat, die als Ausgangsstoffe für anregende und entspannende Neurotransmitter im Gehirn gelten. Dinkel enthält des weiteren einen hohen Anteil an Zink und Kieselsäure.

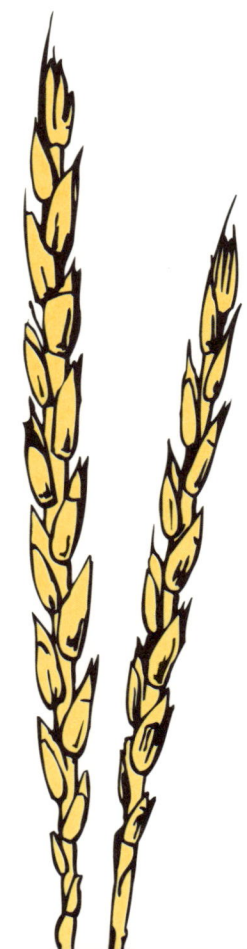

Hinweis

Ganz besonders hervorzuheben ist die hervorragende Bioverfügbarkeit des Dinkels. Aufgrund der guten Wasserlöslichkeit werden die vitalen Inhaltsstoffe sofort vom Körper aufgenommen und dem ganzen Organismus zur Verfügung gestellt. Als Diätergänzung für Kranke ist Dinkel in höchstem Maße geeignet. Kleinkinder, die ausschließlich Dinkelmehl und Wasser zu sich nahmen, zeigten keinerlei Mangelerscheinung im Vergleich zu Kindern, die mit Flaschenmilch ernährt wurden.

¶¶ Rezept:
Dinkelfrikadelle »Brain-Burger«

1 Tasse groben Dinkelschrot
1 Tasse Galgant
3 EL Butter
1 Prise Salz
2 Zwiebeln
2 Eier
Knoblauch
1/2 l Gemüse- oder Hühnerbrühe
Muskat, Majoran, Petersilie, Dill

Zwiebeln schälen, in Würfel schneiden und in der Butter andünsten. Dinkelschrot zugeben und 5 Minuten unter Rühren mitrösten. Mit Brühe ablöschen und durchrühren. 15 Minuten köcheln und bei geschlossenem Topf 15 Minuten ausquellen lassen. Eier, Gewürze sowie die Kräuter unter die Dinkelmasse heben, zu kleinen Bratlingen formen und mit wenig Öl von jeder Seite 10 bis 15 Minuten goldbraun braten.

¶¶ Rezept: Dinkelpfannkuchen

1 Tasse Dinkelmehl (1/4 l)
3 EL groben Dinkelschrot
1 EL Edelkastanienmehl
750 ml Brühe
3 Eier
3 EL zerlassene Butter
Gewürze: Bertram, Galgant, Muskat
Nelke, Salz
Kräuter: Petersilie, Basilikum

Aus den Zutaten unter kräftigem Rühren einen Pfannkuchenteig bereiten, eine Stunde stehenlassen, in leicht geölter Pfanne dünne Pfannkuchen hellbraun ausbacken.

Gerste

In der griechischen Mythologie übergibt Demeter, die Göttin der Fruchtbarkeit und des Getreideanbaus, dem Triptolemos Gerstenähren und fordert von ihm, daß er ihr von nun an nach jeder Ernte Gerste opfere. Die Babylonier und Ägypter, aber auch die Israeliten, kannten und schätzten die Gerste.

Spezielle Wirkung

Gerste gilt als bewährtes Stärkungsmittel. Im Altertum nahmen Gladiatoren, Soldaten und Sportler täglich einen Teller gekochte Gerste zu sich, um Kraft und Vitalität zu erlangen. Der Gerste wird auch nachgesagt, daß sie durch ihre wertvollen Inhaltsstoffe »die Sinne schärfe«. In der Tat vereinigt die Gerste in sich so wichtige nervenaktivierende Mineralien wie Kieselsäure, Magnesium und Zink sowie das B-Vitamin Pantothensäure.

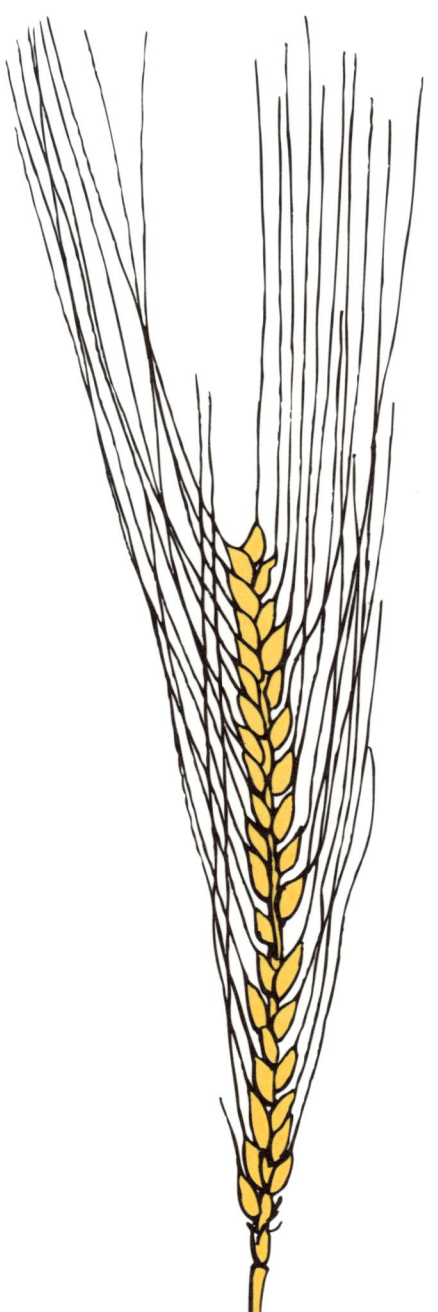

Allgemeine Wirkung

Die in der Gerste enthaltene Kieselsäure stärkt das Bindegewebe und kräftigt Haare und Nägel. Naturärzte empfehlen, bei Kindern mit Haltungsschäden Gerste auf den Speiseplan zu setzen.

Inhaltsstoffe

Gerste enthält ca. 57 Prozent Stärke, neun Prozent Ballaststoffe, etwas über zwei Prozent Fett, zwischen 10 und 16 Prozent Eiweiß, daneben Kieselsäure, Magnesium, Zink, Phosphor, B-Vitamine, Pantothen- und Folsäure.

 ### Rezept: Gerstengetränk

Eine Handvoll rohe gewaschene Gerste mit 1 1/2 l Wasser so lange kochen, bis die Körner dick anschwellen. Dann durch ein Sieb gießen und mit Zitronensaft und Honig abschmecken.

➡ *Querverweise:*
Folsäure/Vitamine
Kieselsäure/Nahrungsergänzungsmittel

Hafer

Hafer war schon den Völkern der Frühgeschichte vertraut. Die Chinesen verfügten über einen Nackthafer, und die Kelten und Germanen erhoben ihn gar zur beliebtesten Körnerfrucht. Fast 2000 Jahre lang war er in Nordeuropa das Hauptnahrungsmittel der ärmeren Menschen: Sie lebten von Haferbrei, Hafergrütze und Hafermus und blieben damit gesund und stark.

Spezielle Wirkung

Schon das Sprichwort »Den sticht der Hafer«, das die übermütige Laune eines Menschen ausdrücken will, klassifiziert den Hafer als gehirn- und nervenwirksames Getreide. Als Frischkornmüesli gegessen, enthält Hafer die nötigen B-Vitamine, um tagsüber frisch und gelassen zu agieren. Hafer ist ein Muntermacher, hilft gegen schlechte Laune und wirkt ausgleichend und harmonisierend auf das Nervensystem.

Studie an einer Schule: Bei einem Haferflockengroßversuch mit Hilfsschülern der vierten Klasse und leistungsschwachen Lehrlingen war innerhalb von drei Monaten eine klare Steigerung der geistigen Kräfte, wie Leistung und Konzentrationsfähigkeit, zu beobachten.

Allgemeine Wirkung

Hafer kann sowohl den Blutzucker regulieren als auch einen erhöhten Cholesterinspiegel senken. Die im Hafer enthaltenen Alkaloide können bei der Entwöhnung vom Nikotin hilfreich sein.

Inhaltsstoffe

Hafer enthält die Nervenvitamine B 1 und B 6 und die für das Gedächtnis so wichtige Kieselsäure. Auch sonst bietet Hafer weit mehr Magnesium, Kalzium, Eisen, Mangan, Silizium und Zink als andere Getreide.

Hinweis

Die Ernährungsexpertin Ingeborg Münzing-Ruef empfiehlt, Hafer vor allem nachmittags ab 16 Uhr zu essen, weil die Antistreßvitamine des Vitamin-B-Komplexes, vor allem die Pantothensäure, um diese Zeit ihre volle Wirkung entfalten.

Fazit

Zahlreiche Beobachtungen lassen den Schluß zu, daß Hafer unter allen pflanzlichen Roh-stoffen am besten geeignet ist, den menschlichen Nährstoffbedarf zu decken.

 ### Rezept: Haferdrink

20 g feingemahlenen Haferschrot in $1/2$ l kaltes Wasser mit dem Schneebesen einrühren, zum Kochen bringen, 1 bis 2 Minuten köcheln und danach noch 5 Minuten quellen lassen. Mit etwas Butter oder Sahne ergibt es eine fertige, trinkfähige Mahlzeit (für 2 Erwachsene). Ein wenig Ahornsirup verleiht dem Getränk ein besonderes Aroma.

➡ *Querverweise:*
Antriebsschwäche/Was tun bei …?
Blutzuckerspiegel/Was tun bei …?
Streß/Was tun bei …?

Hirse

Viele Naturärzte berufen sich auf den griechischen Philosophen und Mathematiker Pythagoras, der seinen Anhängern eine Ernährung empfahl, in deren Mittelpunkt die Hirse stand. Diese sollte die intellektuelle, spirituelle und körperliche Entwicklung fördern. Hirse macht lustig; sie ist das Getreide der Hirsevölker, bei denen viel getanzt wird. Hirse macht leicht, beschwingt, wach und schlau.

Die Hirse wurde schon bei den mittelalterlichen Heilkundigen stets hoch gelobt. Aufgrund ihrer Reparaturkräfte – die vor allem auf die Kieselsäure zurückzuführen sind – ist sie in der modernen Ernährung wieder zu Ehren gekommen.

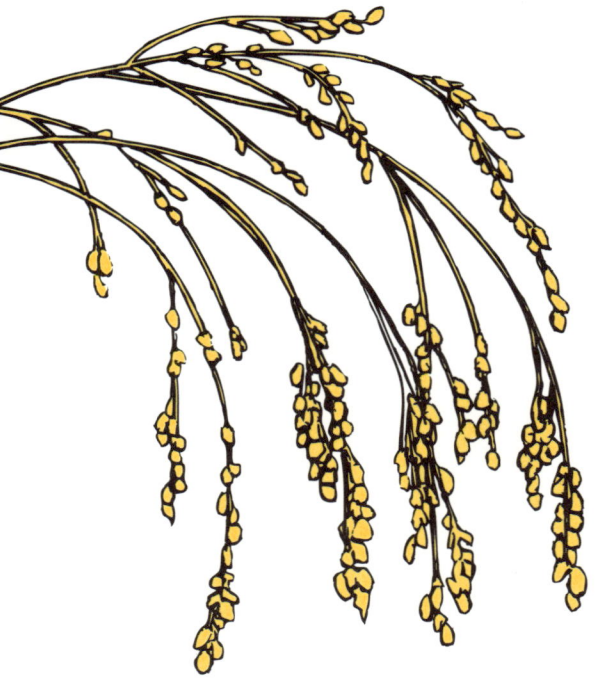

Spezielle Wirkung

Der spezielle Anwendungsbereich der Hirse bezieht sich vor allem auf die Unterstützung der geistig-seelischen Kräfte. Besonders bei chronischer Müdigkeit, Vergeßlichkeit, Schwindel und Schlaflosigkeit hilft Hirse. Dies ist wohl auf den Mineralienreichtum von Kieselsäure, Lezithin, Eisen und Magnesium zurückzuführen.

Allgemeine Wirkung

Hirse hilft bei zivilisationsbedingten Schäden: mit ihren Reparaturkräften beeinflußt sie das Knochengerüst, die Gelenke, das Bindegewebe und die Schleimhäute positiv. Hirse hilft bei Haarausfall, brüchigen Fingernägeln und mangelnder Durchblutung der Haut.

Inhaltsstoffe

Hirse hat einen Fettgehalt von etwa drei Prozent und einen Eiweißgehalt von fast 15 Prozent. Hirse enthält dreimal soviel Eisen wie andere Getreidesorten – beispielsweise Weizen – und ist außerordentlich reich an Fluor. Ihr hoher Lezithin- und Kieselsäuregehalt macht die Hirse zur geeigneten Gehirnnahrung.

⊪ Rezept: Hirse-Hafermix zur schnellen Energiezufuhr

1 TL rohe Hirsekörner
1 TL rohe Haferkörner
1 TL Glutaminsäuregranulat

Vermischen und entweder pur essen oder in Joghurt einrühren. Die Mischung gut kauen und einspeicheln.

⊪ Rezept: Hirseküchlein

125 g Hirse
2 Eier
125 g Vollkornmehl
1/4 l Milch
2 EL Zucker
Fett zum Ausbacken

Die Hirse überbrühen und dann kalt abbrausen. Danach die Hirse in Milch ca. 20 Minuten zu einem dicken Brei kochen, erkalten lassen. Mehl, Eigelb, Milch und Zucker dazugeben und zuletzt den steif geschlagenen Eischnee unterheben. Mit nassen Händen Küchlein formen und in Butter ausbacken, mit Zimt und Zucker bestreuen. Dazu paßt Kompott.

➡ *Querverweise:*
Depressionen/Was tun bei …?
Gedächtnisschwäche/Was tun bei …?
Kieselsäure/Nahrungsergänzungsmittel

GEWÜRZE

In Abhandlungen über Gewürze heißt es, daß die Liebesgärten des Orients mit betäubenden und anregenden Düften von Zimt, Muskat, Ingwer und Nelken erfüllt seien. Diese Gewürze gelten im Orient wie auch in Europa als ruhmreiche Aphrodisiaka, gleichwohl sie psychotrop wirken, d.h. sowohl körperliche als auch geistige Energien stimulieren und freisetzen können.

Gewürze, die aphrodisierend, anregend, tonisierend und kräftigend wirken:

- Anis
- Betel
- Chili
- Galgant
- Kalmus
- Kardamom
- Koriander
- Kreuzkümmel
- Kubebenpfeffer
- Kürbissamen
- Mandeln
- Muskat
- Myrrhe
- Nelken
- Schwarzer Pfeffer
- Langer Pfeffer
- Safran
- Steppenraute
- Tamarinde
- Teufelsdreck
- Zimt
- Zitwer

Gewürze, die die Verdauung beeinflussen und regulieren:

- Aloe
- Ingwer
- Galgant
- Kalmus
- Kurkuma
- Myrrhe
- Olibanum

Gewürze, die in bestimmten Dosen psychotrop wirken:

- Kalmus
- Kampfer
- Kardamom
- Muskat
- Nelken
- Olibanum
- Steppenraute
- Teufelsdreck
- Zimt

Aphrodisiaka

Das Geheimnis der Aphrodisiaka ist – wie bei gehirnaktivierenden Stoffen auch – die Synergie von pharmakologisch wirksamen Stoffen.

In diesem Zusammenhang begegnen uns immer wieder die unter den Gewürzen genannten Bestandteile. Gewürze sind in ihrer Gesamtheit in der Lage, eine körperlich anregende, aber auch psychotrope und die Verdauung regulierende Wirkung zu erreichen.

Gewürze als Aphrodisiaka – Mythos und Wahrheit

Der Name Aphrodisiaka leitet sich von Aphrodite, der Göttin der Schönheit und der sinnlichen Liebe ab. Im Laufe der Menschheitsgeschichte wurden viele Substanzen als Aphrodisiaka bezeichnet und gehandelt, so daß es schwerfällt, Mythos und Wahrheit der als liebeswirksam bezeichneten Stoffe klar auseinanderzuhalten.

Neurophysiologische Wirkung

Viele als Aphrodisiaka verwendete Substanzen wirken neurophysiologisch anregend oder entspannend. Sie entwickeln eine euphorisierende, also das limbische System anregende Wirkung oder beeinflussen das Nervensystem auf der Ebene einer Stimulation der Gehirnrinde.

Hinweis

Viele Kulturen benutzen Aphrodisiaka. Der Übergang zu neuropharmakologisch ähnlich wirkenden Stoffen ist fließend. Gewürze wie Muskat und Zimt spielen eine Rolle, ebenso psychotrope Pflanzen wie Hanf, Ephedra, Kawa-Kawa und zerebral anregende Stoffe wie Guarana.

Trinkempfehlung: Anregende Gewürzteemischung

Yogi-Tee, eine sorgfältig nach Erkenntnissen der indischen Medizin abgestimmte Gewürzteemischung aus Zimt, Ingwer, Nelken, Kardamom und Pfeffer, eignet sich vorzüglich, um müde Geister wieder mit neuer Energie zu versorgen. Yogi-Tee kann kalt, mit Fruchtsaft, oder heiß getrunken werden.

🥛 Yogi-Sommerdrink

125 ml original Yogi-Tee (kalt, ungesüßt und pur)

2 Nektarinen oder Pfirsiche hinzugeben und mit 40 ml Milch oder Sojamilch gründlich mischen. Zwei oder drei Würfel Eis dazugeben – fertig ist der perfekte Sommerdrink.

☕ Yogi-Wintertee

Original Yogi-Tee mit heißem Wasser aufgießen. Mit Milch oder süßer Sahne auffüllen. Bei Bedarf noch mit Zimt bestreuen.

➡ *Querverweise:*
Antriebslosigkeit/Was tun bei …?
Appetitlosigkeit/Was tun bei …?
Gedächtnisschwäche/Was tun bei …?

Anis

Die Anispflanze stammt ursprünglich aus Asien und wird schon seit vielen Jahren, vor allem in Südeuropa, ihrer aromatischen Früchte wegen angebaut.

Anis stärkt die Nervenkraft und fördert den Schlaf. Samen der Gewürzpflanze beruhigen den Darm, helfen gegen Magenkrämpfe, wirken entblähend und appetitanregend. Seit alters her wird dem Anis milchbildende Wirkung zugesprochen. Anis findet durch sein süßes Aroma vor allem in der Likörherstellung als Geschmacks- und Geruchskorrektiv Verwendung. Auch beim Backen wird häufig Anis als Gewürz eingesetzt.

Spezielle Wirkung

Anis wirkt appetitanregend und krampflösend sowie beruhigend bei Schlaflosigkeit
und Übernervosität.

Allgemeine Wirkung

Anis löst, wie andere Gewürzpflanzen auch,
den Schleim und wirkt sich insgesamt günstig
auf die Darmflora aus. Verglichen mit anderen Gewürzpflanzen, etwa Kümmel und Fenchel, hat Anis eine eher erwärmende Eigenschaft.

Inhaltsstoffe

Anis enthält Harze und vor allem ein ätherisches Öl, das Anethol genannt wird.

☕ Rezept: Aufguß gegen Verdauungsstörungen und Blähungen, Magenkrämpfe, Schlaflosigkeit und Nervosität

Aufguß von 1 g der Früchte auf 100 ml heißem Wasser zubereiten. Eine Tasse nach den
Hauptmahlzeiten trinken.

🍴 Rezept: Anisbrötli

400 g Zucker
6 Eier
500 g Mehl
einige Tropfen Zitronensaft
15 g Anissamen (grob zerstoßen)
Margarine zum Einfetten
100 g Zucker zum Bestreuen

Zucker und Eier im leicht erwärmten Was-
serbad schaumig schlagen. Das Mehl nach
und nach unter die Eimasse mischen. Zitronensaft und Anis dazugeben. Den weichen
Teig in einen Spritzbeutel füllen und dicke
Tupfer auf das eingefettete Backblech setzen.
Dick mit Zucker bestreuen. Danach die Brötli
bei Zimmertemperatur etwa vier Stunden
trocknen lassen, bis sie eine krustige Oberfläche haben. Im vorgeheizten Backofen ca. 20
bis 25 Minuten bei 160 Grad hell backen. Die
Anisbrötli sofort vom Blech lösen.

➡ *Querverweise:*
Nervenschwäche/Was tun bei ...?
Schlaflosigkeit/Was tun bei ...?

Basilikum

Basilikum stammt ursprünglich aus den heißen Gebieten Asiens, von wo es nach Europa
gebracht wurde. Wegen seiner tropischen
Herkunft kann es nur angebaut, nicht aber
wild angetroffen werden.

Basilikum ist aufgrund seines angenehmen Aromas nicht nur ein häufig verwende-
tes Küchenkraut, sondern verfügt auch über
besondere Heilwirkungen. Als eine uralte
ayurvedische Heilpflanze wird Basilikum in
Indien als heilige Pflanze verehrt. Auch in anderen Ländern der Erde wird Basilikum als
»heilkräftigende Medizin« bezeichnet, weil
sie »Herz und Geist öffnet« und »die guten
Qualitäten im Menschen fördern« soll.

Spezielle Wirkung

Basilikum hilft die geistige Klarheit und das
Denkvermögen zu stärken, Angstzustände
und depressive Verstimmungen zu lindern
und Nervosität zu vermindern. Auch hilft es
gegen Schlaflosigkeit und Migräne.

Allgemeine Wirkung

Basilikum fördert die Urinausscheidung und wird zur Anregung der Verdauung und zur Linderung von Magenkrämpfen eingesetzt. Äußerlich empfiehlt sich der frisch gepreßte Blättersaft gegen Pilzinfektionen der Haut.

Inhaltsstoffe

Die Wirkstoffe des Basilikums sind ätherische Öle.

Hinweis

Hierzulande wächst Basilikum in vielen Gärten. Die Pflanze sollte jedoch stets frisch geerntet verwendet werden, denn nur so entwickelt sie ihre volle nervenstärkende und beruhigende Heilkraft.

♈ Rezept: Nudeln mit Basilikum

400 g grüne und weiße Bandnudeln

8 EL kaltgepreßtes Olivenöl

1 EL Öl zum Kochen

etwas Meersalz

3 Bund Basilikum (entspricht einer
    großen Handvoll)

4 Knoblauchzehen

50 g Pinienkerne

50 g Parmesankäse

Die Basilikumblätter abspülen und in einem Tuch trockenschwenken. Knoblauchzehen abziehen, Pinienkerne, Basilikum und Knoblauch im Mixer oder einem Mörser fein zerreiben. Das Öl unter Rühren zugießen; mit etwas Salz abschmecken. Die Nudeln in reichlich Salzwasser mit Öl kochen. Die Öl-Kräuter-Mischung unter die abgetropften Nudeln mischen und sofort servieren.

➡ *Querverweise:*
Angst/Was tun bei …?
Nervenschwäche/Was tun bei …?
Schlaflosigkeit/Was tun bei …?

Beifuß

Beifuß wächst wild und bevorzugt trockenen, kalkhaltigen Boden. Er ist daher häufig in der Nähe von Wohngebieten und entlang von Bahndämmen und Straßen sowie an Hecken und auf unbebauten Böden, in Steinbrüchen, Geröllhalden und an Mauern zu finden. Gesammelt werden die blühenden Sproßspitzen, zu Beginn der Blüte zwischen Juli und August. In dieser Zeit haben die Blüten die meisten Wirkstoffe.

Spezielle Wirkung

Beifuß ist eine aromatische Pflanze und wirkt vor allem appetitanregend und verdauungsfördernd. Beifuß-Tee wirkt ebenfalls appetitfördernd und regt den Gallenfluß an. Beifuß hat eine beruhigende Wirkung auf das Zentralnervensystem.

Allgemeine Wirkung

In der Erfahrungsheilkunde wird Beifuß besonders gegen Menstruationsbeschwerden eingesetzt.

Inhaltsstoffe

Beifuß enthält ätherische Öle, Tannine und Bitterstoffe.

⬜ **Rezept: Beifuß-Elixier zur Appetit-anregung und Verdauungsförderung sowie gegen eine unregelmäßige Menstruation**

10 g Beifuß

5 g Zitronenkraut

325 g Alkohol

Acht Tage lang ansetzen, filtern und 300 g Zucker und 300 g Wasser beimischen. Einen Monat lang stehenlassen und erneut durchfiltern. Ein Gläschen nach den Mahlzeiten trinken.

➡ *Querverweise:*
Appetitlosigkeit/Was tun bei ...?
Bitterstoffe/Heilpflanzen

Bockshornklee

Bockshornklee stammt ursprünglich aus dem Orient, wächst aber auch wild in den Mittelmeerländern. Bockshornklee findet seit Jahrtausenden Erwähnung – schon Plinius und Galen beschrieben seine therapeutischen Fähigkeiten. Auch die Mönche des Mittelalters verwendeten Bockshornklee zu medizinischen Zwecken. Der Bockshornklee ist eine von Naturheilkundigen hochgeschätzte Pflanze zur Aktivierung bei nervlicher und körperlicher Schwäche. Seine wichtigste Eigenschaft liegt in seiner nahrhaften und kräftigenden Wirkung.

Spezielle Wirkung

Bockshornklee empfiehlt sich vor allem bei geschwächten Patienten nach langer Krankheit sowie bei nervösen Leiden, die Appetitverlust, Abmagerung und allgemeine Schwäche zur Folge haben. Bockshornklee stimuliert das Nervensystem, fördert den Aufbaustoffwechsel und wirkt Arteriosklerose entgegen.

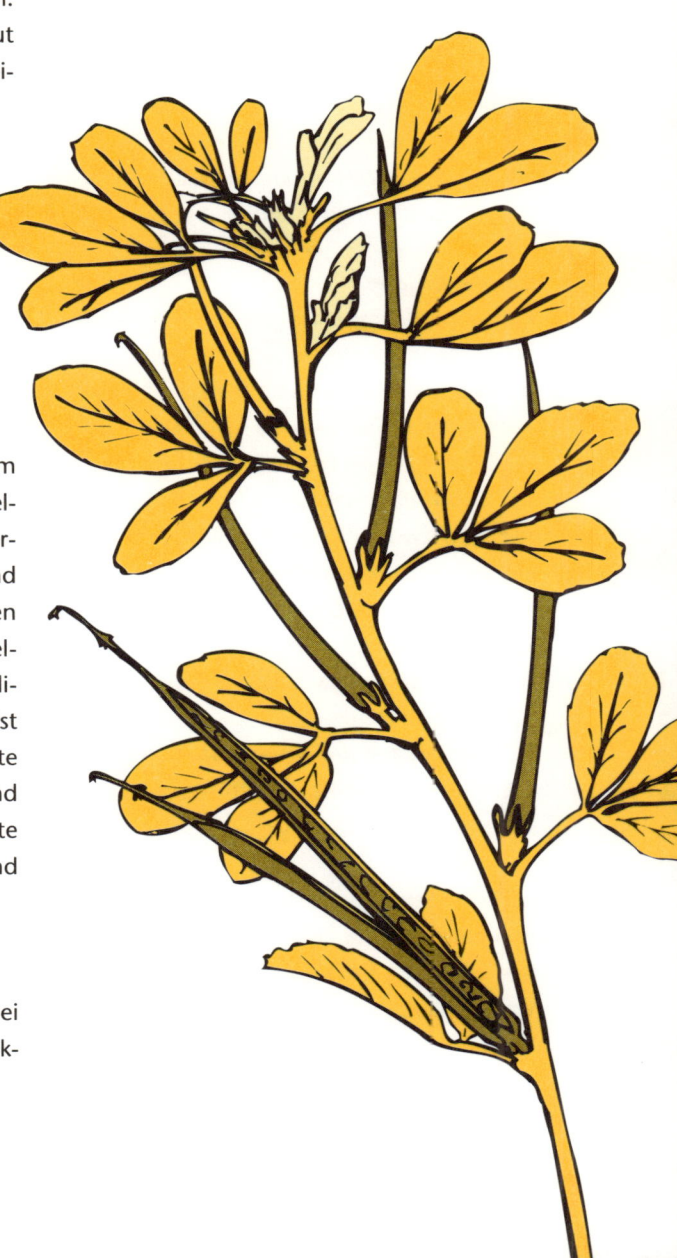

Allgemeine Wirkung

Bockshornklee fördert die Milchbildung bei stillenden Frauen. Äußerlich angewendet, hilft er hauptsächlich bei der Behandlung von Furunkeln. In der indischen Medizin wird Bockshornklee schon seit Jahrtausenden zur Appetitanregung, gegen Hämorrhoiden, zur Linderung von Blähungen und gegen vorzeitiges Ergrauen der Haare eingesetzt.

Inhaltsstoffe

Verwendet werden die Samen des Bockshornklees, sie enthalten viele Schleimstoffe, Öle sowie viel verwertbares Eiweiß, Vitamine, Phosphor, Cholin und Lezithin.

Empfehlungen

Als appetitanregendes und blutbildendes Nerventonikum eignen sich die pulverisierten Bockshornkleesamen, von denen man mehrmals pro Tag einen halben Teelöffel in Joghurt eingerührt zu sich nimmt.

Gegen übermäßiges Schwitzen wird empfohlen, zwei Eßlöffel Bockshornkleesamen 12 Stunden einzuweichen und immer wieder von den eingeweichten Körnern zu essen; als Folge davon soll der Körper wieder gut riechen – diesmal nach Bockshornklee.

Rezept für die Nervenstärkung

1 EL pulverisierten Bockshornklee und
1 Ms Zimt in
$^1/_4$ l Milch
kurz erhitzen und mit Honig vermischen. Dies drei Wochen lang kurz vor dem Schlafengehen zu sich genommen, soll eine günstige Wirkung auf die Nerven haben.

➡ *Querverweise:*
Appetitlosigkeit/Was tun bei …?
Arteriosklerose/Was tun bei …?
Gedächtnisschwäche/Was tun bei …?
Nervenschwäche/Was tun bei …?

Gewürznelke

Die Gewürznelkenpflanze stammt ursprünglich aus Indonesien und wird heute sowohl auf den Inseln des Indischen Ozeans als auch auf den Antillen angebaut. Die Blüte wird kurz vor dem Aufgehen gesammelt und getrocknet.

Gewürznelken werden als Speisewürze, zur Zubereitung von Likören und Elixieren verwendet und um den Geruch oder Geschmack von unangenehm schmeckenden Arzneien zu überdecken. Ihre bedeutendsten Eigenschaften sind aber ihre desinfizierende und schmerzstillende Wirkung. Hierzu sagte schon Hildegard von Bingen: »… und wenn jemand Kopfschmerzen hat, so daß ihm der Kopf brummt, wie wenn er taub wäre, esse oft Nelken, und das mindert das Brummen in seinem Kopf.«

Spezielle Wirkung

Gewürznelken werden in der Zahnheilkunde eingesetzt, weil sie bei Zahnbeschwerden schmerzstillend wirken, einen frischen Atem versprechen und beruhigend auf die Schleimhäute wirken.

Allgemeine Wirkung

Gewürznelken verfügen über magenstärkende und blähungstreibende Eigenschaften. Überdies werden sie als wirkungsvolles wurmtreibendes Mittel eingesetzt.

Inhaltsstoffe

Die für die vorgenannten Eigenschaften der Gewürznelke verantwortlichen Inhaltsstoffe sind ätherische Öle, wie das Eugenol, Tannine, Harze und Wachse.

➡ *Querverweis:*
Schmerzen/Was tun bei ...?

Ingwer

Der Ingwer war schon bei den Römern für seine Heilkraft und sein Aroma bekannt. In der Vergangenheit wurde Ingwer zwecks Konservierung und Transport in Zucker- oder Honigsirup gelegt, die sein Aroma aufnahmen und dann zu erfrischenden Getränken verarbeitet wurden. Diese Gepflogenheit ist bis zum heutigen Tag erhalten geblieben, und der Ingwer oder »Ginger« wird in großem Ausmaß zur Aromatisierung von Likören, Bieren und anderen Getränken eingesetzt.

Spezielle Wirkung

Ingwer gehört zu den klassischen Bestandteilen der chinesischen Medizin und wird vor allem bei Appetitlosigkeit eingesetzt. Verwendet werden kann die frische Ingwerwurzel, die getrocknete, geschnittene oder pulverisierte Wurzel. Wissenschaftler haben festgestellt, daß Ingwer die Übelkeit bei Reisekrankheiten noch wirkungsvoller als Medikamente unterdrückt. In Japan, wo Ingwer ausführlich untersucht wurde, ist beobachtet worden, daß Ingwer Schmerzen lindert und dem Erbrechen vorbeugen hilft. In Indien hat man festgestellt, daß Ingwer einem schädlichen Blutcholesterinspiegel infolge fettreicher Nahrung entgegenwirkt.

Allgemeine Wirkung

Bei asiatischen Ärzten gilt frischer Ingwer als Heilmittel zur Linderung von Husten, gegen Erbrechen, Blähungen und gegen Fieber. Der dänische Forscher K. C. Srivastava vom Institut für öffentliche Gesundheit an der Universität Odense erklärt, Ingwer hätte sich zudem in Reagenzgläsern und in den Gefäßen von Ratten als hochwirksames Antikoagulanz (Mittel, das gegen Blutgerinnsel wirksam ist) erwiesen. Ingwer verhindert sogar noch wirkungsvoller als Knoblauch und Zwiebeln die bislang bekanntesten Nahrungsmittel gegen Blutgerinnsel, das Zusammenballen der Blutplättchen, was seinen Einsatz gegen gefährliche Gefäßverschlüsse sinnvoll erscheinen läßt.

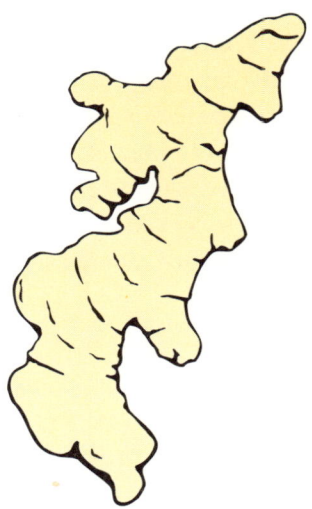

Inhaltsstoffe

Ingwer enthält Bitterstoffe und ätherische Öle sowie Gingeorol, jenen Stoff, der die Blutverklumpungen hemmt, welche zu Schlaganfällen und Thrombosen führen können.

➡ *Querverweise:*
Appetitlosigkeit/Was tun bei …?
Reisekrankheiten/Was tun bei …?
Schmerzen/Was tun bei …?

Kardamom

Die Kardamompflanze stammt aus den asiatischen Regenwäldern und gehört zu den Ingwergewächsen. In Asien werden die Samen vielen Gewürzmischungen, oft auch dem Tee oder Kaffee beigegeben. Die Schulmedizin verwendet Kardamom zusammen mit anderen Arzneidrogen in Präparaten mit bittertonischer, anregender, verdauungsfördernder und harntreibender Wirkung. Erst kürzlich wurde die bakterienhemmende Wirkung des Kardamoms bestätigt. Kardamom wird in vielen Ländern als konzentrationsförderndes Tonikum eingesetzt.

Spezielle Wirkung

In der indischen Medizin und auch hierzulande findet Kardamom immer mehr Anhänger und gilt als ein Gewürz, das geistige Klarheit und Freude verleiht. Dort, wie in anderen asiatischen Ländern auch, wird es als Gehirntonikum angesehen, das die Gedächtniskraft fördert.

Allgemeine Wirkung

Insgesamt regt Kardamom die Verdauung an, stimuliert die Herztätigkeit und erfrischt den Geist. Wegen seines Aromas hilft das Gewürz auch bei Übelkeit, Erbrechen und Kopfschmerzen. Die Volksmedizin empfiehlt, Kardamom zu kauen, wenn man unter Verdauungsstörungen und Mundgeruch leidet.

Inhaltsstoffe

Kardamom enthält ätherische Öle.

Hinweis auf Rezeptur

Die Bewohner der arabischen Halbinsel schätzen Kaffee mit einer Brise Kardamom aufgekocht wegen der stimulierenden Wirkung, insbesondere auf das Gehirn. Nachteilige Wirkungen des Koffeins sollen mit Kardamom zu neutralisieren sein.

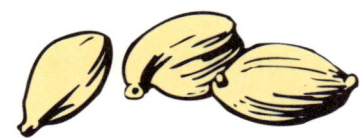

🥛 *Rezept:*
Verdauungsfördernde Tinktur

20 g Kardamom auf 100 ml 70prozentigen Alkohol fünf Tage lang ansetzen.

Tropfenweise (bis zu 20) in gezuckertes Wasser eingeben.

➡ *Querverweise:*
Depressionen/Was tun bei …?
Gedächtnisschwäche/Was tun bei …?
Kopfschmerzen/Was tun bei …?

Koriander

Koriander gehört zu der Familie der Dolden-
gewächse. Er ist ein einjähriges Kraut und
erreicht eine Höhe von bis zu eineinhalb Metern. Als Gewürz und Arznei wurde Koriander
schon von den Ägyptern im 10. Jahrhundert
v. Chr. verwendet. Dioskurides, der griechische Arzt und Pharmakologe des 1. Jahrhunderts, empfiehlt den Koriander als Aphrodisiakum. Verwendung findet Koriander vor
allem als Bestandteil vieler Currymischungen
und in der Weihnachtsbäckerei.

Spezielle Wirkung
Die Korianderfrüchte wirken appetitanregend
und helfen bei Magenkrämpfen und gegen
Kopfschmerzen. Die ätherischen Öle haben
eine ähnliche Wirkung wie Anis.

Allgemeine Wirkung
Koriander wirkt über seine ätherischen Öle
ausgleichend auf die Magenschleimhaut.
Bekannt sind hierfür der Lebkuchen, das Ma-
genbrot und die Aachener Printen, die es auf
dem Jahrmarkt zu kaufen gibt.

Inhaltsstoffe
Koriander enthält ätherische Öle wie Linanool
und Pinen, Pflanzenschleim und Tannine.

¶¶ Rezept: Bamberger Lebkuchen
250 g Zucker
5 g Hirschhornsalz
6 Eigelb
1 TL Zimt
50 g gewürfeltes Zitronat
1 Prise Nelkenpeffer
50 g gewürfeltes Orangeat
1 Prise Koriander
125 g gemahlene Mandeln
225 g Mehl

Zucker und Eigelb schaumig schlagen.
Alle übrigen Zutaten für den Teig unterrüh-
ren. Auf Oblaten verteilen; jeweils einen Rand
von 1 cm lassen. Vor dem Backen gut drei
Stunden trocknen lassen. Backzeit: 15 Minuten bei 175 Grad.

➡ *Querverweise:*
Appetitlosigkeit/Was tun bei …?
Schmerzen/Was tun bei …?

Muskat

In der ayurvedischen Medizin ist Muskat ein
wichtiges Mittel und dient zusammen mit
Milch genommen als Tonikum für Herz und
Gehirn. Die ätherischen Öle der Muskatnuß
haben schon seit langem Künstler und
Bewußtseinsforscher interessiert, die sie zur
Steigerung ihrer Kreativität einnahmen. Ein
bis zwei Nüsse können eine psychoaktive Wirkung erzielen, die der von bewußtseinsverän-
dernden Drogen wie Ecstasy ähnlich ist. Die
Gefahr der Nebenwirkungen – wie Reizung
der Magenschleimhäute und allgemeine
Vergiftungserscheinungen – ist nicht uner-
heblich.

Spezielle Wirkung
»Muskatnuß versetzt den Menschen in eine
heitere Stimmungslage, schärft seine Sinne

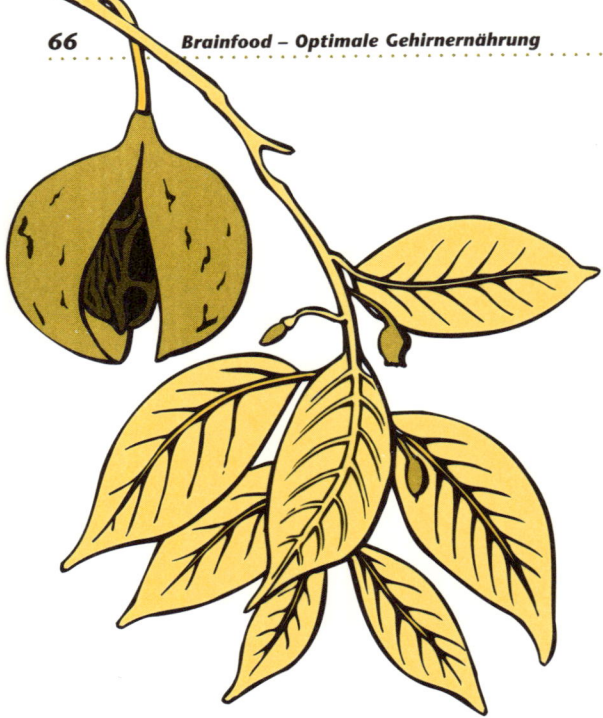

und hilft innerlich genommen gegen Gemütsleiden«, wußte schon Hildegard von Bingen. In der Tat erzielt Muskat eine stimmungsaufhellende und die Konzentration verbessernde Wirkung auf das Gehirn. Das ätherische Öl kann bei Schmerzen, vor allem bei Zahnschmerzen aufgrund von Karies eingesetzt werden.

Allgemeine Wirkung

Als Gewürz bei zahlreichen Speisen, Süßigkeiten und Likören ist die Muskatnuß nicht mehr wegzudenken. Sie verfügt aber auch über ableitende und anregende Eigenschaften und wird bei der Zubereitung von Salben und Pflastern verwendet, um die Blutzirkulation an den behandelten Stellen zu aktivieren. Dies ist bei rheumatischen und neuralgischen Schmerzen nützlich.

Inhaltsstoffe

Muskat enthält Myristicin, ätherische Öle, Pflanzenschleim und Saponine.

🍴 Rezept: Gewürz-Nervenkekse nach Hildegard von Bingen

1250 g Dinkelmehl
50 g Zimt
375 g Butter
50 g Muskat
200 g Rohrzucker
15 g Gewürznelken
200 g gemahlene Mandeln
$1/2$ TL Salz
4 Eidotter und 2 ganze Eier
Wasser

Aus den Zutaten einen geschmeidigen Teig kneten, etwa 5 mm dick ausrollen und Plätzchen ausstechen. Auf das Backblech legen und 20 bis 25 Minuten bei Mittelhitze backen.

➡ *Querverweise:*
Depressionen/Was tun bei …?
Gedächtnisschwäche/Was tun bei …?

Oregano

Oregano wächst vor allem im Mittelmeerraum wild, wird dort auch angebaut und findet reichlich Verwendung in der mediterranen Küche. Der Name Oregano kommt aus dem Griechischen und bedeutet »Freude der Berge«. Oregano oder wilder Majoran, wie er auch genannt wird, heißt daneben auch Bergminze, Dost oder Wohlgemut. Wie die letzte Namensgebung schon zeigt, nimmt Oregano vor allem Einfluß auf unser seelisches Wohlbefinden.

Spezielle Wirkung

Oregano wurde schon seit Urzeiten zur Entspannung strapazierter Nerven und gegen Schlafstörungen eingesetzt. Früher gab es den Brauch, Oregano als »Kraut der Versöhnung« in Brautkränze einzuflechten, um einem Ehestreit vorzubeugen; aufgrund der ätherischen Öle, die beruhigend wirken, mag dieses Brauchtum verständlich erscheinen. Als Badezusatz wirkt Oregano gegen Schlafstörungen.

Allgemeine Wirkung

Oregano gilt als verdauungsförderndes Kraut, das einen scharfwürzigen bis bitter-herben Geschmack erzeugt. Als Tee getrunken, kann Oregano Husten und Bronchitis lindern.

Inhaltsstoffe

Die Hauptwirkstoffe im Oregano sind ätherische Öle.

➡ *Querverweise:*
Appetitlosigkeit/Was tun bei …?
Nervenschwäche/Was tun bei …?
Schlaflosigkeit/Was tun bei …?

Safran

Die ursprüngliche Heimat dieser in der Antike als teuerstes Gewürz gehandelten Pflanze liegt in Kleinasien, in der heutigen Türkei und im Irak. Safran wird aber auch in Pakistan, Kaschmir, im Iran, in Marokko und Spanien angebaut. Die Anwendung des Safrans als Aphrodisiakum ist weit verbreitet, ebenso seine Verwendung beim Kochen. Zudem ist Safran schon seit Jahrhunderten als schmerzstillendes und appetitanregendes Mittel bekannt. Die Wirkung des seltenen Gewürzes im psycho-vegetativen Bereich bezieht sich vor allem auf depressive Verstimmungen, die es – vorsichtig dosiert – bessern soll.

Spezielle Wirkung

Die Naturmedizin spricht dem Safran eine das Nervensystem anregende Wirkung zu. Überdies soll Safran menstruationsbegleitende Schmerzen reduzieren.

Allgemeine Wirkung

Jüngste Studien bewiesen, daß Safran aufgrund seiner Inhaltsstoffe die Ausschüttung von Hormonen begünstigt, die sich vor allem auf den sexuellen Bereich auswirken.

Inhaltsstoffe

Safran enthält Pikrocrocin und Phytosterin.

Hinweis

In der üblichen Dosierung zum Würzen der Speisen, die einige Zehntel Gramm beträgt, ist Safran gefahrlos anzuwenden. Wird diese Menge jedoch überschritten, sind Nebenwirkungen zu befürchten. So wurden bei unsachgemäßer Verwendung Vergiftungen und Uteruskontraktionen beobachtet.

➡ *Querverweise:*
Depressionen/Was tun bei …?
Schmerzen/Was tun bei …?

Vanille

Die Vanille gehört zur Familie der Orchideengewächse und stammt ursprünglich aus Mittelamerika. Heutzutage wird sie aber auch in Südamerika, Australien, den Inseln des Indischen Ozeans, in Afrika und in Florida angebaut.

Die Vanille ist eine geschlossene, noch nicht ausgereifte und bis zu 30 cm lange grüne Kapselfrucht. Kurz vor der Reife geerntet, wird sie anschließend fermentiert, wodurch sie ihre braun-schwarze Farbe erhält und sich der unvergleichlich köstliche und zarte Duft entfaltet. Das Hauptaroma sitzt nicht im Vanillemark, sondern in der Schote, die man deshalb immer ganz langsam in Flüssigkeit erhitzen sollte, damit die Aromastoffe frei werden.

Die Azteken brauten ein Getränk aus Vanille mit Kakao, das allein dem Herrscherhaus vorbehalten war und durch die Vanille vor allem eine mild anregende und erotisierende Wirkung hervorbringen sollte. Aus dem gleichen Grund wurde früher in Klöstern den Brüdern und Schwestern der Genuß von Vanille untersagt. In der Tat stimuliert Vanille die Unterleibsregion und stärkt die Magennerven, sie wirkt appetitanregend und verdauungsfördernd. In der Lebensmittelindustrie ist sie wegen ihrer aromatischen Wirkung bei der Herstellung von Süßwaren nicht mehr wegzudenken.

Spezielle Wirkung

Vanille hat eine appetitanregende und aphrodisierende Wirkung.

Allgemeine Wirkung

Vanille wirkt verdauungsfördernd und galletreibend.

Inhaltsstoffe

Die Vanille enthält Vanillin, Vanillesäure, Tannine und Harze.

⬜ Rezept: Appetitanregende Tinktur

10 g Vanilletinktur
10 g Zimtrinde
30 g Zucker
100 g Marsala
vermischen und löffelweise einnehmen.

➡ *Querverweise:*
Aphrodisiaka/Gewürze
Appetitlosigkeit/Was tun bei …?

Zimt

Der Zimtbaum stammt ursprünglich aus Ceylon, wird aber schon seit längerem auch in anderen tropischen Gebieten wie auf Guadeloupe, in Guyana und Brasilien angebaut. Gesammelt wird die Rinde der Äste; dazu werden die zweijährigen Äste abgeschnitten, die Blätter und Zweige entfernt und die Rinde in 20 bis 30 cm langen Stücken heruntergeschnitten. Diese läßt man dann einen Tag lang trocknen. Daraufhin werden die korkige Schicht an der Außenseite abgekratzt, die

Rindenstücke aufeinandergelegt und im Schatten getrocknet. Die Rinde des Zimtbaums wird hauptsächlich zur Herstellung von Süßigkeiten und Eingemachtem sowie von Gewürzen und Likören verwendet. Die Parfümindustrie nutzt sie ebenfalls.

Spezielle Wirkung

Wegen des hohen Gehaltes an ätherischem Öl verfügt der Zimt über anregende Eigenschaften auf das Nervensystem, er erhöht die Atemfrequenz und den Herzschlag.

Allgemeine Wirkung

Zimt regt die Verdauung an, wirkt blähungstreibend und weist eine allgemeine keimtötende Wirkung auf. Die Volksmedizin empfiehlt Frauen und Mädchen in der Woche vor der Regel reichlich Zimt zu sich zu nehmen, da dies hilft, den Monatszyklus zu regulieren.

Inhaltsstoffe

Zimt enthält ätherische Öle wie Zimtaldehyd und Tannine, Harze und Pektine.

➡ *Querverweise:*
Appetitlosigkeit/Was tun bei …?
Schmerzen/Was tun bei …?

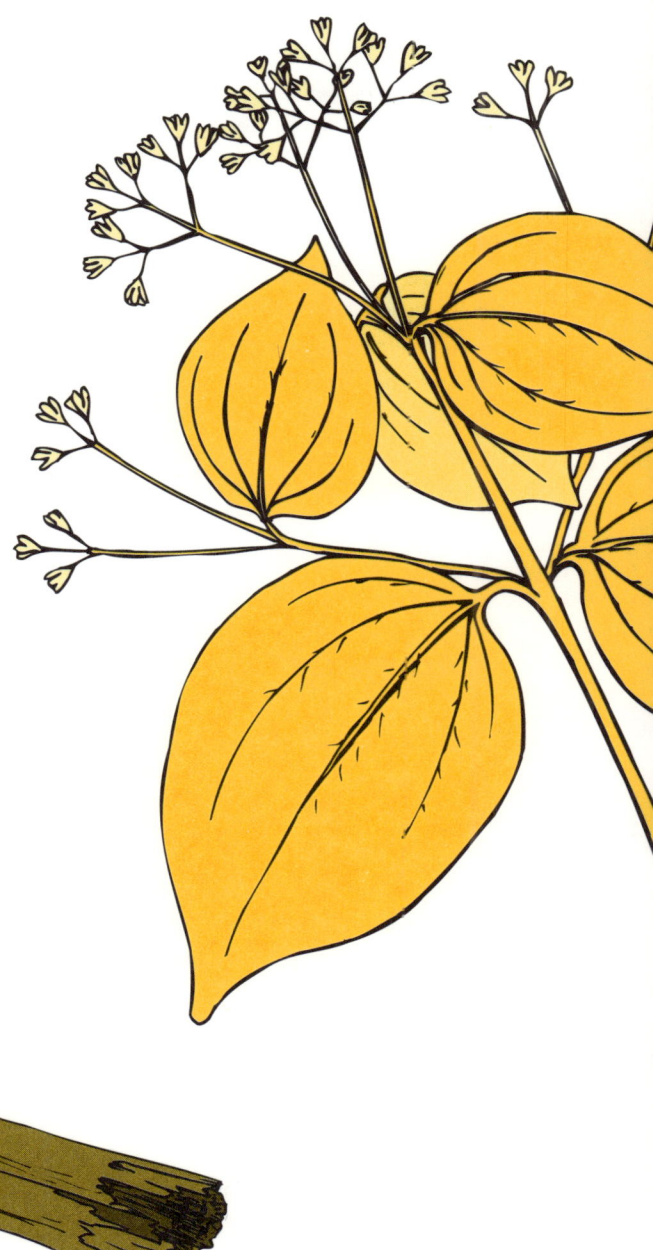

NÜSSE UND SAMEN

Nüsse kamen mit den Griechen und Römern über Indien und das Kaspische Meer nach Europa. Schon im alten Rom glaubte man, daß Gleiches mit Gleichem zu heilen sei und Nüsse, speziell Walnüsse, die dem Gehirn ähnlich sehen, den Kopf frei machen und damit das Denkvermögen positiv beeinflussen. Im Hippokrates Health Center in den USA werden die Nüsse stets eingeweicht; das heißt, die Nußkerne werden erst gut gewaschen und dann für sechs bis 10 Stunden mit Wasser bedeckt gehalten, ehe man sie ißt oder in Speisen verwendet. Dieser Prozeß soll die Nüsse »beleben«, neue Vitalstoffe bilden: Eiweiß wandelt sich in Aminosäuren, Vitamine, und Mineralien bereiten sich auf ihre Aufgabe vor, dem Nußbaum das Austreiben und Wachsen zu ermöglichen.

Nüsse, die hochwertige Gehirnnahrung, enthalten in aller Regel ein ausgewogenes Maß an Fetten, Eiweiß, Mineralien und Spurenelementen. In vielen Ländern der Tropen können Nüsse das Fleisch ersetzen oder einen guten Milchersatz darstellen. Allerdings ist auch zu bedenken, daß sie sehr viel Kalorien enthalten: 100 g Nüsse ergeben häufig schon ein Viertel bis ein Drittel des Tageskalorienbedarfs. Für alle, die viel am Schreibtisch sitzen, auf Reisen sind, Sportler und Eilige, sind Nüsse in Kombination mit Früchten oder Trockenfrüchten bestens geeignet, um auch mal eine warme Mahlzeit zu ersetzen.

Cashewnuß

Seit langem ist in Indien bekannt, daß Cashewnüsse die gesamte Energie und Vitalität des Organismus steigern. Auch hierzulande gewinnt die Cashewnuß immer mehr Anhänger, weil die gut schmeckende Knabberei wertvolle B-Vitamine und Mineralien enthält und somit wichtige Nahrung fürs Gehirn darstellt.

Spezielle Wirkung
Die Cashewnuß wird bei Erschöpfung und Nervosität eingesetzt und dient zur Steigerung von Vitalität und Energie.

Allgemeine Wirkung
Kranken mit Magengeschwüren und Gastritis wird geraten, immer wieder ganz langsam Cashewnüsse zu kauen.

Inhaltsstoffe
Die Kerne enthalten fast 50 Prozent Fett, nahezu 20 Prozent Eiweiß sowie mehr Kohlenhydrate als andere Nüsse, daneben Kalium, Kalzium, Magnesium, Eisen und Phosphor. Sie sind zudem sehr reich an B-Vitaminen.

➡ *Querverweise:*
Antriebslosigkeit/Was tun bei …?
Nervenschwäche/Was tun bei …?

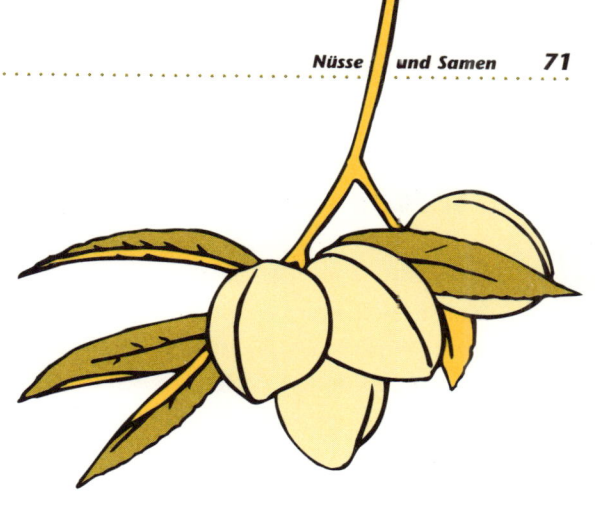

Mandel

»Aber wer ein leeres Gehirn hat und eine schlechte Gesichtsfarbe und daher Kopfweh, esse oft die Mandelfrucht, und es füllt das Gehirn und gibt ihm die richtige Farbe.«
(Hildegard von Bingen)

Spezielle Wirkung

Süße Mandeln gehören zur Ernährung der Nervenkranken und körperlich und geistig Erschöpften.

Allgemeine Wirkung

Mandeln verleihen den Lungen, der Leber und der Gesichtshaut neue Energie und Lebenskraft. Sie sind eine vorzügliche Quelle für Schwangere und Stillende.

Inhaltsstoffe

Bei vielen Heilkundigen stehen Mandeln symbolisch für die Fruchtbarkeit; aufgrund des hohen Nährstoffgehaltes ist dies auch einsichtig. Mandeln enthalten fast 20 Prozent Eiweiß, 50 Prozent Fett, 10 Prozent Faserstoffe, Eisen, Kalzium, Vitamin B 1, B 2, Niacin und Vitamin C.

Hinweis

Mandeln sollten gründlich gekaut werden, da sie sonst praktisch unverdaut wieder ausgeschieden werden. Außerdem eignen sich gerade Mandeln dazu, »belebt« zu werden, das heißt, sie einzuweichen, damit sie sprossen und ihren Vitalstoff- und Enzymgehalt verstärken.

⟨⁂⟩ Rezept: Mandelmasse

50 g gemahlene Mandeln

50 g flüssige Butter

4 Eier

1 TL Vanillezucker

175 g Vollrohrzucker

$1/2$ TL Backpulver

75 g Mehl

75 g Stärke

Eiweiß und Eigelb voneinander trennen, die Hälfte des Zuckers und die Vanille beigeben und zusammen 5 Minuten rühren. Das Eiweiß zu steifem Schnee schlagen, mit der anderen Hälfte des Zuckers sorgfältig mischen, Mehl, Backpulver und Kartoffelmehl dazusieben und die gemahlenen Mandeln sowie die Eigelbmasse unterheben. Die Masse in eine ausgefettete, bemehlte Springform füllen und das Biskuit bei mittlerer Hitze backen.

➡ *Querverweise:*
Antriebslosigkeit/Was tun bei …?
Gedächtnisschwäche/Was tun bei …?

Sesam

Sesam ist eine der ältesten kultivierten Ölpflanzen. Seine ursprüngliche Heimat ist wahrscheinlich das Zweistromland zwischen Euphrat und Tigris. In vielen Ländern der Erde ist Sesam ein Grundnahrungsmittel, so zum Beispiel in Ägypten, der Türkei, in Griechenland und auf Sizilien.

Spezielle Wirkung

Wegen des hohen Gehalts an ungesättigten Fettsäuren werden Sesamsamen und Sesamöl all jenen Menschen empfohlen, die zu Arteriosklerose neigen oder schon einmal einen Schlaganfall hatten. Vor allem der hohe Vitamin-E-Gehalt von Sesam kann das Gehirn vor oxidativen Prozessen schützen. Ernährungsexperten empfehlen Sesampaste, auch Tahin genannt, zusammen mit Haferflocken und Obst als Müesli zuzubereiten, um die Lernstärke der Schulkinder zu verbessern.

Allgemeine Wirkung

Ungeschälte Sesamsamen enthalten zehnmal soviel Kalzium wie Milch und können daher einen wichtigen Beitrag leisten, um Osteoporose (Knochenschwund) zu verhüten. Sesamsamen galten schon immer als »Starkmacher« – griechische und türkische Soldaten hatten meist ein Säckchen Sesam im Marschgepäck.

Inhaltsstoffe

Sesam enthält ungesättigte Fettsäuren, Kohlenhydrate, Protein, Vitamin E, Lezithin, Kieselsäure, Kalzium, Magnesium und Selen.

Sesamsamen zeichnen sich im Gegensatz zu anderen Nüssen durch ihren hohen Kohlenhydratgehalt aus.

🥛 Rezept: Sesam-Milch

1 Tasse Sesamsamen mahlen und mit 2 Tassen Wasser zu einer cremigen Milch verrühren. Diesen Mix möglichst schnell trinken, damit alle wertvollen Stoffe erhalten bleiben.

➡ *Querverweise:*
Appetitlosigkeit/Was tun bei ...?
Arteriosklerose/Was tun bei ...?

Walnuß

Ursprünglich im Fernen Osten und im Himalaja zu Hause, kam der Walnußbaum auch nach Europa. Heute wächst er vor allem in Frankreich, Italien und Österreich.

In der Antike sagte man dem Walnußbaum nach, er trüge die Weisheit der Überirdischen in sich und gebe sie an den Menschen weiter. In der Tat ist die Frucht des Walnußbaumes die Gehirnnahrung par excellence. So deuten schon die beiden Nußhälften durch ihr Äußeres darauf hin, daß die Natur hier eine ideale »Powernahrung für den Kopfarbeiter« bereitstellt.

Spezielle Wirkung

Walnüsse sind Aufbau- und Kraftnahrung für das Herz wie auch für das Nervensystem. Walnüsse sollen die Sehkraft verbessern und einen erhöhten Cholesterinspiegel senken.

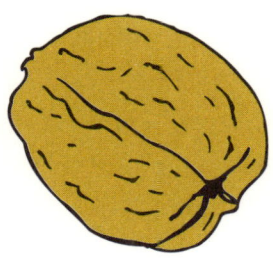

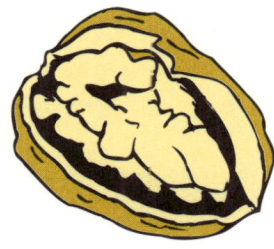

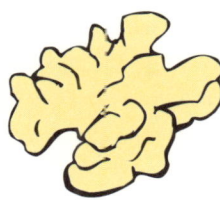

Allgemeine Wirkung

Walnüsse helfen mit, den Lymphfluß in Schwung zu halten, wirken leicht abführend und harntreibend.

Inhaltsstoffe

Die Walnuß enthält – je nachdem, ob frisch oder getrocknet – einen hohen Gehalt an Zink, Phosphor, Magnesium und Pantothensäure. Ihr Fettgehalt schwankt zwischen 40 und 60 Prozent, sie enthält 10 bis 15 Prozent Eiweiß und 15 bis 20 Prozent Kohlenhydrate. Daneben sind enthalten: Zink, Eisen, Pantothensäure, Vitamin A, B, C und E sowie Magnesium, Kalium, Kalzium und Phosphor.

Walnußöl

Das Walnußöl ist besonders reich an Linolsäure, die eine heilende Wirkung be Arteriosklerose hat. Lange vor dem Olivenöl war Nußöl eine wichtige Zutat in der Küche des Südens.

Hinweis

In Österreich wird zum Wein gerne ein Teller Nüsse gereicht, weil man dort weiß, daß Walnüsse die Menschen nüchtern halten, auch wenn sie überreichlich Wein getrunken haben.

⑪ Rezept: Walnußkur zur Stärkung der Nerven

Ein altes naturheilkundliches Rezept verspricht Stärkung der Nerven und verbesserte Konzentration. Am ersten Tag mit einer Nuß beginnen und jeden Tag eine mehr essen, bis es pro Tag 25 sind. Dies sollte möglichst nicht abends erfolgen, und die übrige Kalorienaufnahme sollte unbedingt reduziert werden. Besser verträglich ist die Kur, wenn die Nüsse einige Stunden vor dem Genuß eingeweicht und dann ihre goldbraunen Häute abgezogen werden.

➡ *Querverweise:*
Arteriosklerose/Was tun bei …?
Gedächtnisschwäche/Was tun bei …?
Nervenschwäche/Was tun bei …?
Sehschwäche/Was tun bei …?

OBST

Die Hunza, ein Bergvolk im Himalaja, glaubten, daß die Aprikose das Leben verlängere. Heutzutage kennt man durch moderne Meßmethoden einige der Inhaltsstoffe und weiß, daß es Früchte gibt, die aufgrund ihres Vitamingehaltes abwehrsteigernd, andere wiederum aufgrund der Enzyme regenerierend wirken. Was ihre Wirkung auf das Gehirn angeht, so sind es vor allem die heimischen Früchte, wie der Apfel, der die Gefäße schützen kann, und die Birne, welche die Nerven beruhigt. Heidelbeeren und Johannisbeeren können im wahrsten Sinne des Wortes Farbe in die grauen Zellen bringen, denn sie enthalten Anthozyane, die natürlichen Farbstoffe der Beerenfrüchte. Durch ihren Genuß versorgen wir das Gehirn mit reichlich leichtverdaulichem Zucker, um aus einem mentalen Tief schnell wieder herauszukommen. Nicht zuletzt ist es genau die Menge von zwei reifen Bananen, die uns so viel Fruchtzucker, Serotonin und Magnesium liefert, damit wir auf natürliche Weise in den Schlaf finden.

Neuere Daten haben zudem gezeigt, daß Vitamintabletten keinesfalls als Ersatz für Obst und Gemüse anzusehen sind. Jahrelang war man davon ausgegangen, daß die tägliche Zufuhr hochdosierter Vitaminpräparate viele Zivilisationskrankheiten, wie auch den Schlaganfall, verhüten könnten. Doch mittlerweile steht fest, daß Vitamintabletten weder Krebserkrankungen noch gefährliche Gefäßverschlüsse am Herzen oder im Gehirn verhindern können. Es gibt also keine Möglichkeit, über Vitamintabletten den Nutzeffekt von Obst einfach zu imitieren, denn in den Früchten ist eine Vielzahl noch nicht ausreichend erforschter Substanzen enthalten, die möglicherweise erst im Verbund eine positive Wirkung auf die Gesundheit und das Gemüt des Menschen tätigen.

Nicht zuletzt ist es die Qualität, die über die Gesundheitswirkung von Obst und Gemüse entscheidet. Denn es macht einen großen Unterschied, ob wir nun unreif geerntete Südfrüchte essen oder daheim im Vorgarten in der prallen Sonne gereifte Früchte. Die Früchte können ihre spezifische Heilwirkung auf Kopf und Körper nur dann voll entfalten, wenn sie giftfrei gewachsen sind und den gesamten Reifeprozeß durchlaufen haben.

Ananas

Die Ananas ist eine Heilfrucht und gleichermaßen wichtig für Körper und Geist, denn sie enthält das Enzym Bromelain, das die Eiweißverdauung und zahlreiche Stoffwechselprozesse unterstützt.

Spezielle Wirkung

Frische Ananas zählt, was noch wenig bekannt ist, zu den idealen Speisen des Kopfarbeiters, denn sie fördert durch ihre Inhaltsstoffe die Entspannung und Gefühlsnuancierung.

Allgemeine Wirkung

In der Volksmedizin wird die Ananas schon seit langem als schweißtreibende und fiebersenkende Frucht eingesetzt. Für appetitlose und krebskranke Menschen kann die Ananas zum anregenden und gleichermaßen heilsamen Naturheilmittel werden. Ihr Saft kann praktisch den Magensaft ersetzen und bewährt sich daher bei Kranken mit Magensaftmangel.

Inhaltsstoffe

Das eiweißspaltende Enzym Bromelain stammt aus dem unteren Teil des Stengels der Ananaspflanze. Schon die Indianer kannten die heilende Wirkung dieses Teils der Ananas, der vor allem Blutgefäße schützen kann. Bromelain beeinflußt das Gleichgewicht der Prostaglandine günstig, wie dies auch die Omega-3-Fettsäuren zu tun vermögen. Günstig wirkte sich Bromelain im Tierversuch auch bei Arteriosklerose aus.

Die Ananas ist auch eine Quelle für die Aminosäure Tryptophan, die uns ausgeglichen und entspannt, zuweilen auch schläfrig macht.

An Mineralien und Spurenelementen enthält die Ananas Kalium, Magnesium, Phosphor, Eisen, Jod und Zink.

Empfehlung

Die frische Ananasfrucht essen oder den frisch gepreßten Saft trinken.

➡ *Querverweise:*
Appetitlosigkeit/Was tun bei …?
Arteriosklerose/Was tun bei …?
Tryptophan/Aminosäuren

Apfel

In der griechischen Mythologie wurde der Apfel hoch gelobt, schmecke er doch »wie Honig und heile alle Krankheiten«. In der Volksmedizin wird der Apfel als »König der Früchte« bezeichnet: »An apple a day keeps the doctor away« ist ein allgemein zitierter Satz. In der Tat enthält der Apfel eine wahre Apotheke an bioaktiven Stoffen, die einen günstigen Einfluß auf die verschiedensten Organsysteme nehmen, aber auch das Denkvermögen und das Schlafverhalten positiv beeinflussen.

Spezielle Wirkung

Äpfel sind zweifellos für die Gesundheit gut, insbesondere sind sie für diejenigen geeignet, die einen schnellen Anstieg des Blutzuckerspiegels vermeiden wollen, wie etwa Diabetiker. Das schnelle Ansteigen und Abfallen des Blutzuckerspiegels bewirkt, daß unsere Konzentrationsfähigkeit unterschiedlich ist. Ein stabiler Blutzuckerspiegel ist eine Voraussetzung für gutes Denkvermögen, eine ausgeglichene Stimmung und guten Schlaf. Äpfel tragen darüber hinaus dazu bei, die Gefäße zum Schutz des Gehirns und des Herzens gesund zu erhalten.

Studie: Wissenschaftler an der Paul-Sabatier-Universität in Toulouse stellten fest, daß Äpfel bei normalen Tieren eine Senkung des Cholesterinspiegels um 28 Prozent bewirkten und bei Tieren mit genetisch hohem Cholesterinspiegel einen spektakulären Rückgang um 52 Prozent zeitigten. Nach diesen Erkenntnissen wurden gesunde Studenten zu einer Gruppe zusammengestellt und darum gebeten, an ihrer Ernährung nichts zu ändern bis auf eines: sie sollten einen Monat lang mindestens zwei Äpfel pro Tag essen, einen gegen 10 Uhr und einen zweiten gegen 16 Uhr. Am Ende des Monats hatten die Äpfel bei 80 Prozent der Gruppe den Cholesterinspiegel um 10 bis 30 Prozent gesenkt.

Allgemeine Wirkung

Der Apfel gilt als neutralisierendes Mittel gegen jede Art von überschüssiger Säure im Körper. Äpfel sind also immer dann einzusetzen, wenn Übersäuerung die Verdauung und damit auch die Laune trübt. Äpfel können überdies die Leber anregen und das Immunsystem unterstützen.

Studie: Forscher von der Michigan State University haben Äpfel als Gesundheitsnahrung auf allen möglichen Gebieten bezeichnet. Sie verglichen die medizinischen Unterlagen von 1300 Studenten daraufhin, wie viele Äpfel sie aßen, und stellten dabei fest, daß im Vergleich mit denjenigen, die gar keine Äpfel mögen, die besonders begeisterten Apfelesser um ein Drittel seltener medizinische Einrichtungen aufsuchten. Die Apfelesser hatten weniger Infektionen der oberen Atemwege zu verzeichnen und litten allgemein weniger unter nervösen Anspannungen und Streß.

Inhaltsstoffe

Für die günstige Wirkung auf den Cholesterinspiegel macht man das im Apfel enthaltene Pektin verantwortlich. Essen Sie also auf jeden Fall die Schale mit – sie ist besonders reich an

Pektin. Aber das Pektin allein ist noch keine Erklärung für die allgemeine Gesundheitswirkung der Äpfel. Hier scheint vor allem die Synergie von Pektinen, Vitaminen und Flavonoiden eine Rolle zu spielen. Flavonoide sind die Pflanzenfarbstoffe, die unseren Körper vor den schädlichen Auswirkungen von Freien Radikalen schützen können.

Die wichtigsten Inhaltsstoffe des Apfels sind Pektin, Vitamin C, Flavonoide, Kalium, Magnesium und B-Vitamine.

Welcher Apfel ist der beste?

Das Institut für Obstbau der Technischen Universität München hat festgestellt, daß die Sorte Boskoop von allen Äpfeln am gesündesten ist, weil er am meisten Flavonoide enthält. Halb soviel Flavonoide wie Boskoop enthalten die Sorten Jonagold und Idared; danach folgen Gloster, Cox Orange, Gala und Golden Delicious.

Apfel und Appetit

Da Äpfel den Glukosespiegel im Blut konstant halten können, sättigen sie auch stärker als vergleichbare Kohlenhydratquellen. Ein großes Plus, wenn Sie eine Diät auf der Basis von Äpfeln machen wollen.

Empfehlung

»Einen Apfel gegessen kurz vor der Nacht, hat manchen Arzt zum Bettler gemacht«, heißt es hierzulande im Volksmund. Dem Apfel wird somit auch eine schlaffördernde Wirkung nachgesagt.

➡ *Querverweise:*
Blutzuckerspiegel/Was tun bei ...?
Schlaflosigkeit/Was tun bei ...?
Übersäuerung/Was tun bei ...?

Aprikose

Ursprünglich kommt die Aprikose aus China. Der botanische Name *Prunus Armeniaca* erinnert daran, daß die orangegelbe Frucht über Armenien ihren Weg nach Europa fand. Später wurde die Aprikose vor allem in Spanien und Frankreich kultiviert.

Spezielle Wirkung

Aprikosen enthalten reichlich Eisen, was speziell für Frauen und Hochleistungssportler wichtig ist. Die in der Frucht vorhandene Kieselsäure versorgt das Bindegewebe und den Denkprozeß mit dem hierfür notwendigen Spurenelement. Einen maximalen Nutzen hat der Gehirnarbeiter von Aprikosen in getrocknetem Zustand. Bei Trockenfrüchten ist der Gehalt an Beta-Carotin noch höher als in der frischen Frucht. Als Zwischenmahlzeit eignen sich getrocknete Aprikosen besonders gut, da sie schnell verfügbare Energie zuführen.

Aprikose als Langlebigkeitsmittel: Das Volk der Hunza im Königreich Himalaja sagte der Aprikose wundersame Kräfte bezüglich Gesundheit, Stimmung und langem Leben nach. Durch den Genuß von Aprikosen war angeblich eine außergewöhnliche Langlebigkeit zu erreichen. Im Anbaugebiet der wilden Aprikose, auch Khubani genannt, sollen die ältesten und zufriedensten Menschen der Welt leben.

Allgemeine Wirkung

Aprikosen sind immer dann zu empfehlen, wenn jemand unter unreiner Haut und trägem Stoffwechsel leidet. Vor allem Frauen mit Menstruationsstörungen sollten häufig Aprikosen essen. Aprikosen eignen sich auch, um Husten und Bronchitis zu lindern, daher seien sie, vor allem wegen des Beta-Carotins, Rauchern empfohlen.

Inhaltsstoffe

Die Aprikose enthält, wie andere orangegelbe Früchte und Gemüsesorten auch, reichlich Beta-Carotin. Deswegen können die Früchte als mögliche Vorbeugemaßname gegen Krebs, vor allem Lungen- und Kehlkopfkrebs, und als Schutzstoff für Augen und Haut eingesetzt werden. Schon 150 g Aprikosen decken den durchschnittlichen Tagesbedarf an Beta-Carotin. Beachtenswert ist auch der hohe Anteil an Kalium, das den Körper entwässern hilft, und Kieselsäure, die dem Bindegewebe Festigkeit schenkt.

➡ *Querverweis:*
Kieselsäure/Nahrungsergänzungsmittel

Avocado

Wie Grabfunde zeigen, wurde die Avocado schon seit rund 9000 Jahren in Mexiko angebaut. Dort und bei den Indianern Südamerikas wurde sie äußerlich zur Wundheilung eingesetzt, in Asien hingegen bei der Behandlung von Magengeschwüren verwendet. Frauen der verschiedensten Urvölker haben die Avocado auch gegen Menstruationsstörungen und äußerlich als Basis für selbstgemachte Hautcremes verwendet.

Spezielle Wirkung

Als Vitamin-B 6-Spender und mit einem hohen Anteil an Kalium, Eisen, Folsäure und Pantothensäure ausgestattet, ist die Avocado geeignet, Müdigkeit und Abgespanntheit auf natürlichem Wege zu vertreiben. Sie enthält Bitterstoffe und kann daher bei Streß und Nervosität wirksam eingesetzt werden.

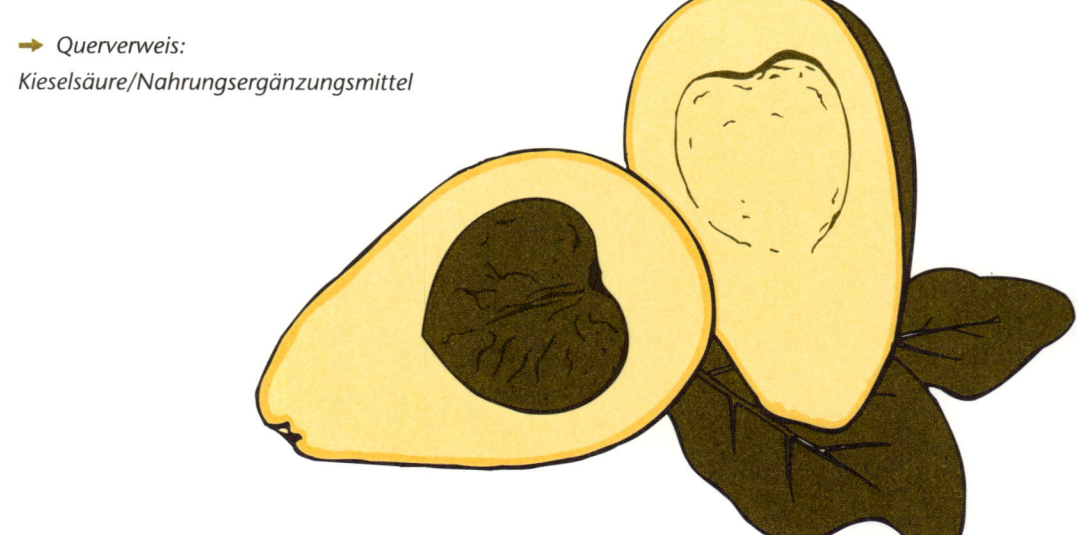

Allgemeine Wirkung

Mit ihrem hohen Anteil an ungesättigten Fettsäuren – Avocados enthalten bis zu 30 Prozent doppelt ungesättigte Fettsäuren – sind sie Balsam für Herz und Gefäße. Überdies enthalten sie reichlich Vitamin E, das wichtig ist, um Herz und Gefäße vor gefährlichen Ablagerungen zu schützen. Die Avocado hilft auch auf natürlichem Wege, einen erhöhten Cholesterinspiegel abzubauen.

Inhaltsstoffe

Die B-Vitamine Pantothensäure und Folsäure sind in der Avocado reichlich vertreten, was sie für das Nervensystem so wertvoll macht. Ebenso enthalten Avocados viel Vitamin A und E, das der Haut- und Lungenfunktion zugute kommt.

Zubereitung

Die Avocado eignet sich als Vorspeise, für Salate und als Salatdressing.

🍴 Rezept: Avocado mit Shrimps

1 halbe Avocado mit Zitrone beträufeln, mit Shrimps in Sauerrahm belegen, Meersalz und Kräuter hinzugeben.

➡ *Querverweise:*
Bitterstoffe/Heilpflanzen
Vitamin E/Vitamine

Banane

Bei vielen Sportlern steht sie ganz oben auf dem Ernährungsplan – die Banane. Nicht weniger wichtig ist sie für den Geistesarbeiter: bereits 100 g der gelben Früchte liefern 1,7 mg Serotonin. Dieses Gehirnhormon hilft gegen Streß und Unkonzentriertheit und sorgt für Ausgeglichenheit. Zudem sorgt die Banane für gute Laune und birgt wichtige gehirnwirksame Anteile wie Aminosäuren, Vitamine und Mineralien in sich. Am Abend genossen, verhilft die Banane zu gutem Schlaf.

Spezielle Wirkung

Bananen können Frauen in den kritischen Tagen vor der Menstruation helfen, seelische Spannungen besser zu überwinden. Bei Arteriosklerose und nach einem Herzinfarkt wirkt sie als heilsame Frucht. Die Banane enthält im vollreifen Zustand nur noch Frucht- und Traubenzucker und fast keine Stärke – für Gehirnathleten genau das richtige.

Allgemeine Wirkung

Da Bananen einen kräftigen Basenüberschuß besitzen, wirken sie auch gegen Übersäuerungen, beheben Fäulnisprozesse im Darm und schützen die Magenschleimhaut. Forscher in Indien und Großbritannien haben in jahrelanger Arbeit die erstaunlichsten biologischen Veränderungen beobachtet, die Bananen auf die Magenwand von Tieren bewirkten. Bei mehreren Doppelblindversuchen in Indien erzielten pulverisierte, unreife Kochbananen bei etwa 70 Prozent der Patienten die

Heilung von Zwölffingerdarmgeschwüren. Ein Placebo wirkte dagegen nur in 16 Prozent der Fälle.

Inhaltsstoffe

Sehr wichtig sind die Inhaltsstoffe der Banane wie die Pantothensäure und Folsäure, die das Nervensystem unterstützen. Durch ihren Vitamin-B 6-Gehalt helfen Bananen, seelische Anspannungen und Streß besser zu überwinden. Die abendlich gegessene Banane sorgt mit dem Eiweißbaustein Tryptophan und dem Kohlehydratgehalt für einen entspannenden Schlaf. Auch seltene Spurenelemente wie Mangan, Selen und Zink sind in der Banane enthalten und machen sie zu einem hervorragenden Herz- und Gefäßschutz.

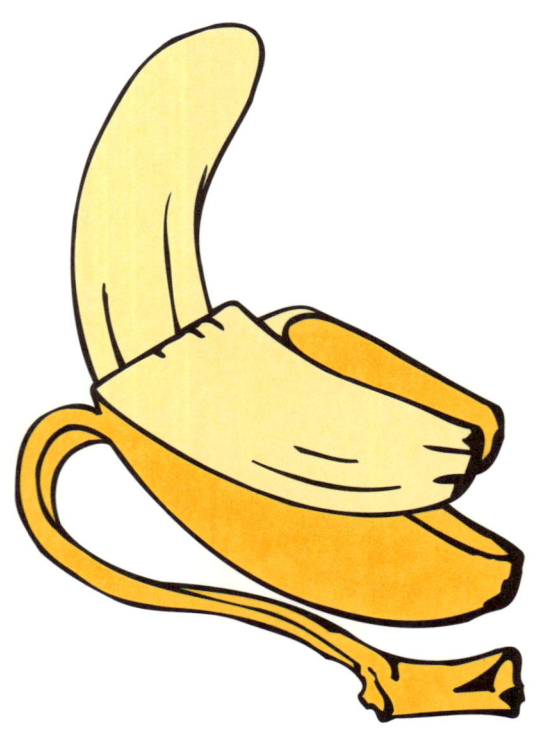

Rezept:

Der Gute-Laune-Bananen-Shake

In einem Glas Milch 1 reife Banane zerdrücken,
1 EL Basica Mineralpulver,
1 EL Lezithin,
1 MS Niacin,
1 EL Glutaminsäure hinzufügen.

➡ *Querverweise:*
Schmerzen/Was tun bei …?
Serotonin/Die Funktionsweise des Gehirns

Birne

Seit alters her gibt es den Brauch, mit Birnbaumzweigen über dem Stalltor Hexen zu vertreiben und durch die am Birnbaum hängen gelassenen Früchte die Baumgeister bei guter Laune zu halten. In neuerer Zeit wurde konkret festgestellt, daß reife Birnen traurige Gedanken vertreiben, die Nerven stärken und damit für gute Laune sorgen können.

Spezielle Wirkung

Die Birne rangiert in ihrer positiven Wirkung auf die Gehirnfunktion zwischen Banane (entspannend) und Apfel (anregend). Dies kommt einerseits durch die seltenen Inhaltsstoffe wie Kiesel- und Phosphorsäure, Kalzium und Magnesium und andererseits durch den hohen Kohlenhydratanteil.

Allgemeine Wirkung

Birnen werden in der Volksmedizin bei Erkältungen und zur Reinigung der Schleimhäute empfohlen.

Inhaltsstoffe

Die Birne enthält alle wichtigen B-Vitamine und hat einen Kohlenhydratanteil von über 15 Prozent. Die Mineralien und Spurenelemente in der Birne sind Magnesium, Kalium, Kalzium, Mangan, Kupfer und Jod. Des weiteren enthält die Birne Aromastoffe, hormonähnliche Stoffe, Kieselsäure, Phosphorsäure und Gerbsäure.

Hinweis

Reife Birnen gelten als leicht verdaulich und gut bekömmlich, unreife, harte Birnen können magensensible Menschen allerdings belasten.

¶ Rezept: Gekochte Rotwein-Birnen

Schon Hildegard von Bingen empfahl, Birnen zu kochen – daher dieses alte Rezept:

Die reifen Birnen schälen und die Stiele dranlassen. Die Früchte halbieren. Sehr reife und süße Birnen können ohne Zuckerzusatz gegart werden – und zwar in Port- oder Rotwein (bei letzterem benötigen Sie noch einen Zuckerzusatz). Als Gewürze nehme man Vanille und Birnengeist, dazu Zimt und Nelken. Birnen bei milder Hitze langsam garen, dabei öfter wenden, im Wein kalt werden lassen.

➡ Querverweise:
Depressionen/Was tun bei …?
Nervenschwäche/Was tun bei …?

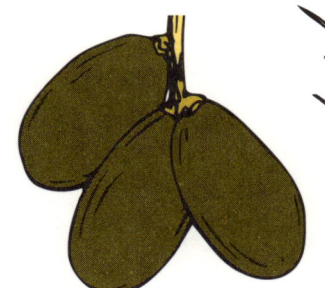

Dattel

Die Dattel ist die Frucht des Propheten: Mohammed soll sie wochenlang als einziges Nahrungsmittel zu sich genommen haben. Heutzutage steht die süße Frucht in dem Ruf, die Konzentration zu stärken und den Seelenzustand positiv zu beeinflussen, da sie vor allem als Zwischenmahlzeit das Gehirn mit wichtigen Kohlenhydraten versorgt.

Spezielle Wirkung

Datteln sind nahrhaft, gut verdaulich und haben eine leicht blutdrucksenkende Wirkung. Sie beruhigen bei Nervosität und regen bei der geistigen Arbeit an. Sie verleihen als Zwischenmahlzeit genossen dem Gehirnathleten die notwendigen Kohlenhydrate, um entspannt und trotzdem konzentriert zu sein.

Allgemeine Wirkung

Datteln werden im Orient Schwangeren empfohlen und dienen dort den Menschen als Aufbaunahrung nach Krankheiten. Datteln wirken lindernd auf die Darmschleimhaut und leicht abführend. Sie können in Desserts und Kuchen den Zucker ersetzen.

Inhaltsstoffe

Die Dattel enthält B-Vitamine, die Mineralien Eisen und Kalzium sowie reichlich Fruchtzucker.

🍴 Rezept:
Dattelschaum zur Nervenberuhigung

2 Tassen entkernte, kleingeschnittene Datteln werden vorsichtig unter 2 Tassen steif geschlagene Sahne gemischt.

1 Stunde kalt stellen, vor dem Servieren noch 1 Teelöffel frischen Zitronensaft darunterziehen.

→ *Querverweise:*
Appetitlosigkeit/Was tun bei …?
Nervenschwäche/Was tun bei …?

Feige

Seit Jahrhunderten werden Feigen zur Behandlung von Verstopfung, Hämorrhoiden, Geschwüren und Hautkrankheiten empfohlen, und, was uns hier am meisten interessiert, zur Wiedergewinnung von neuer Energie und Vitalität. »Feigen sind ein Mittel zur Genesung und die beste Nahrung für Menschen, die von langer Krankheit geschwächt sind«, notierte schon Plinius der Ältere.

Spezielle Wirkung

Die frische Feige wirkt aufbauend, kraftspendend und konzentrationsfördernd; in Streßsituationen und zwischendurch gegessen, spendet sie neue Energie. In früheren Zeiten aßen Kraftsportler und Ringer Feigen, um optimal für ihre Kämpfe vorbereitet zu sein. Heutzutage ist die Frucht geeignet, um den geistigen Anforderungen des Alltags besser begegnen zu können.

Allgemeine Wirkung

Als klassische Hilfe bei Verstopfung eignen sich vier bis sechs getrocknete, in Wasser oder Milch eingelegte Feigen.

Inhaltsstoffe

Feigen enthalten pharmazeutisch wirksame Enzyme, Ficine genannt, die die Verdauung unterstützen und eine schädliche Bakterienbesiedlung verhindern. Feigen sind kalorienreich: 100 g enthalten fast 300 Kalorien.

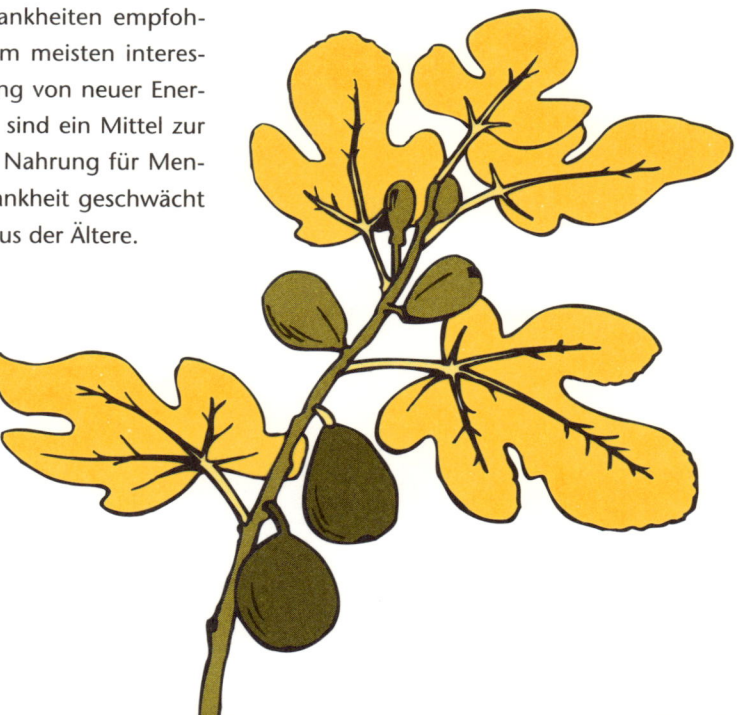

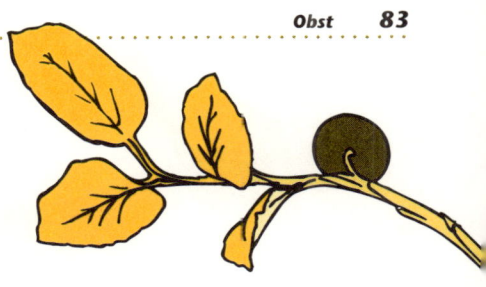

❡❡ Rezept: Feigen-Snack für Gourmets und »Kopfarbeiter«

Feigen mit einem Messer öffnen, eine süße Mandel hineinstecken und als Zwischenmahlzeit essen.

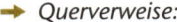

➡ *Querverweise:*
Antriebslosigkeit/Was tun bei …?
Mahlzeiten
Streß/Was tun bei …?

Heidelbeere

Die blauviolette Heidelbeere ist in Mittel- und Nordeuropa weit verbreitet. Sie bedeckt weite Flächen im Unterwuchs von Nadelwäldern, wobei sie kalkige Böden meidet. In nordischen Ländern nutzt man die Frucht als aufbauende Nahrung bei kräftezehrenden Touren, beispielsweise im Extremsport, während Streßsituationen und in der Erholungsphase nach Krankheiten. Naturheilkundige empfehlen Heidelbeeren zur Verbesserung des Sehvermögens in der Dämmerung, bei Hämorrhoiden, als Aufbaumittel für geschwächte Menschen und als Schutz für Herz- und Hirngefäße.

Spezielle Wirkung

Heidelbeeren sorgen für die Elastizität der Blutgefäße – ganz besonders im Gehirn und in den Augen –, weshalb die Früchte bei Nachtblindheit und Lichtempfindlichkeit zu empfehlen sind. Sie fördern insgesamt das Sehvermögen und schützen die Gefäße.

Allgemeine Wirkung

Heidelbeeren töten schädliche Bakterien im Darmtrakt ab, weshalb sie in Fällen von Durchfall als biologisches Heilmittel zu empfehlen sind.

Äußerlich anzuwenden sind Heidelbeeren bei Halsschmerzen, entzündetem Zahnfleisch, Hämorrhoiden und anderen Formen von bakteriellen oder gefäßbedingten Hautentzündungen. Den Saft oder den Brei auf die betroffenen Stellen auflegen; auch Waschungen, Mundspülungen und Gurgeln sind möglich.

Inhaltsstoffe

Der blaue Farbstoff Myrtilin, ein Anthozyan, ist in der Heidelbeere enthalten, ferner Pektine, Tannine, Arbutin, Chininsäure, Hydrochinon und Harze.

Empfehlung

Während der Saison sollen die Beeren regelmäßig im Müesli oder Joghurt gegessen werden, um die Darmflora, die allgemeine Widerstandskraft und das Sehvermögen zu verbessern.

➡ *Querverweise:*
Arteriosklerose/Was tun bei …?
Sehschwäche/Was tun bei …?
Streß/Was tun bei …?

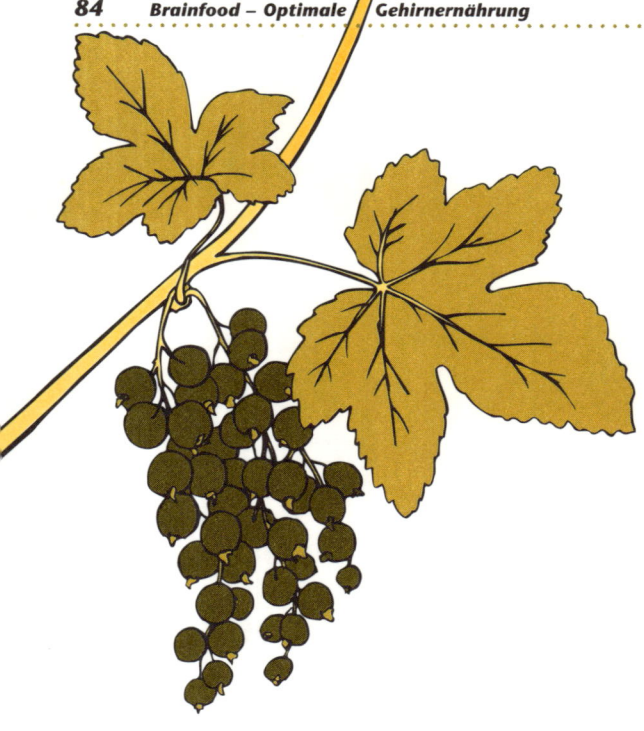

zität der Blutgefäße beizubehalten und gegebenenfalls zu verbessern. Aufgrund ihrer Farbstoffe, den Anthozyanen, bieten sie – wie Heidelbeeren auch – einen ausgezeichneten Schutz gegen Arterienverkalkung, Schlaganfall und Herzinfarkt.

Allgemeine Wirkung

Die Früchte dienen auch zur Entschlackung und Regeneration von Zellen und Gewebe. Schwangeren Frauen empfehlen Naturärzte, reichlich Johannisbeeren zu essen, um Schwangerschaftsbeschwerden zu lindern und das Wachstum des Kindes zu unterstützen. Die Beeren regen den Speichelfluß an, verbessern die Magensäureproduktion und sind geeignet, Verstopfung zu lindern. Als Fiebermittel wirken sie harn- und schweißtreibend.

Inhaltsstoffe

100 g der Früchte liefern den doppelten Tagesbedarf an Vitamin C. Wie alle schwarzroten Beerenfrüchte verfügen sie über reichlich Anthozyane. Sie enthalten auch ein sehr großes Angebot an Mineralien mit einem sehr günstigen Kalzium-Phosphor-Verhältnis.

Johannisbeere

Schwarze und rote Johannisbeeren sowie deren Saft vermitteln dem Gehirn von allen dunklen und blauroten Früchten die meiste elektromagnetische Aufladung. Johannisbeeren sind dafür geeignet, Schlaganfall und Arteriosklerose vorzubeugen oder auf biologische Weise nachzubehandeln. Die roten und schwarzen Beeren können augenblicklich neue Energie zurückbringen und die Laune verbessern. Sie wirken dadurch Antriebslosigkeit und Depressionen entgegen.

Spezielle Wirkung

Johannisbeeren entfalten überall dort eine Schutzwirkung, wo es darum geht, die Elasti-

Empfehlung

Eine Handvoll frischer Johannisbeeren ist unvergleichlich erfrischend und anregend und sollte während der Saison häufig gegessen werden.

Die Beeren lassen sich gut ins morgendliche Müesli oder in Joghurt untermischen – dies versorgt die »grauen Zellen« mit der notwendigen »Farbe für den Alltag«.

🥛 **Rezept: Johannisbeer-Cocktail gegen Büromüdigkeit**

Ein Glas zu einem Drittel mit rotem Johannisbeersaft füllen, mit Mineralwasser und Sauermilch mischen, umrühren – fertig.

➡ *Querverweise:*
Antriebsschwäche/Was tun bei ...?
Heilpflanzen

Weintraube

Fossilien verraten, daß Weintrauben schon seit der Eiszeit geschätzt werden. Die Griechen und Römer frönten gerne dem Wein, wobei den Frauen die Trauben zugestanden wurden, während sich die Männer lieber den Rebensaft gönnten.

Spezielle Wirkung

Trauben wirken durch ihre Anthozyane durchblutungsfördernd und bieten somit einen gewissen Schutz vor Arteriosklerose und Schlaganfall. In Streßsituationen sind sie durch ihren natürlichen Fruchtzucker eine geeignete Hilfe, um dem Gehirn schnell Energie zu liefern.

Allgemeine Wirkung

Weintrauben kräftigen das Herz und verbessern die Blutbildung. Sie wirken darüber hinaus ausgleichend auf den Säure-Basen-Haushalt. Seit alters her gelten Trauben als heilsam bei Lungenkrankheiten und können bei Nieren- und Blasenschwäche eingesetzt werden.

Inhaltsstoffe

Weintrauben sind besonders reich an Glukose, dem Traubenzucker, der direkt ins Blut geht und damit dem Nervensystem schnell zur Verfügung steht. Des weiteren enthalten sie reichlich Kalium, Kalzium, Magnesium und Eisen sowie Pektine, Anthozyane und Beta-Carotin.

Getrocknete Trauben/Rosinen

Rosinen sind getrocknete Trauben und enthalten die meisten Wirkstoffe wie frische Trauben. Rosinen sind, in Ermangelung frischer Trauben, sehr geeignet, dem Gehirn über eine Zwischenmahlzeit neue Energie zuzuführen.

➡ *Querverweis:*
Wein/Genußmittel

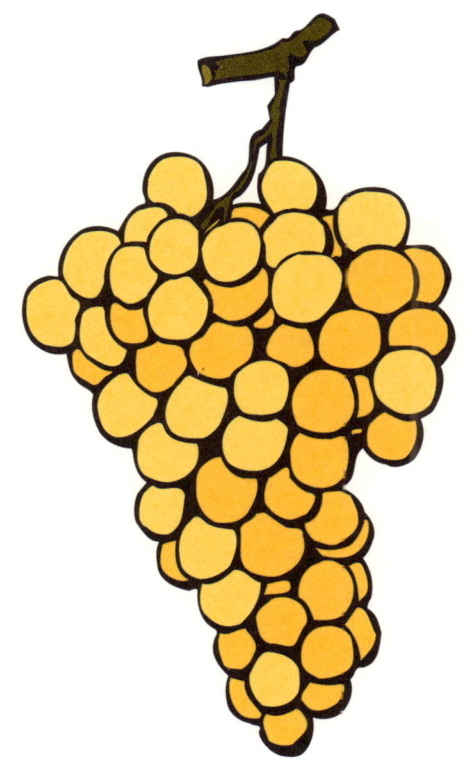

NÄHRSTOFFE

AMINOSÄUREN

»Wenn Sie klug sind, haben Sie dies den Aminosäuren zu verdanken. Behandeln Sie sie deshalb mit Respekt.« (Winter und Winter)

Die aufbauenden, entspannenden und anregenden Biosubstanzen für das Gehirn erhalten wir in erster Linie über die Eiweißstoffe der Nahrung, die Aminosäuren. Sie sind die Steuerlotsen in unserem Gehirn. Damit Botenstoffe zur Bildung der Neurotransmitter zur Verfügung gestellt werden können, brauchen wir Aminosäuren. Ihnen verdanken wir gute Laune und Konzentrationsfähigkeit, vorausgesetzt, wir bekommen sie in entsprechender Menge und im richtigen Mischungsverhältnis zueinander. Gibt es diese wichtigen Baustoffe in genügender Menge, so ist alles in Ordnung; sind sie in zu geringem Maße in unserer Ernährung vorhanden, kann es zu Konzentrationsstörungen, Gedankenlosigkeit und emotionalen Störungen kommen.

Die wichtigsten Aminosäuren für das Gehirn sind: das aufbauende Lysin, das anregende Phenylalanin, das streßreduzierende Tyrosin und das entspannende Tryptophan.

Die beste Zeit, um in den Genuß der aufbauenden und anregenden Aminosäuren zu kommen, ist morgens beim Frühstück. In dieser Zeit sind uns die aufbauenden Wirkungen der Aminosäuren am ehesten für eine gute Konzentration dienlich, wohingegen die entspannende Aminosäure Tryptophan am Abend vorherrschen sollte, um einen guten Schlaf zu bedingen.

Lysin

Lysin wird vor allem von Kindern und schwangeren Frauen benötigt. Das Fehlen dieser Aminosäure ist in tropischen Zonen einer der Gründe für den schlechten Gesundheitszustand der Kinder, rein äußerlich an den aufgetriebenen Bäuchen zu erkennen. Häufig sind diese Kinder jedoch auch geistig und emotional zurückgeblieben.

Spezielle Wirkung

Lysin hat sich bei Antriebslosigkeit, Konzentrationsstörungen und Gedächtnisschwäche bewährt. Als Dosis zur Erhöhung der Lernfähigkeit bei Studenten werden 1500 mg angegeben.

Allgemeine Wirkung

Mit der Aminosäure Lysin wird das Lippenherpes erfolgreich behandelt. Lysin verbessert auch den Appetit und fördert die Ausschüttung der Magensäfte.

Vorkommen

Die Lysinversorgung wird gewährleistet durch eine Zufuhr von gekeimten Luzerne-Sprossen und Sojabohnen. Aprikosen, Birnen und Trauben enthalten ebenfalls Lysin.

Proteinbedarf im kindlichen und erwachsenen Gehirn

Beim Kind vollzieht sich die Proteinerneuerung fünfmal schneller als beim alten Menschen. Das kindliche Gehirn braucht manche Aminosäuren in höherer Dosierung, vor allem, damit sich die Beschwerden des Alters später einmal nicht zu gravierend auswirken. Von Geburt an bis zum zweiten Lebensjahr benötigt das Kind – bezogen auf sein Körpergewicht – viermal soviel Eiweiß wie ein Erwachsener.

➡ *Querverweise:*
Antriebslosigkeit/Was tun bei …?
Gedächtnisschwäche/Was tun bei …?

Phenylalanin

Phenylalanin ist eine essentielle Aminosäure, die unentbehrlich ist für die Stickstoffbilanz des Körpers. Sie spielt eine wesentliche Rolle bei der Produktion von so lebenswichtigen Hormonen wie Adrenalin, Noradrenalin und Dopamin.

Spezielle Wirkung

Phenylalanin kann unsere geistigen Fähigkeiten verbessern. Zudem kann es Menschen nützlich sein, die von süchtig machenden Drogen loskommen wollen. Außerdem vermag Phenylalanin auf natürliche Weise gegen Depressionen zu wirken und neues Selbstvertrauen zu schenken. Besondere Indikationen für Phenylalanin sind Schmerzen und starke Depressionen – in beiden Fällen hat sich dieser Stoff bewährt. Zusätzliches Phenylalanin wird mit besserer Stimmung, erhöhter Konzentrations- und Leistungsfähigkeit in Verbindung gebracht. Phenylalanin (als Vorläufersubstanz zu Dopamin) kann bei der Behandlung der Parkinsonschen Krankheit sinnvoll sein, da bei dieser Erkrankung das Dopamin vermindert ist und mit dieser Aminosäure wieder vermehrt dem Gehirn zur Verfügung steht.

Studien zu Depressionen: Klinische Studien ergaben, daß 80 Prozent schwer depressiver Versuchspersonen nach zweiwöchiger Einnahme von Phenylalanin in einer Tagesdosis von 100 bis 500 mg ihre Depressionen völlig überwunden hatten. Anzeichen einer Besserung lagen schon nach zwei bis drei Tagen vor. Nebenbei vermochte Phenylalanin auch die intellektuelle Leistungsfähigkeit und Motivation zu verbessern.

Allgemeine Wirkung

Phenylalanin hat sich besonders bewährt in der Schmerztherapie von Arthritis, Rheuma und Muskelschmerzen.

Vorkommen

Phenylalanin ist, allerdings immer nur in kleinen Mengen, in vielen Nahrungsmitteln vorhanden, besonders in Eiern, Milch, Soja und Fleisch. Phenylalanin ist auch enthalten in

Tomaten, Karotten, in roter Beete, Petersilie, Spinat, Äpfeln und Ananas. Der Bedarf des Menschen an dieser Aminosäure ist größer als der an anderen Aminosäuren. Daher ist es wichtig, wenn man fit sein will, verstärkt diese Nahrungsmittel zu sich zu nehmen.

Warnung

Häufig wird Phenylalanin auch als Appetitzügler genutzt. Der synthetische Süßstoff Aspartam – eine Kombination aus Phenylalanin und einer anderen Aminosäure, der Asparaginsäure – ist oft in Diätsprudeln enthalten. In großen Dosen kann das hierin enthaltene Phenylalanin den Blutdruck unnatürlich in die Höhe treiben.

Empfohlene Dosierung

Es wird empfohlen, zweimal täglich zwischen 250 und 500 mg DL-Phenylalanin einzunehmen.

Bezugsquelle siehe Anhang

➡ *Querverweise:*
Depressionen/Was tun bei …?
Gedächtnisschwäche/Was tun bei …?
Schmerzen/Was tun bei …?
Suchtverhalten/Was tun bei …?

Tryptophan

Tryptophan ist eine entspannungs- und schlaffördernde Aminosäure. Der Körper verwandelt Tryptophan in Serotonin, einen Neurotransmitter, der im Gehirn mitverantwortlich ist für gute Laune und tiefen Schlaf. Tryptophan und Niacin, die sich von ihrer Wirkung her gegenseitig unterstützen, werden als natürliche Substanzen sowohl bei Depressionen empfohlen als auch bei Migräneanfällen verabreicht.

Spezielle Wirkung

Manche Menschen berichten von einem Gefühl der Euphorie, das sich bei ihnen einstellt, wenn in ihrem Gehirn eine Zunahme von Tryptophan und Serotonin erzielt wurde. So können viele, die mit dem Rauchen aufhören wollen, von tryptophanreichem Essen profitieren oder entsprechenden zusätzlichen Tryptophandosen. Mögliche Entzugserscheinungen, die auftreten können, wenn Rauchern das Nikotin entzogen wird, scheinen mit Tryptophan gelindert zu werden.

Tryptophan kennt ein Hauptanwendungsgebiet: die Schlaflosigkeit. Zusätzliches Tryptophan reduziert Streß und bessert den Gemütszustand. Auch Depressionen und Ängste können mit Tryptophan behandelt werden. Durch häufige Streßsituationen kann sich der Noradrenalinspiegel unnatürlich erhöhen und den Serotoninspiegel senken. Diese biochemische Veränderung geht einher mit mentalen Problemen. Eine Zufuhr von Tryptophan gleicht den Noradrenalinspiegel aus, die Folge ist eine wesentliche Besserung des Gemütszustandes.

Vorkommen

Tryptophan ist besonders reichlich in Milch, Joghurt, Bananen, Nüssen, Vollkorngetreide, Spinat, Rettich, Fenchel, Endivien, Bohnen, Fisch und Huhn enthalten.

Empfohlene Dosierung

Auf ein g Tryptophan 100 mg Niacin einnehmen. Eine Kombination von Tryptophan und Lezithin hilft, Angstzustände auf biologische Weise in den Griff zu bekommen.

➡ *Querverweise:*
Angst/Was tun bei …?
Kopfschmerzen/Was tun bei …?
Schlaflosigkeit/Was tun bei …?

Tyrosin

Tyrosin ist eine für das Gehirn überaus wichtige Aminosäure. Sie dient als Ausgangsstoff für die Bildung der Neurotransmitter Dopamin und Noradrenalin, die uns wach und aufmerksam machen. Durch die Einnahme von Tyrosin können vermehrt die Ausgangssubstanzen zur Synthese der Streßhormone bereitgestellt werden, deren Verbrauch unter Streß erhöht ist.

Spezielle Wirkung

Tyrosin unterstützt eine entspannte Wachheit am Tage und verhindert Müdigkeit bei Nacht. Die Wirkung von Tyrosin ist der von Tryptophan entgegengesetzt, da die Aminosäuren stets um das Eindringen ins Gehirn wetteifern. Wenn Tyrosin zuerst ankommt, erlangt Wachheit die Oberhand, gewinnt Tryptophan, werden wir schläfrig. Wenn wir also den Gehalt an Tryptophan und Tyrosin in der Nahrung kennen, können wir Müdigkeit nach dem Essen verhindern oder den Schlaf fördern.

Tiere und Streß: Kürzlich wurde gezeigt, daß Versuchstiere, denen vermehrt Tyrosin verabreicht wurde, auf Streßreize entspannter reagierten. Bei der Untersuchung ging es darum festzustellen, ob durch Einnahme von Tyrosin die Auswirkungen von Streßsituationen abgeschwächt werden könnten. Die Streßsituation bestand aus einer kühlen und kalten Umgebung sowie einer Reihe von Tests, wobei zu jeder Belastungsform unter Doppelblindbedingungen entweder ein Placebo oder Tyrosin (100 mg/kg) verabreicht wurden. Die Tests umfaßten die Messung der Reaktionszeit und sollten Aussagen machen über das Verhalten wie Stimmung und Schläfrigkeit.

Im Resultat erwies sich, daß Tyrosin die intellektuelle Leistung anhob und die negativen Empfindungen von Kälte, Muskelsteifheit und Kopfschmerzen verminderte. Insgesamt verbesserte sich unter Tyrosin die Stimmung, da Unruhe und Anspannung sanken, und die Genauigkeit der Denkarbeit nahm zu. Tyrosin soll sogar synthetischen Drogen, die anregend wirken oder die Entspannung fördern können, überlegen sein.

Depressionen: Aufschlußreich sind auch Untersuchungen, die belegen, daß Tyrosin eine entscheidende Rolle bei der Behandlung von Depressionen und lang anhaltendem Streß spielt. Schon 100 mg über 14 Tage hinweggenommen, können den Zustand von depressiven Patienten entscheidend verbessern. So legt der amerikanische Mediziner Vernon Mark dar, daß Depressionen eine der verbreitetsten Ursachen für Gedächtnisschwund seien. Tyrosin kann also indirekt das Gedächtnis fördern, indem es Depressionen überwinden hilft.

Vorkommen

Tyrosin ist in Fisch, Eiern und Käse enthalten.

Empfohlene Dosierung

Wenn Streß zu lange andauert, so daß eine gefährliche »Burn-out-Situation« droht, sollten täglich 200 mg L-Tyrosin ausreichen, die Belastungssituation in eine positive Herausforderung zu verwandeln.

➡ *Querverweise:*
Depressionen/Was tun bei …?
Streß/Was tun bei …?

FETTE

Die Hirnmembranen sind nichts anderes als Miniaturgeneratoren, die eine elektrische Spannung erzeugen. Ist die Membran mit ausreichend ungesättigten Fettsäuren versorgt, ist sie beweglich und dynamisch. Gesättigte Fettsäuren hingegen verursachen Starre und geminderte Aktivität, und darunter leidet unser Denken. Welche Fette braucht ein »gut geöltes« Gehirn, um einwandfrei zu funktionieren?

Die komplexen Fettsäuren, die Gehirn und Nervensystem benötigen, werden Phospholipide genannt. Phospholipide bilden das Skelett der Zellmembran, sie werden für Aufbau, Reparatur und Erneuerung der Zellmembran gebraucht. Im Gehirn enthalten die komplexen Fette zwei Arten von Fettsäuren. Von den gesättigten und einfach ungesättigten Fettsäuren müssen wir uns ernähren, denn die Gehirnsynthese genügt nicht. Die mehrfach ungesättigten Fettsäuren kommen ausschließlich aus der Ernährung. Sie gehören der Familie der Linolsäure an (wichtigster Vertreter: Arachidonsäure) und der Familie der Linolensäure (wichtigster Vertreter: Cervonsäure). Säugetiere und Menschen sind unfähig, Linolsäure in Linolensäure umzuwandeln.

Omega-3-Fette

Fettsäuren, die aus dem Meer stammen, beeinflussen die Eigenschaften der Gehirnmembranen positiv. In diesem Zusammenhang können wir Fisch als Ersatz sehen für andere ungesättigte Fettsäuren wie Pflanzenöle und für gesättigte Fettsäuren, wie sie im Fleisch vorkommen. Je weniger Fett wir insgesamt essen, desto mehr können wir vom Fisch als Fettsäurelieferant erwarten.

In der klassischen japanischen Ernährung werden nur 20 Prozent der Kalorien in Form von Fett verzehrt; in Mitteleuropa liegt der Anteil bei 38 Prozent. Omega-3-Fettsäuren sind bei einer fettarmen Ernährung wie der japanischen Küche wesentlich wirkungsvoller. Der hohe Fischkonsum der Norweger, Grönländer und Japaner und die damit verbundene Gesundheit läßt das große Schutzpotential dieser Fettsäuren auch auf das Gehirn erahnen. So sind degenerative Erkrankungen des Nervensystems wie multiple Sklerose bei diesen Volksgruppen höchst selten zu beobachten.

Die Meeresfettsäuren üben ihre Wirkung aus, indem sie andere Fettarten im Gewebe verdünnen: mehr Omega-3-Fette bedeuten weniger anderes Fett. Es ist daher am besten, sowohl weniger gesättigte Fette als auch weniger Pflanzenöl zu sich zu nehmen und beides durch Fisch zu ersetzen. Dadurch wird die Gesamtmenge an Fett und gesättigtem Fett in der Ernährung niedriger.

Nicht jeder Fisch, der auf den Markt kommt, enthält eine große Menge an Omega-3-Fettsäuren. Bei vielen Fischsorten ist dieser Gehalt sehr niedrig, vor allem bei den in Teichen oder in Becken aufgezogenen Fischen, denn diese werden im allgemeinen mit Landfutter gefüttert. Am reichsten an Omega-3-Fettsäuren sind Meeresfische wie Heringe und Makrelen.

Wenn wir viel Fisch essen, sind die Zellen voll von Omega-3-Fettsäuren. Wenn wir viel Nahrung vom Festland essen, sind unsere Zellen dagegen durchspült von Omega-6-Fettsäuren. Ausschlaggebend ist für uns Mitteleuropäer eine ausgewogene Ernährung.

DHA

Die Omega-3-Fettsäure Docohexansäure (DHA) ist Bestandteil der Muttermilch und notwendig für die Entwicklung des kindlichen Gehirns. So ist erwiesen, daß Babys, die nicht gestillt wurden, einige Punkte ihres Intelligenzquotienten für immer einbüßten, einfach, weil ihnen nicht die nötige Menge der Fettsäure DHA zur Verfügung stand. Eine Frühgeburt beispielsweise hat nur wenig Fettgewebe, und die Reserven sind gerade ausreichend, um dem Organismus drei bis vier Tage die nötigen mehrfach ungesättigten Fettsäuren mitzugeben. Wenigstens danach müßte DHA zugefüttert werden. Die Japaner wissen dies und geben – um das Gehirn der Neugeborenen zu schützen – DHA in die Säuglingsnahrung. DHA kommt beim Menschen natürlicherweise in der grauen Substanz des Gehirns, in der Netzhaut, im Herzen, in der Samenflüssigkeit und, wie gesagt, in der Muttermilch in nennenswerter Menge vor.

Spezielle Wirkung

Wie wichtig die ausreichende Zufuhr an DHA ist, zeigen Forschungsergebnisse, die das Ungleichgewicht zwischen Fettsäuren vom Lande und denen des Meeres verantwortlich machen für zahlreiche Krankheiten, die mit Intelligenzverlust und Nervenerkrankungen einhergehen. In diesem Zusammenhang wird angenommen, daß DHA nicht nur eine Ergänzung zur kindlichen Ernährung darstellt, sondern auch ein vorbeugender Gesundheitsfaktor für die Gehirnfunktion älterer Menschen sein kann.

Studie: Bei Lernexperimenten in Japan stellten Wissenschaftler fest, daß DHA die Konzentrationsfähigkeit verbessert und die Gedächtnisleistung steigert. Einer Gruppe von Versuchspersonen wurde aufgetragen, als Basis für den Fettverbrauch reichlich pflanzliche Fette, einer anderen dagegen, Fischöle zu verzehren. Die Gruppe mit zusätzlichen Gaben von Omega-3-Fettsäuren und DHA – in Form von Fischölen – schnitten in allen wichtigen Intelligenz- und Gedächtniskriterien besser ab.

Allgemeine Wirkung

DHA besitzt eine schützende Eigenschaft für das Herz, indem es die Fließeigenschaften des Blutes durch die feinen Kapillaren zum Herzmuskel verbessert. Damit kann es einem Herzinfarkt vorbeugen sowie einen erhöhten Blutdruck senken.

Fazit

Ein »gut geöltes« ist ein gut funktionierendes Gehirn und dies hat viel mit unserem Konsum von Fisch und Meeresfettsäuren zu tun – vielleicht schon auf unserer gesamten Evolutionsreise.

Bezugsquelle

Da uns Mitteleuropäern die Fettsäure DHA im alltäglichen Verzehr nicht in ausreichender Menge zur Verfügung steht, empfiehlt es sich, auf DHA-haltige Nahrungsergänzungsmittel zurückzugreifen. Hierzu gibt es beispielsweise Fischölkapseln aus dem Reformhaus. Noch einfacher ist es, DHA zu trinken, seitdem es in dem wohlschmeckenden Fitneßgetränk Timlic angeboten wird.

➡ *Querverweise:*
Gedächtnisschwäche/Was tun bei ...?
Streß/Was tun bei ...?
Fisch

KOHLENHYDRATE

Kohlenhydrate sind die Hauptenergielieferanten für unsere körperlichen und geistigen Aktivitäten. Sie versorgen sowohl die Muskeln als auch das Gehirn mit »Treibstoff«. Nach ernährungsphysiologischer Auffassung sollte unser Energiebedarf hauptsächlich durch komplexe Kohlenhydrate gedeckt werden. Kohlenhydrate werden allesamt in Pflanzen unter Einwirkung der Sonne gebildet. Die Unterscheidung zwischen langsam und schnell resorbierbaren Kohlenhydraten ist von großer praktischer Bedeutung, denn die verschiedenen Arten von Zucker können gegensätzliche Wirkungen entfalten.

Einteilung der verschiedenen Zuckerarten

- **Monosaccharide** (Einfachzucker)
  Sie sind vor allem in Früchten enthalten, aber auch in Honig, Traubenzucker und Fruchtzucker. Monosaccharide werden sehr schnell vom Körper aufgenommen und gehen fast direkt ins Blut.
- **Disaccharide** (Zweifachzucker)
  Zu ihnen gehört unser Haushaltszucker. Die Verdauungsanstrengung ist hier schon etwas größer, jedoch lange nicht so groß wie bei den Polysacchariden.
- **Polysaccharide** (Vielfachzucker)
  Die Vielfachzucker der komplexen Kohlenhydrate sind aus vielen wertvollen Begleitstoffen, Vitaminen u. a. zusammengebaut. Sie sind enthalten in Getreide, Vollkornprodukten, frischem Obst und Gemüse.

Zucker und Gehirnfunktion

Bisherige Studien am amerikanischen National Health Institute lieferten keine hinreichenden Beweise dafür, daß Zucker Kinder unruhig macht. Ganz im Gegenteil, so behauptet Judith Wurtman: »Es ist wahrscheinlicher, daß Süßes Kinder beruhigt.« Wurtman wies nach, daß es eine ganze Reihe von Menschen gibt, die mit einem chemischen System im Gehirn geboren wurden, das ihre Reaktion auf Zucker verändert. Kohlenhydrate machen sie nicht schläfrig, sondern konzentrierter und wach. Laut Wurtman fühlen sich solche Menschen vor der Kohlenhydratzufuhr antriebsschwach, ruhelos und gelangweilt. Nachdem sie Zucker oder andere Kohlenhydrate zu sich genommen haben, fühlen sie sich weniger zerstreut, besser fähig, sich zu konzentrieren, und ruhiger.

Zuckerkonsum und Verhalten

Eine neue Studie der Yale-Universität zeigt, daß es gerade bei Kindern einen unmittelbaren Zusammenhang zwischen Zuckerkonsum und Verhaltensänderungen gibt. Laut der amerikanischen Erkenntnisse kommt es darauf an, ob der Zucker allein gegessen wird und damit den Blutzucker drastisch erhöht oder ob der Zuckerkonsum mit anderen Nahrungsmitteln kombiniert wird, was den Blutzuckerspiegel nicht so drastisch verändert. So zeigten Forschungen, daß, wenn Zucker und Süßes im Übermaß außerhalb der Mahlzeiten gegessen wird, Insulin über das angemessene Maß hinausschießen kann. Als Folge davon ist Stunden später der Blutzuckerspiegel möglicherweise zu niedrig. Dann setzt der Körper ein zweites Hormon, das Adrenalin, frei, um den Blutzuckerspiegel erneut zu normalisieren. Adrenalin ruft bedeutsame Verhaltensformen hervor, kann Menschen »aufdrehen« und bereitet sie somit auf unmittelbar bevorstehende Aktionen vor. Die Studie zeigte, daß der Adrenalinspiegel bei Kindern doppelt so hoch anstieg wie bei Erwachsenen und der Blutzuckerspiegel dementsprechend auch niedriger fiel als bei den älteren Versuchspersonen. Die Kinder waren sehr zappelig, aufgeregt und unkonzentriert.

Messungen der Gehirnwellen ließen starke Veränderungen bei ihrer Fähigkeit erkennen, einer Sache gezielt Aufmerksamkeit zu schenken. Nachteilige Effekte auf das Denken der Kinder wurden bei einem Blutzuckerspiegel von 60 bis 65 mg Glukose pro Deziliter

Blut gemessen. Bei Erwachsenen trat dieser Effekt erst bei einem Stand von 55 oder weniger auf. Der Blutzuckerspiegel liegt bei einer normalen Ernährung um die 75 bis 80. Somit scheint das kindliche Gehirn empfindlicher auf die Auswirkungen eines niedrigen Blutzuckerspiegels zu reagieren als das Gehirn eines Erwachsenen.

Fazit

Zucker, der von Kindern außerhalb der Mahlzeiten konsumiert wird, verändert das jeweilige Verhalten über Insulin und Adrenalin. Darüber hinaus kann der moderate Kohlenhydratgenuß auch Serotonin freisetzen und die Stimmung heben. Entscheidend: Wann wird der Zucker gegessen, von wem, wieviel und mit welchen anderen Nahrungsmitteln zusammen.

➡ *Querverweise:*
Neurotransmitter/Die Funktionsweise
  des Gehirns
Blutzuckerspiegel/Was tun bei …?

MIKRONÄHRSTOFFE UND ANDERE EINFLÜSSE AUF DAS GEHIRN

Streß? Ausgebrannt? Müde? Die Ursachen dafür können vielfältiger Natur sein. Im modernen Alltag haben wir uns weitgehend von den natürlichen Lebensbedingungen entfernt. Dort, wo der Mensch durch Klimaanlagen konservierte Luft einatmet und einer monotonen Lärmbelastung ausgesetzt ist, können die Einflüsse nicht ohne Folgen für sein Nervensystem bleiben. Häufig ist er zudem einem Lebensrhythmus unterworfen, der gar nicht seinen Bedürfnissen entspricht. Es wundert daher nicht, daß bei der Fülle an negativen Einflüssen, die häufig nur unterschwellig wahrgenommen werden, mentale Störungen wie Antriebsschwäche, Unkonzentriertheit und Depressionen zum vorherrschenden Krankheitsbild unserer Gesellschaft geworden sind. Wer sich von der ständigen Reizüberflutung in unserer Welt überfordert fühlt, »verschließt« als erstes die Ohren – eine Art Selbstschutz des Gehirns. Hörschäden gehen häufig auch mit Schädigungen am Gehirn und an anderen Körperteilen einher.

Schlecht hören, flach atmen und das Nervensystem durch fehlende Pausen überfordern sind echte Zivilisationskrankheiten. Wie können wir uns davor schützen? Indem wir unser Gehirn Schritt für Schritt an das heranführen, was es an Mikronährstoffen notwendigerweise braucht: aufbauende Höreinflüsse und Zeiten der Stille, frische Luft und anregende Aromen sowie die Möglichkeit, den Tagesablauf den Zyklen des Nervensystems anzupassen.

Aroma

Aromen wirken über das vegetative Nervensystem auf den Blutdruck, die Atmung, den Hormonausstoß und den Kreislauf. Das hat zur Folge, so der Erlanger Hirnforscher Gerd Kobal, »daß wir von bestimmten Duftstoffen beeinflußt werden, ohne auch nur den blassesten Schimmer davon zu haben«. Damit ist aber auch die Möglichkeit gegeben, Menschen durch Düfte zu manipulieren, um ihre Stimmung und Leistung zu verbessern.

So konnten bessere Lernleistungen bei sieben- bis zehnjährigen Schulkindern unter Einfluß von Pfefferminz und Veilchen im Klassenzimmer festgestellt werden.

Anregende Gerüche

- **Rosmarin:** Ein zuverlässiger Muntermacher fürs Gehirn, belebt und regt alle Denkprozesse an und verbessert das Erinnerungsvermögen.
- **Pfefferminze:** Hebt die Konzentrationsfähigkeit und macht die Stirnhöhlen frei.
- **Zitrone:** Hebt die Stimmung und ist konzentrationsfördernd. Der frische und säuerliche Duft des Zitronenöls ist bei geistiger Unbeweglichkeit (z. B. bei Arteriosklerose) wirkungsvoll.
- **Bergamotte:** Regt die Lebensgeister, lindert Ängste, fördert die Konzentration.
- **Melisse:** Lindert Prüfungsangst und Streß, überbrückt »dunkle Gedanken« und wirkt aufbauend nach einem Schock.
- **Neroli:** Der bittersüße feine Duft des Neroliöls löst Lampenfieber und mindert Prüfungsangst.

- **Ylang-Ylang:** Belebt die Sinne, wirkt aphrodisierend, vertreibt Frustrationen und innere Unruhe.

Entspannende Gerüche

- **Sandelholz:** Hebt die Stimmung, wirkt harmonisierend.
- **Weihrauch:** Wirkt meditativ und inspirierend. Weihrauch führt zur Verlangsamung der Gehirnwellentätigkeit, was besonders für meditative Zustände hilfreich ist.
- **Jasmin:** Ist angstlösend und regt Phantasie und Stimmung an. Jasminöl führt zu vermehrten Alpha-, Delta- und Thetawellen im Gehirn.
- **Muskatellersalbei:** Wirkt entspannend bis leicht halluzinogen. Er gilt als Inspirationshilfe für kreative Einfälle und neue Gedanken.
- **Zimt:** Der würzige Geruch von Zimtöl löst Verspannungen, begünstigt Inspiration, Meditation und Kreativität.

Übung: Düfte schnuppern – Gehirnhälften anregen

Wir halten das rechte Nasenloch zu und schnuppern durch das linke Nasenloch den Duft eines ätherischen Öls. Dies belebt die rechte Gehirnhälfte. Durch dasselbe Nasenloch atmen wir nach kurzer Atempause wieder aus. Danach wechseln wir die Nasenseite. Dreimal wiederholen. Die mit der Aromatherapie verbundene Wechselatmung belebt beide Hälften des Gehirns.

➡ *Querverweise:*
Atmung, Konzentration/Mentalstrategien
Pfefferminze/Heilpflanzen

Atmung

Atmung ist auch eine Art der Ernährung – für das Gehirn sogar die wichtigste –, denn ohne den lebensnotwendigen Sauerstoff kann das Gehirn höchstens ein paar Sekunden überleben. Die Atmung dient aber auch der Ausscheidung, denn in Form von Kohlendioxid befreien wir uns von Abfallprodukten, die der Körper nicht verwerten kann. Da die Atmung ein natürlicher Vorgang ist, der sich unserer Aufmerksamkeit entzieht, erachtet man es auch als selbstverständlich, daß man automatisch richtig atmet. Doch durch eine überwiegend sitzende Tätigkeit wird im allgemeinen nur ein Drittel der Lungenkapazität genutzt.

Atmung und Entspannung

Atmen ist grundsätzlich ein spontaner Vorgang, doch durch die an der Atmung beteiligte Muskulatur kann es auch vom Willen gesteuert werden. Andererseits atmen die meisten Menschen nur dann richtig, wenn sie völlig entspannt sind, wie dies im Schlaf und natürlicherweise bei Kindern und bei Tieren vorkommt.

Atmung und Gehirnfunktion

Schon vor Jahrhunderten machten Yogis die Beobachtung, daß wir im Tagesablauf erst durch ein Nasenloch und nach etwa anderthalb Stunden durch das andere atmen. Untersuchungen an der Universität von Kalifornien in San Diego bestätigten, daß wir tatsächlich die Atemseiten wechseln, in einem Zyklus, der 90 Minuten bis zwei Stunden dauert. Überdies fiel den Forschern auf:

Wenn wir durch das linke Nasenloch atmen, dominiert die rechte Gehirnhälfte, wenn wir dagegen durch das rechte Nasenloch atmen, dominiert die linke Hirnhälfte.

Empfehlung

Schon die Yogis wußten aus Erfahrung, daß man einige Denkprozesse besser erledigt, wenn man jeweils zu einer bestimmten Aufgabe durch ein bestimmtes Nasenloch atmet. Untersuchungen zum »Nasenlochatmen« wurden auch am Salk Institute of Biological Sciences gemacht. Dort fanden die Forscher heraus, daß sich die verbale Fähigkeit und das räumliche Vorstellungsvermögen der Menschen mit der Zu- und Abnahme der Hemisphärendominanz »deutlich änderten«. Die verbale Fähigkeit besserte sich, wenn die linke Hemisphäre dominierte, das räumliche Vorstellungsvermögen wurde stärker, wenn die rechte Hemisphäre die Oberhand gewann.

Übung

Wollen Sie die augenblickliche Hemisphärendominanz ändern, dann drücken Sie mit dem Daumen auf den rechten Nasenflügel, um ihn zu verschließen, und atmen Sie durch das linke Nasenloch ein, um die rechte Hemisphäre anzuregen. Umgekehrt heißt dies, wenn Sie mit dem Zeigefinger das linke Nasenloch verschließen, um durch das rechte Nasenloch einzuatmen, kurbeln Sie die linke Hemisphäre an.

➡ *Querverweise:*
Gedächtnisschwäche/Was tun bei ...?
Sauerstoff

Hören

Das Ohr ist zwar zum Hören geschaffen, aber auch dazu, den Schall zu verwerten und dem Gehirn ein zusätzliches elektrisches Potential zu liefern. Das Ohr ist das energetisch wichtigste Sinnesorgan, da es bis zu 90 Prozent an der Energiezufuhr unseres Gehirns beteiligt ist, vor allem durch den Empfang hoher Frequenzen.

Der französische Musiktherapeut Alfred Tomatis analysierte auf seiner Suche nach Mitteln zur Stärkung der Hirnkraft auch gregorianische Gesänge und andere Musik mit einem Oszilloskop, um herauszufinden, welche Tonfrequenzen aufbauende Energie für das Gehirn liefern. Dabei fand er folgendes heraus:

- Menschen werden nicht generell vom Lärm taub, denn das Ohr schaltet auf einer bestimmten Frequenz ab. Diesen Schutzmechanismus des Ohres kann man wieder außer Betrieb setzen, wenn man die Hörgeschädigten dazu bringt, bestimmte hohe Frequenzen zu hören.
- Unsere Stimme enthält als Obertöne nur die Frequenzen, die das Ohr hört.
- Gibt man dem Ohr die Möglichkeit, nicht gut wahrgenommene Frequenzen wieder korrekt zu hören, so treten diese augenblicklich und unbewußt wieder in der Stimme in Erscheinung.
- Die über eine bestimmte Zeitdauer wiederholte akustische Stimulation führt zur endgültigen Verbesserung des Gehörs und der Stimme und damit verbunden auch der Stimmung.

Das Ohr absolviert ein Trainingsprogramm, bei dem kleinste Gehörmuskeln wieder in die richtige Spannung gelangen. Am besten, so stellte Tomatis fest, gelang dies mit Mozart. Seine Musik ist ungewöhnlich reich an Hochfrequenzen, Töne, die den üblichen Problembereich bei vielen Hör- und Sprachstörungen darstellen.

Empfehlung

Ein besseres Ergebnis ergibt sich beim Schreiben von Gehörtem, indem man über das linke Ohr hört und mit der rechten Hand schreibt.

➡ *Querverweise:*
Gedächtnisschwäche/Was tun bei …?
Lärmbelastung/Was tun bei …?

Sauerstoff

Sauerstoff ist der wichtigste Nährstoff des Gehirns: Ohne Sauerstoff kann das Gehirn nur wenige Sekunden überleben. Ausreichend Sauerstoff, der die Zellen erreicht, bedeutet Gesundheit und damit Lebensqualität. Das Gehirn ist, bezogen auf seine Größe, der Sauerstoffverbraucher Nummer eins unseres Körpers.

Doch oft bekommen wir zuwenig Sauerstoff, vor allem wenn wir zu selten an die frische Luft kommen. In Form einer ausgewählten Ernährung – mit ausreichend grünen Pflanzen und Blättern – können wir unserem Gehirn den notwendigen Sauerstoff auch dann zuführen, wenn wir wenig aeroben

Sport treiben. Es gibt Beweise dafür, daß eine Sauerstofftherapie ab einem gewissen Alter dazu geeignet ist, mehr mentale Fitneß zu erreichen und den Körper vor Hypoxie (Sauerstoffmangel) zu schützen.

Sauerstofftherapie im klinischen Bereich

Die Anwendung der Sauerstoff-Mehrschritt-Therapie (SMT) nach Manfred von Ardenne kennt im klinischen Bereich vor allem zwei Hauptindikationen: Eine deutliche Aktivierung des Immunsystems und eine spürbare Revitalisierung des Kranken. Im präventiven, also im vorbeugenden Bereich ersetzt die Sauerstofftherapie dem Sportler das Höhentraining und dem Gestreßten den Urlaub in den Bergen.

Die Sauerstoff-Mehrschritt-Therapie basiert auf dem Grundsatz, daß Krankheit ein energieverbrauchender und damit sauerstoffzehrender Prozeß ist. Durch Energiemangel kommt es unter anderem zu einer Schwächung der körpereigenen Abwehr, die sich in einer Verminderung der Aktivität der Phagozyten (= Freßzellen, die unter anderem Krebszellen vernichten) bemerkbar macht. Ein solcher Zustand wird insbesondere durch eine Chemotherapie oder eine Strahlentherapie erzeugt, weil jede dieser Therapieformen zu einer Verminderung der Sauerstoffversorgung des Organismus um ca. 25 Prozent führt.

Sauerstofftherapie im Sport

Zur Verbesserung der Sauerstoffaufnahme im Körpergewebe schluckt der Sportler zunächst einmal Dragees, die die Natursubstanz Natrium-Pangamat enthalten. Dann steigt er auf das Rad-Ergometer und tritt in die Pedale, während er aus diversen Konzentratoren ein dosiertes Sauerstoff-Luft-Gemisch einatmet. Die Therapie dauert neun Tage und wirkt meist ein halbes Jahr nach.

Viele Sportler, wie beispielsweise der Radprofi Jens Fiedler, Weltmeister und Olympiasieger im Sprintwettbewerb auf der Bahn, schwören auf die Mehrschritttherapie nach Ardenne. »Eine Mehrschrittkur wirkt wie Höhentraining und läßt bei gestreßten Menschen die geschwächten Körperkräfte um 90 Prozent anheben«, sagt dazu Michael Köcher, der heilkundige Berater Fiedlers. Bei Leistungssportlern lassen sich hiermit bis zu zehn Prozent Leistungssteigerung erreichen.

Neuester Trend: »Oxygen-Bars«

In Smogstädten wie Tokio sind sie so etwas wie eine (Über-)Lebensnotwendigkeit, Kanadier machen daraus einen Lifestyle-Trend: Oxygen-Bars, Sauerstofftankstellen für Großstädter. Seit der Eröffnung ihrer »O_2Spa-Bar« in Toronto haben die Betreiber über 4000 Kunden mit Sauerstoff versorgt. Damit keine Krankenhausatmosphäre aufkommt, können die Besucher hier, auf Le-Corbusier-Liegen ruhend, Designer-Aquarien betrachten und außerdem Zitronen- oder Pfefferminzduft inhalieren. 20 Minuten kosten 13 Dollar.

Luftionisation

Ionen können die Sauerstoffausnutzung verbessern, was für eine optimale Gehirnfunktion von großer Bedeutung ist. Dabei hängt es davon ab, ob wir überwiegend negativen oder positiven Ionen ausgesetzt sind, die uns über die Luft erreichen.

Versuchsreihen mit Sportlern: Schon Mitte der 40er Jahre führten russische Forscher eine Versuchsreihe mit Ionen an Sportlern durch. Man ließ diese bis an den Rand der Erschöpfung mit schweren Gewichten trainieren. Diejenigen, die mit hohen Dosen negativer Ionen versorgt wurden, erholten sich am schnellsten. Jene, die hohe Dosen verschiedener Ionen, also negative und positive Ionen im gleichen Verhältnis erhielten, waren die nächsten, die sich erholten. Diejenigen, die normale Luft einatmeten, brauchten am längsten, um sich zu erholen. Es sind also die negativen Ionen, die gesundheitlich besonders vorteilhaft sind, und die positiven Ionen, die uns eher körperliche und geistige Nachteile bringen.

Wetterfühligkeit und Klimaeinflüsse: Bei Naturereignissen wie einem Gewitter wird der Ioneneinfluß auf das Körperbefinden besonders deutlich. Wetterfühlige Menschen spüren das Herannahen eines Gewitters, sobald sich die Luft positiv auflädt. Das ionenmäßige Ungleichgewicht, das einer Wetteränderung vorausgeht, verursacht einen Serotoninanstieg, der Schmerzen im Falle von alten Verletzungen, Arthritis, Rheuma und steife Gelenke wiederaufleben läßt. Bei einer Blitzentladung werden negative Ionen in großen Mengen gebildet, womit sich das elektrostatische Gleichgewicht wiederherstellt und damit die körperliche Situation wieder stabilisiert.

Die mit dem Föhn einhergehenden ionalen Störungen entstehen, wenn der Luft die Feuchtigkeit entzogen wird. Deshalb fühlt man sich nach einem Aufenthalt in einem Waschsalon oder in einem Raum mit Zentralheizung und Klimaanlage häufig erschöpft. Denn hier enthält die Luft besonders viel positive Ionen und ist praktisch frei von negativen Ionen. Die Reibung der Wäsche in der heißen, trockenen Luft gegen die Metalltrommeln der Wäschetrockner erzeugt große Mengen positiver Ionen. Klimaanlagen fangen negative Ionen ein, scheiden diese aus und erzeugen positive Ionen, was sich für das Allgemeinbefinden nachteilig auswirkt.

Bei genügend hoher Luftfeuchtigkeit treten solche Störungen nicht auf. Brisen, die vom Meer her wehen, sind daher so erfrischend und belebend und Wüstenwinde häufig so erschöpfend. Denn wo sich Wasser in feine Tröpfchen zerreißen läßt, bilden sich genügend negative Ionen. Hohe Werte an negativen Ionen finden sich demzufolge in der Nähe von brechenden Wellen, Wasserfällen und Springbrunnen.

➡ *Querverweise:*
Atmung
Wetterfühligkeit/Was tun bei …?

Geschmackseinflüsse

Der australische Wissenschaftler John Prescott erforschte die Auswirkung von scharfem Essen auf unsere Psyche. Er untersuchte die Wirkung des Stoffes Capsaicin, der in Chili, rotem Pfeffer, Paprika und anderen Gewürzen enthalten ist. Prescotts Studien ergaben, daß der Stoff Capsaicin das geschmackliche Empfinden salziger und süßer Speisen steigert.

Der Wissenschaftler führt die beobachtete Geschmacksverstärkung auf Endorphine zurück, deren Produktion durch das Capsaicin angekurbelt wird.

Endorphine, die körpereigenen Stoffe, können Schmerzen stillen und ein psychisches Hochgefühl erzeugen. Durch dieses »High« erst wird die Wahrnehmung der anderen Geschmackskomponenten zum intensiveren Erlebnis. Lust auf scharfes Essen ist also mehr als nur eine Geschmacksfrage – es ist eine körperliche Abhängigkeit. Wer regelmäßig scharf ißt, kann gewissermaßen als süchtig nach einem Endorphinschub bezeichnet werden.

➡ *Querverweise:*
Neurotransmitter/Die Funktionsweise
    des Gehirns
Schmerzen/Was tun bei …?
Suchtverhalten/Was tun bei …?

Zyklen

»Nicht zu wissen, daß man eine Zeitstruktur hat, ist so, als wüßte man nicht, daß man ein Herz oder eine Lunge hat. In jedem Aspekt unserer Physiologie und unseres Lebens erkennen wir, daß wir der Ordnung unterworfen sind, die wir Zeit nennen.« (Gay Gaer Luce Report of U. S. Department of Health)

Im Laufe einiger tausend Jahre hat die Zivilisation uns so geformt, daß wir nicht mehr auf unsere eigenen Rhythmen hören, sondern immer mehr dem Takt der Gesell-schaft gehorchen. Konventionen zwingen uns in Tagesabläufe hinein, die unserem eigenen Zyklus von Anspannung und Entspannung zuwiderlaufen. Inzwischen gibt es Forschungsergebnisse, die zeigen, daß Hormone und Neurotransmitter in einer rhythmischen Abfolge von 90 bis 120 Minuten ausgeschüttet werden. Erregung, Konzentration und Entspannung folgen also wie Ebbe und Flut einem von der Natur vorgegebenen Rhythmus, der genutzt werden kann.

Essenszyklen

Die gegenwärtige Forschung zirkadianer Rhythmen bestätigt das vielzitierte Sprichwort »Frühstücken wie ein König«. Untersuchungen zeigten, daß Kalorien, die morgens zugeführt werden, weniger zur Gewichtszunahme beitragen als am Abend genossenes Essen. Die Aminosäuren werden am Morgen besser ausgenutzt als am Abend.

Bisher galt es immer als medizinisches Paradox, daß Menschen, die ausgedehnte Schlemmermahlzeiten zu sich nahmen, in aller Regel trotzdem gesund blieben. In vielen Kulturen, wie beispielsweise in Frankreich, Italien, Japan und den arabischen Ländern legt man großen Wert auf ein ausgedehntes gemeinsames Mahl, das zwei bis drei Stunden dauern kann. Dies steht dann auch häufig in direkter Verbindung mit Geschäften, die getätigt werden. Wenn Sie also sogenannte Arbeitsessen ansetzen, dann tun Sie das nicht, um Zeit zu sparen, sondern um sich zu synchronisieren. Über einen längeren Zeitraum mit dem anderen zusammen zu diskutieren und zu essen heißt auch, unsere Rhythmen aneinander anzupassen.

Medikamentenzyklen

Dreimal täglich einnehmen – so hört man im allgemeinen beim Arzt. Bisher wurde in der Medizin weitgehend davon ausgegangen, daß es keinen gravierenden Einfluß auf den Heilerfolg hat, wann ein Medikament eingenommen wird. In allerjüngster Zeit hat man die Erfahrung gemacht, daß der Zeitpunkt innerhalb des Biozyklus des Patienten, zu dem beispielsweise chemotherapeutische Krebsmittel verabreicht werden, einen wesentlichen Einfluß auf ihren Effekt hat. Gibt man sie zur richtigen Zeit, so ist ihre Wirkung auf die Krebszellen größer und die Gefahr der Nebenwirkungen geringer. Dies betrifft auch Schmerzmittel und Drogen wie Amphetamine, deren Schädlichkeit zu bestimmten Tageszeiten überdimensional zunimmt.

Hochleistungszyklen

Psychiater an der Harvard-Universität untersuchten an Freiwilligen die Geschicklichkeit bei Videospielen. Die Versuchspersonen erreichten alle 86 Minuten eindeutige Spitzenleistungen im Hinblick auf Koordination zwischen Auge und Hand und alle 88 Minuten auf dem Gebiet des Lernens und des Kurzzeitgedächtnisses. Diese Zeitspanne der Hochleistung entspricht einem Rhythmus von anderthalb Stunden, danach fällt die Leistung wieder ab.

Empfehlungen

- Um 10 Uhr morgens hat bei den meisten Menschen die Körpertemperatur ihr Maximum erreicht. Besonders hoch ist dann auch die Leistungsfähigkeit, die wir durch ein gehirngerechtes zweites Frühstück noch verbessern können.
- Das Langzeitgedächtnis hat am Nachmittag seine höchste Leistungsfähigkeit – jetzt heißt es: Vokabeln lernen oder einen Text vorbereiten.
- Nach dem Mittagessen, etwa gegen 14 Uhr, sackt die Leistungskurve ab, aber die Schmerzempfindlichkeit ist gering; wer jetzt einen Zahnarzttermin wahrnimmt, kann die Schmerzen besser ertragen und die Betäubungsspritze hält zwei- bis dreimal so lange vor.

Fazit

Wenn wir lernen, uns unsere natürlichen Rhythmen bewußt zu machen, können wir mit Hilfe dieser Zyklen unsere Leistungsfähigkeit und Gesundheit positiv beeinflussen.

➡ *Querverweise:*
Achtsamkeit/Mentalstrategien
Gedächtnisschwäche/Was tun bei …?
Konzentration/Mentalstrategien

MINERALIEN

Mineralien spielen eine beträchtliche Rolle im Gehirn, denn sie ermöglichen den ungestörten Funkkontakt zwischen den Nervenzellen. Ein Defizit an wichtigen Mineralien wie Kalzium oder Magnesium kann daher nachteilige Folgen haben. Die tägliche Einnahme von 600 mg Magnesium, so wurde auf dem jüngsten deutschen Schmerzkongreß in Heidelberg vorgestellt, kann die Häufigkeit von Migräneanfällen um bis zu 50 Prozent vermindern. Nachdem Patienten vorher drei bis vier starke Anfälle pro Monat hatten, nahm die Anzahl der Attacken um über 50 Prozent ab, nachdem regelmäßig Magnesium der üblichen Ernährung hinzugefügt worden war.

Eisen

Das Gehirn enthält ziemlich viel Eisen, und so wirkt sich auch ein Eisenmangel nachteilig auf das Gedächtnis und die Fähigkeit zur Konzentration aus. Vor allem schwangere Frauen und junge Mädchen, aber auch Hochleistungssportler, leiden häufiger als allgemein angenommen unter Eisenmangel.

Spezielle Wirkung

Liegt ein Defizit an Eisen vor, dann verhindert die Gabe des Minerals Sauerstoffmangelerscheinungen des Gehirns. Die mit einem Eisenmangel verbundenen Symptome wie Müdigkeit, allgemeine Unlust und Antriebsstörungen können durch zusätzliche Einnahme von Eisen behoben werden.

Allgemeine Wirkung

Eisen ist entscheidend am Aufbau des roten Blutfarbstoffes (Hämoglobin) beteiligt, der den Sauerstoff im Körper transportiert. Wie wichtig eine ausreichende Zufuhr von »Grün-zeug« ist, zeigen die Zusammenhänge zwischen Chlorophyll in grünen Blättern und Hämoglobin des menschlichen Blutes. Chlorophyll und das menschliche Blut sind nämlich chemisch identisch bis auf den Unterschied, daß Chlorophyll Magnesium enthält und Hämoglobin Eisen. Vor allem bei Blutspendern und bei Frauen mit starker Menstruation sollte an eine zusätzliche Einnahme von Eisen gedacht werden.

Vorkommen

(in mg pro 100 g des Nahrungsmittels)
Hefe, Kakao, Miesmuscheln: 18 mg
Linsen, getrocknete Bohnen: 10 mg
Schweine- und Rinderleber: 10 mg
Austern: 7 mg
getrocknete Erbsen: 6 mg
Datteln, Johannisbeeren, getrocknete
    Aprikosen: 5 mg
getrocknete Feigen, Backpflaumen: 4 mg
Huhn, Spinat, Vollkornbrot: 3 mg
Schinken, Eier: 2,5 mg
Thunfische, Nüsse: 2 mg

Eisenausgleich durch Mineralienmischung

Eine zusätzliche Eisenzufuhr kann beispielsweise durch Einnahme von grünem Gerstensaftextrakt oder einer optimalen Mineralmischung wie Basica erfolgen.

Hinweis

Vitamin C kann die Eisenresorption erhöhen, daher empfiehlt sich, bei Eisenmangel auch zusätzlich etwas Vitamin C zuzuführen. Wichtig für die Eisenresorption ist auch Vitamin E.

➡ *Querverweise:*
Antriebsschwäche/Was tun bei ...?
Bierhefe/Nahrungsergänzungsmittel
Vitamin C/Vitamine
Vitamin E/Vitamine
Zink/Spurenelemente

Kalzium

Kalzium wirkt bei der Muskelbewegung und am Knochenaufbau mit. Seine Funktion bei der nervlichen Übertragung und im Stoffwechsel der Zelle ist ebenso wesentlich. Vor allem aber hat sich Kalzium als Anti-Streß-Mineral einen Namen gemacht, da es auf natürliche Weise entspannt und einen guten Funkkontakt zwischen Nerven und Muskeln ermöglicht.

Spezielle Wirkung

Kalzium beeinflußt maßgeblich die Erregbarkeit der Nerven und die Muskelkontraktion und hilft mit, daß über die Nebennieren die Bildung von Hormonen erfolgen kann. Vor allem aber hat Kalzium eine beruhigende Wirkung, so daß es als natürliche Einschlafhilfe bei manchen Formen der Schlaflosigkeit eingesetzt werden kann. Auch bei nächtlichen Beinkrämpfen hat sich die Einnahme von Kalzium – ähnlich wie Magnesium – bewährt.

Allgemeine Wirkung

Kalzium aktiviert zahlreiche Enzyme und die normale Herzarbeit. Kalziummangel kann zu Störungen der Blutgerinnung führen.

Vorkommen

Eigelb, Haferflocken, Milch, Sesam, Mandeln, Datteln, Sonnenblumenkerne, Meerestiere, Algen, Sellerie und Kohl enthalten Kalzium.

Hinweis

Die Aufnahme von Kalzium wird unterstützt durch eine gute Versorgung des Körpers mit Vitamin C, dagegen gehemmt durch Oxalsäure, die in Rhabarber und Tomaten vorkommt und durch die Phytinsäure, die in rohem Getreide enthalten ist.

➡ *Querverweise:*
Magnesium
Vitamin C/Vitamine
Schlaflosigkeit/Was tun bei ...?
Streß/Was tun bei ...?

Magnesium

Magnesium ist ein nervenberuhigendes Mineral. Es beeinflußt die Impulsleitungen in den Nerven und wirkt als regelrechtes Antistreßmittel. Magnesium ist gegen Allergien und Osteoporose und in höherer Dosierung auch gegen manche Formen der Schwerhörigkeit wirksam. Magnesiummangel ist weit verbreitet und verursacht durch den sekundär entstehenden Kalziummangel neuromuskuläre Übererregtheit wie beispielsweise nächtliche Muskelkrämpfe. Gisela Friebel: »Die unerhört innige Beziehung des Magnesiums zum Licht gibt uns die Erklärung für seine Anwesenheit im Chlorophyll, dem Blattgrün. Das Magnesium schiebt gewissermaßen das Licht in die Verdichtung der Stärke und Zellulose.« Die lichtaktive Wirkung macht Magnesium quasi zum Antidepressivum.

Spezielle Wirkung

Magnesium wirkt bei ängstlicher Übererregtheit, Brustbeklemmungen, Erschöpfungszuständen, Schlaflosigkeit, nervöser Müdigkeit und Bluthochdruck ausgleichend. Neuesten Forschungen zufolge können zusätzliche Magnesiumgaben viele Formen von Kopfschmerzen lindern.

Allgemeine Wirkung

Magnesium wirkt zusammen mit zahlreichen Enzymen des Körpers im Stoffwechsel, vor allem im Kohlenhydratstoffwechsel. Zusätzliches Magnesium wirkt sich unterstützend im Wachstum und in der Schwangerschaft bei Mutter und Kind sowie aufbauend bei Wundheilungsprozessen und nach Operationen aus.

Vorkommen in der Nahrung

Gute Magnesiumlieferanten sind Vollkornprodukte, Milch, Fisch, Bananen, Sojabohnen, Rettich, Gurken, Dill und Nüsse. Die Magne-

siumaufnahme wird gehemmt durch eine hohe Zufuhr an Kalzium, Phosphor, Fett, Protein und Alkohol sowie durch einen Mangel an Vitamin B 1 und B 6.

Vorkommen im Körper

Magnesium ist neben Natrium, Kalium und Kalzium das vierthäufigste Element im menschlichen Körper. Es findet sich zu 60 Prozent im Skelett und zu 30 Prozent in der Muskulatur.

Dosierung

Die wünschenswerte tägliche Zufuhr an Magnesium beträgt ca. 350 mg. Der Magnesiumbedarf ist unter Streß, während des Wachstums und der Stillzeit erhöht. Andauernder Leistungssport und Arbeit unter Hitze sowie Schweißverlust können den Bedarf erhöhen.

Hinweis

Nicht zuviel Quark essen, da er das Magnesium bindet. Ausdauersportler sollten vor dem Training ausreichend Magnesium zu sich nehmen, da es als Weichmacher der Muskeln wirkt. Elektrolytgetränke enthalten häufig wenig oder gar kein Magnesium.

➡ *Querverweise:*
Angst/Was tun bei ...?
Blutdruck/Was tun bei ...?
Kopfschmerzen/Was tun bei ...?

NAHRUNGSERGÄNZUNGSMITTEL

Nahrungsergänzungsmittel können kein gleichwertiger Ersatz für eine lebendige Ernährung, die beispielsweise aus Obst und Gemüse besteht, darstellen. Sie dienen lediglich dazu, das Nährstoffdefizit auszugleichen, das durch fehlende Lebensmittel entsteht und durch eine hektische Lebensweise und eine schlechte Verdauung mit verursacht wird.

So neigen wir durch eine schnelle Lebens- und unzureichende Ernährungsweise häufig dazu, nicht nur den Körper, sondern auch den Geist nachteilig zu beeinflussen; Antriebslosigkeit und Depressionen stellen sich häufig dort ein, wo zu viele säurebildende Nahrungsmittel wie Fleisch, Wurst und Süßigkeiten gegessen und zu große Mengen Kaffee oder Alkohol getrunken werden. Basenreiche Nahrungsmittel wie Gemüse, Obst, Kartoffeln und hochwertige Wässer können jedoch einer Übersäuerung entgegenwirken, diese stehen allerdings nicht immer in ausreichender Menge zur Verfügung. Die ideale Ernährung setzt sich daher aus vier Fünftel basenreichen und einem Fünftel säurebildenden Lebensmitteln zusammen.

Wenn es nicht möglich ist, diese Richtlinie einzuhalten – wie etwa auf Reisen oder bei häufigem Kantinenessen –, sollte man zu Nahrungsergänzungsmitteln wie z. B. Basica greifen. Bei Streß haben sich vor allem Wirkstoffe aus Blütenpollen und Bierhefe bewährt. Algen und Gerstensaft versorgen uns im Falle von Streß mit den chlorophyllreichen Grünanteilen, die im allgemeinen nur in Blattsalaten und Pflanzen wie der Brennessel vorliegen. Nahrungsergänzungsmittel sollen so natürlich wie möglich und sowenig verarbeitet wie nötig sein, um ihre Aufgabe optimal erfüllen zu können.

Algen

Den hohen Nährwert der Algen für Körper und Geist hatten bereits die Hochkulturen vor Jahrhunderten für sich entdeckt. So stand bei den Azteken die Alge hoch im Kurs. Nach Berichten spanischer Eroberer schrieben die Indianer Mittelamerikas dem »tecuitlatl«, einem blaugrünen Algenkuchen, außergewöhnliche stärkende Eigenschaften zu. In Deutschland werden Algenprodukte als »blue-green« (Blaugrünalgen) oder »Spirulina« angeboten.

Spezielle Wirkung

Untersuchungen in den USA ergaben, daß Algen die nervliche Belastbarkeit und emotionale Stabilität unter Streß, die Auffassungsgabe bei angestrengten Lernprozessen und sogar das Traumerleben fördern. Eine Versuchsreihe in einer nicaraguanischen Schule zeigte, daß sich die Leistungen von Kindern bei der täglichen Einnahme von einem Gramm Blaugrünalgen nach einigen Monaten deutlich verbesserten.

Allgemeine Wirkung

Algen kräftigen nach einer Krankheit und unterstützen den Heilungsprozeß. Durch ihren hohen Anteil an Spurenelementen, vor allem Jod, können Algen ernährungsbedingte Mangelerscheinungen wie Jodmangel ausgleichen helfen. In diesem Zusammenhang sollte aber der Arzt von der Einnahme unterrichtet werden.

Inhaltsstoffe

Während bislang Paprika und Karotten als Hauptträger des Beta-Carotins galten, werden sie von Spirulina mit 1700 mg/kg um rund das 14fache übertroffen. Als Jodquelle rangieren Algen vor jedem anderen Lebensmittel. Insgesamt bescheinigen wissenschaftliche Analysen den Spirulina-Algen einen hohen Vitamin-B 12-Gehalt, der für die Blutbildung wichtig ist.

➡ *Querverweise:*
Jod/Spurenelemente
Vitamin B12/Vitamine

Basica

Der Ernährungsexperte Ragnar Berg entwickelte ein optimal zusammengesetztes Mineralgemisch, um bei erhöhtem Nährstoffbedarf und kräfteraubenden Lebensbedingungen auf Vitalstoffe zurückgreifen zu können.

Spezielle Wirkung

Ein Defizit an lebensnotwendigen Mineralien führt leicht zu Antriebslosigkeit, Krämpfen oder Funktionsstörungen des Nervensystems, die durch das Präparat Basica ausgeglichen werden können.

Allgemeine Wirkung

Basica ist aufgrund seiner Mineralstoffkombination geeignet, einer Übersäuerung des Magens, die uns auch in Form von Streß und Genußdrogen belastet, entgegenzuwirken und das Defizit an lebensnotwendigen Mineralstoffen auszugleichen.

Inhaltsstoffe

Basica enthält alle wichtigen Mineralien und Spurenelemente in dem Mengenverhältnis, wie sie natürlicherweise in Früchten und Gemüsen vorliegen. Die Mineralien in Basica sind an Fruchtsäuren gebunden, somit ist eine gute Resorption gewährleistet. Die Fruchtsäuren werden im Körper restlos verwertet, so daß nur die Mineralien- und Spurenelemente zurückbleiben.

Dosierung

Täglich ein bis drei Eßlöffel in Mineralwasser oder Saft geben.

Hinweis

Das Mineralstoffpräparat Basica ist auch geeignet, um Vitamin C abzupuffern und verträglicher für die Verdauung zu machen.

Bezugsquelle

Basica ist in Reformhäusern und Apotheken erhältlich.

➡ *Querverweise:*
Mineralien, Spurenelemente

Bierhefe

Bierhefe in flüssiger Form ist ein ausgesprochen vielseitiges und vitalstoffreiches Mittel, um Gehirn und Nervensystem zu stärken. Als Nährstoffsupplement sollte die beste Hefe ausgewählt werden, auch wenn sie sehr streng schmeckt.

Spezielle Wirkung

Flüssige Bierhefe zählt zu den besten nährstofflichen Hilfen, um bis ins hohe Alter geistig vital zu bleiben. Das Getränk ist eine gute Quelle nervenwirksamer B-Vitamine, die gerade während einer Streßsituation vermehrt benötigt werden.

Allgemeine Wirkung

Hefe wird zur allgemeinen Kräftigung nach Infektionen oder bei Streßbelastungen empfohlen, zur Therapie von Akne, niedrigem Blutzuckerspiegel und zur Erhöhung der Zahl der Antikörper.

Inhaltsstoffe

Flüssige Bierhefe enthält alle essentiellen Aminosäuren, wichtige B-Vitamine, Enzyme und Nukleinsäuren sowie viele Mineralstoffe und Spurenelemente. Außerdem sind die Antioxidantien Selen und Cluthation in gut verwertbarer Form darin enthalten. Gerade durch Selen und Gluthation hat flüssige Bierhefe eine schützende Wirkung auf die Zellfunktion.

Empfehlung

Es empfiehlt sich, flüssige Bierhefe mit schwarzem Johannisbeersaft oder frischem Zitronensaft zu mischen. Diese Säfte überdecken nicht nur den strengen Geschmack der Bierhefe, sie machen sie auch leichter verwertbar und wirksamer.

⬚ Rezept: Drink gegen Antriebsschwäche

Flüssige Bierhefe in ein Glas Johannisbeer- oder roten Traubensaft geben, verrühren, eventuell etwas frischen Zitronensaft hinzugeben und trinken.

Bezugsquelle

Flüssige Bierhefe ist als »Panaktiv« im Reformhaus zu beziehen.

➡ *Querverweise:*
Antriebsschwäche/Was tun bei ...?
Vitamin B12/Vitamine

Blütenpollen

Blütenpollen sind die männlichen Keimzellen der Pflanze. In ihnen sind alle Bestandteile für die Entstehung und Vermehrung der Pflanze enthalten. So sind sie mit allen bioaktiv wichtigen Stoffen, wie Zellaufbaustoffen, Enzymen, Protein, Vitaminen, Mineralien und Spurenelementen ausgestattet.

Spezielle Wirkung

Blütenpollen werden im allgemeinen zur Kräftigung bei Schwächezuständen, Nervenschwäche und Appetitlosigkeit empfohlen. Aber auch bei leichten depressiven Verstimmungen und während akuter Streßsituationen können Blütenpollen zur Unterstützung des Nervensystems sehr hilfreich sein. Bei Streß und nachlassender Konzentration bringen Pollen augenblicklich mehr Konzentration, gute Laune und geistige Antriebskraft.

Allgemeine Wirkung

Blütenpollen sind sehr hilfreich als Kräftigungsmittel nach einer Krankheit oder als biologisches Aphrodisiakum, was vor allem auf ihren Zinkanteil zurückzuführen ist.

Inhaltsstoffe

Blütenpollen enthalten Aminosäuren in idealer Zusammensetzung, vor allem die konzentrationsfördernde Glutaminsäure. Überdies enthalten sie Cystein und Lysin, an Mineralstoffen und Spurenelementen Magnesium, Kalzium, Kalium, Kieselsäure, Mangan, Schwefel, Kupfer, Zink und Eisen. An Vitaminen sind Beta-Carotin, der Vitamin B-Komplex, Vitamin C, Vitamin D und E enthalten.

Dosierung

Die jeweilige Dosierung kann zwischen einem Teelöffel und drei Eßlöffeln variieren – je nach individuellem Wirkstoffbedarf. Voraussetzung für eine gute Ausnutzung der Pollen ist, daß sie gut gekaut werden, denn dann entfalten sich die Wirkstoffe schon in der Mundschleimhaut und gelangen direkt in die Blutbahn.

¶¶ Rezept

Einen Teelöffel Blütenpollen mit einem Teelöffel Glutaminsäure pur zerkauen oder in Milch/Joghurt einrühren.

→ *Querverweise: Glutaminsäure Antriebsschwäche/Was tun bei ...?*

Gerstensaft

Der grüne Gerstensaft ist ein Wirkstoffcocktail aus den Blättern junger Gerste. Er stellt eine wertvolle Gehirnnahrung dar, weil er, direkt aus der Natur kommend, mit natürlichem Chlorophyll, sehr viel Cholin und Eisen ausgestattet ist. Gerstensaftextrakt entgiftet und ernährt zugleich und ist damit äußerst wertvoll für eine ausgewogene Ernährung.

Spezielle Wirkung

Wenn man den Extrakt morgens auf leeren Magen einnimmt, wird das Gehirn genauso gut wie mit einer Tasse Kaffee belebt. Gerstensaft hilft auch bei der Überwindung von Schläfrigkeit am Nachmittag. Nimmt man das dritte Glas kurz vor dem Schlafengehen zu sich, wird der Säuregehalt im Blut gesenkt, was besseren Schlaf zur Folge hat.

Allgemeine Wirkung

Das im Gerstensaft enthaltene Chlorophyll kann gegen Sauerstoffmangel und Mundgeruch eine wirkungsvolle Hilfe darstellen.

Dosierung

Der japanische Arzt Dr. Yoshihide Hagiwara empfiehlt, grünen Gerstenextrakt dreimal täglich in einer Menge von zwei bis vier Gramm zu sich zu nehmen, das entspricht etwa der gleichen Anzahl Teelöffel.

Bezugsquelle

Grüner Gerstensaft ist als Extrakt unter dem Namen »Green Magma« in gut sortierten Reformhäusern erhältlich.

Vergleich einiger Lebensmittel mit Gerstensaft

Lebensmittel	Beta-Carotin J.E.	Vit C mg	Niacin mg	Chlorophyll J. E.	Cholin mg
Gerstensaft	52 000	329	10,6	1490	260
Kopfsalat	200	5	0,2	–	–
Spinat	8000	100	1,0	–	–
Zwiebel	20	10	0,2	–	–
Tomate	400	20	0,8	–	–
Kohl	100	50	0,5	–	–
Grünkohl	10 000	126	–	–	–

➡ *Querverweise:*
Antriebsschwäche/Was tun bei ...?
Schlaflosigkeit/Was tun bei ...?

Glutaminsäure

Untersuchungen mit Glutaminsäure wurden schon in den 60er Jahren gemacht, und dabei wurde festgestellt, daß Glutaminsäure die mentalen Kräfte wirkungsvoll unterstützen und die Intelligenz fördern kann. Glutaminsäure kommt in natürlicher Form in Vollweizen und Sojabohnen vor. Da diese Nahrungsmittel häufig in zu geringem Maße gegessen werden und Streß viel Glutaminsäure verbraucht, ist es sinnvoll, Glutaminsäure vor Prüfungen oder in Streßsituationen zu sich zu nehmen.

Spezielle Wirkung

Insgesamt konnte in mehreren Untersuchungen gezeigt werden, daß Glutaminsäure, zusätzlich zur täglichen Ernährung gegeben, in der Lage ist, den Intelligenzquotienten bei Kindern um 11 bis 17 Punkte anzuheben. Die behandelten Kinder zeigten größere Wachheit, mehr Elan und eine stark verbesserte Fähigkeit zur Problemlösung. Die Gedächtnisforscher Ostrander und Schroeder beschreiben die Wirkung von Glutaminsäure folgendermaßen: »Wie können wir unseren ›vernebelten‹ Geist in kürzester Zeit zu einem ›neuen Hoch‹ verhelfen? Indem Sie zusätzlich Glutaminsäure einnehmen. Es zeigte sich, daß die Glutaminsäure dem Durchschnittsmenschen zu großer Intelligenz und dem Hochintelligenten zu Genialität verhelfen kann.« Sobald aber die Verabreichung der Glutaminsäure eingestellt wird, beginnt der IQ wieder abzusinken, was auch zeigt, daß es für die tägliche Gehirnernährung notwendig ist.

Allgemeine Wirkung

Glutaminsäure kann in Fällen von zu niedrigem Blutzucker eingesetzt werden. Dem amerikanischen Psychiater Vernon Mark zufolge ist ein niedriger Blutzuckerspiegel eine der Hauptursachen für Antriebslosigkeit und Gedächtnisschwäche.

Dosierung

Zur Konzentrationssteigerung empfiehlt es sich, jeweils einen bis zwei Teelöffel Glutaminsäure in Milch, Saft, Quark oder Joghurt und dazu Früchte wie Bananen oder Obst der Saison zu geben. Diese Mischung setzt neue mentale Kräfte frei.

Hinweis

Glutaminsäure ist für das Gehirn ein überaus wichtiger Brennstoff. Wo die Glutaminsäure die Blut-Hirn-Schranke nicht leicht passieren kann, kann L-Glutamin dies sehr wohl. Gelangt Glutamin ins Gehirn, dann wird es in die Glutaminsäure zurückverwandelt. Selbst die Einnahme von relativ kleinen Mengen an Glutamin führt zu einem ausgeprägten Ansteigen des Glutaminsäurespiegels.

Bezugsquelle

Glutaminsäure ist als »Glutamin Verla« in Apotheken erhältlich.

➡ *Querverweise:*
Blutzuckerspiegel/Was tun bei …?
Gedächtnisschwäche/Was tun bei …?
Streß/Was tun bei …?

Kieselsäure

Nach Rudolf Steiner hat die Kieselsäure geistige und spirituelle Qualitäten: »Wenn man geistig schauen kann, was im Nerven-Sinnesprozeß des Menschen vorgeht, sieht man einen wunderbar feinen Prozeß, der in der Kieselsubstanz wirkt.« So heißt es weiterhin von der Kieselsäure, sie würde »die ausgleichenden kosmischen Kräfte vermitteln« und sich »über das zentrale Nervensystem und die Sinnesorgane auf Geist, Seele und den gesamten Organismus auswirken«. Nicht umsonst hat die Natur dafür gesorgt, daß unser Körper sieben Gramm Kieselsäure speichert, wohingegen vom Eisen, das für Blutbildung und Atmung verantwortlich ist, im Körper nur vier bis fünf Gramm vorkommen.

Spezielle Wirkung

Das Kieselsäuregeschehen muß recht umfangreich beim Denkprozeß beteiligt sein, worauf schon der hohe Siliziumgehalt des Gehirns hinweist. Bei Nervosität, chronischer Müdigkeit und Vergeßlichkeit liegt oft ein Kieselsäuremangel vor.

Allgemeine Wirkung

Kieselsäure wirkt in unserem Körper wie ein Ordnungs- und Stützelement, außerdem hat es Reparaturcharakter. So sorgt die Kieselsäure in den Zellwänden der Blutgefäße und Schleimhäute für Elastizität und Widerstandskraft. Kieselsäure bewirkt auch, daß Nägel, Haut und Haare an Festigkeit, Glanz und Spannkraft gewinnen.

Vorkommen

Die Kieselsäure kommt in natürlicher Form im Getreide, vor allem im Hafer und in der Hirse, vor. In Heilpflanzen wie dem Schachtelhalm kommt Kieselsäure in großen Mengen vor.

➡ *Querverweise:*
Gedächtnisschwäche/Was tun bei …?
Getreide, Zinnkraut/Heilpflanzen

Kreatin

Kreatin ist eine natürlich vorkommende Verbindung der Aminosäuren Arginin, Methionin und Glycin. Kreatin kommt in nennenswerter Weise nur in Fisch oder Fleisch vor, weshalb der Kreatingehalt bei Vegetariern häufig vermindert ist. Der größte Teil des Kreatins wird in den Muskeln gespeichert.

Spezielle Wirkung

Kreatin unterstützt die körperliche und geistige Belastbarkeit. Die aus drei wichtigen Aminosäuren zusammengesetzte Substanz fördert die Genesung nach Krankheiten und nach Zeiten großer mentaler Belastungen.

Allgemeine Wirkung

Kreatin spielt eine erhebliche Rolle bei der Energiegewinnung und kann zur Maximierung von Kraft und Leistungszuwachs dienen. Kreatin fördert den Aufbau der Skelettmuskulatur und wird daher gerne als natürliches Anabolikum und zur Gewichtszunahme verwendet.

Hinweis

Kreatin sollte am besten kurmäßig über drei bis vier Wochen eingenommen werden, um die oben genannten Effekte zu erzielen.

Bezugsquelle

Kreatin wird mittlerweile in Bioläden und Sportgeschäften angeboten.

➡ *Querverweise:*
Antriebsschwäche/Was tun bei …?
Gedächtnisschwäche/Was tun bei …?

Lezithin

Lezithin ist eine natürliche Gehirnnahrung, die in Sojabohnen und Nüssen vorkommt. Lezithin ist deshalb wichtig, weil es die Isolierung um die Nerven, die sogenannten Myelinscheiden, unterstützt. Die Isolierung der Nervenscheiden gleicht der Ummantelung elektrischer Drähte, um Kurzschlüsse zu verhindern. Eine gute Isolierung der Nerven ist gerade in der heutigen hektischen Zeit wichtig, um ein einwandfrei arbeitendes Nervensystem beizubehalten.

Spezielle Wirkung

Bei Lezithinmangel kann es im extremen Fall zu »Kurzschlüssen« im Nervensystem kommen, man wird nervös, gereizt und deprimiert. Ausreichende Lezithingaben können dem jedoch vorbeugen. Phospholipide wie Lezithin bilden das Skelett der Zellmembran und werden für Aufbau, Reparatur und Erneuerung der Membrane benötigt. Phospholipide sind Lipide mit mehreren unterschiedlichen Grundbausteinen wie Phosphorsäure, Fettsäuren, Cholin und Inosit. Die Gabe von Lezithin bei Nervenkrankheiten hat sich in den letzten Jahren immer mehr durchgesetzt; es bessert verschiedene Lähmungserscheinungen, Zittern und eine verwaschene Sprache. Überdies liegen auch Berichte vor, wonach Lezithin den Blutcholesterinspiegel senkt, was dazu beiträgt, daß der Sauerstoff das Gehirn leichter und ungehindert erreicht.

Allgemeine Wirkung

In der Leber kann durch Lezithin verklumptes Fett umgewandelt werden, was die Gefahr einer Leberdegeneration verringert. Bei der Ausnutzung der Vitamine A, D und E spielt Lezithin auch eine Rolle, weil es im Verdauungstrakt die Resorption der Vitamine fördert.

Dosierung

Lezithin liegt als Granulat oder Pulver, das meist aus der Sojabohne gewonnen wird, vor. Um von Lezithin schnell geistig zu profitieren, empfiehlt sich eine höhere Dosierung, also mehrfach täglich ein Eßlöffel, zusätzlich zur Ernährung einzunehmen.

➡ *Querverweise:*
Die Funktionsweise des Gehirns
Cholesterinspiegel/Was tun bei …?
Gedächtnisschwäche/Was tun bei …?

SPURENELEMENTE

Der menschliche Körper enthält mitunter sehr große Mengen an Bau- und Betriebsstoffen wie Eiweiß, Kohlenhydrate und Fette. Spurenelemente kommen jedoch, wie der Name schon sagt, nur in sehr geringen Mengen vor. Das heißt jedoch nicht, daß diese Stoffe von untergeordneter Bedeutung sind – ganz im Gegenteil, sie spielen eine beträchtliche Rolle im Stoffwechselgeschehen, beim Denken, bei der psychischen Verfassung und für die Gehirngesundheit im allgemeinen.

Der Mensch bekommt Zugang zu den seltenen Spurenelementen vor allem über pflanzliche Nahrung, sei es, indem wir Obst und Gemüse essen oder indem wir uns an Fleisch halten. Denn dies stammt ja wiederum von Tieren, die sich von Pflanzen ernährten oder – im Falle von fleischfressenden Tieren – deren Beute Pflanzen fraß. Nur Pflanzen sind in der Lage, dem Boden Mineralien zu entziehen. Sie stellen daher unsere direkte biologische Verbindung zur Erde dar.

Chrom

Chrom wurde erst spät als essentielles Spurenelement erkannt. Seine Bedeutung für den Menschen zeigt sich vor allem bei gestörter Glukosetoleranz, einem unausgeglichenen Blutzuckerspiegel, der insbesondere im Alter und bei Diabetikern vorkommt. Der Genuß von sehr vielen Weißmehlprodukten und

Zucker, ohne auf die Zufuhr von Vollkornprodukten zu achten, kann einen Chrommangel hervorrufen.

Spezielle Wirkung

Chrom ist ein Bestandteil des sogenannten »Glukosetoleranzfaktors«. Diese vitaminartige Substanz erhöht den Wirkungsgrad von Insulin und kann in Fällen von Diabetes und Hypoglykämie (Unterzuckerung) den Blutzuckerspiegel günstig beeinflussen. Chrom wird auch zur Herstellung von Aminosäuren gebraucht, die ihrerseits wiederum Baustoffe für Neurotransmitter darstellen. Chrom hilft darüber hinaus, einen erhöhten Cholesterinspiegel zu reduzieren und Arterienverhärtungen zu verhindern.

Allgemeine Wirkung

Während der Schwangerschaft kann es leicht zu einem Chrommangel kommen. Daher sollte besonders während dieser Zeit die Nahrung der Mutter ausreichend Chrom enthalten, um ihren erhöhten Bedarf und den des Kindes zu decken.

Vorkommen

Weizenkeime, schwarzer Pfeffer und Leber enthalten Chrom, der weitaus beste Lieferant ist aber die Bierhefe.

➡ *Querverweise:*
Arteriosklerose/Was tun bei …?
Blutzuckerspiegel/Was tun bei …?
Bierhefe/Nahrungsergänzungsmittel

Germanium

Germanium ist bislang durch den Erfolg der Halbleiter in der elektronischen Industrie bekannt geworden. Von ganz anderer Seite hat Germanium zwischenzeitlich von sich reden gemacht, seitdem nämlich der Japaner K. Asai weitreichende Untersuchungen mit dem Spurenelement einleitete. Mittlerweile zeigten Analysen, daß bestimmte Heilwässer – vor allem das Wasser von Lourdes – einen besonders hohen Wert an Germanium aufweisen. Auch die mehrere tausend Jahre alten Redwoods in Kalifornien zeichnen sich durch eine hohe Konzentration dieses Spurenelementes aus.

Spezielle Wirkung

Germanium zeigt eine deutliche therapeutische Wirkung bei Behandlung von Schizophrenie, Psychosen und Epilepsie. Durch die Bindung der Wasserstoffionen ermöglicht Germanium eine Erhöhung der Sauerstoffversorgung des Körpers; dadurch verbessert sich die Durchblutung, vor allem des Gehirns, eine Besserung des Allgemeinzustandes kann erwartet werden. Verhaltensstörungen, die mit einer übermäßigen Aufnahme von Schwermetallen zu tun haben, können reduziert werden.

Erfahrungsbericht: Professor Asai berichtet vom Beispiel eines Mannes, der einen Schlaganfall erlitten hatte. Der Arzt, den man rief, konnte mangels technischer Möglichkeiten keinen Sauerstoff verabreichen. Asai gab dem Mann Germanium, und nach einigen Stunden kam er wieder zu Bewußtsein, und einige Tage später konnte er wieder laufen.

Allgemeine Wirkung

Germanium ist in der Lage, die körpereigene Interferonbildung zu stimulieren und auch ein durch vorangegangene Maßnahmen wie einer Bestrahlung bereits geschädigtes Immunsystem zu aktivieren.

Vorkommen

Germanium findet sich überwiegend in Wurzeln und Bäumen, die für heilkundliche Zwecke beim Menschen in Frage kommen, so zum Beispiel in Ginseng und im Knoblauch, in der Brunnenkresse und in bestimmten Heilwässern.

➡ *Querverweise:*
Blutdruck/Was tun bei …?
Durchblutungsstörungen/Was tun bei …?
Ginseng/Heilpflanzen
Knoblauch/Gemüse
Sauerstoff/Mikronährstoffe
Umweltgiftbelastung/Was tun bei …?

Jod

In den Alpen, vor allem in der Schweiz, gab es zu früheren Zeiten zuwenig Jod in der Nahrung, weil Seefisch selten und Meersalz nicht gebräuchlich war. Dies führte dazu, daß viele Menschen hier einen Kropf hatten und in ihrer geistigen Entwicklung zurückblieben.

Spezielle Wirkung

Ohne eine ausreichende Jodzufuhr kann die Schilddrüse die Hormone nicht produzieren, die den Stoffwechsel im Körper regulieren. Gewichtszunahme, verlangsamtes Denken und als sichtbares Zeichen der Kropf sind Ausdruck einer Jodmangelerscheinung. Zusätzliches Jod in der Ernährung, etwa als Jodsalz, hilft den Stoffwechsel von Eiweiß und Fetten zu regulieren.

Vorkommen

Algen, Fische, Meerestiere, Meersalz, Artischocken, Knoblauch, Kresse, Kohl, Birnen, Trauben und Tomaten enthalten Jod.

➡ *Querverweise:*
Antriebsschwäche/Was tun bei …?
Gedächtnisschwäche/Was tun bei …?

Selen

Selen gehört zu den wichtigsten Schutzstoffen, um Ablagerungen in den Gefäßen zu vermeiden. Zudem dient es der Krebs- und Infarktabwehr.

Zusammen mit den Vitaminen C und E gehört Selen zu den Antioxidantien, die uns vor den gefährlichen Auswirkungen Freier Radikaler schützen können. Das seltene Spurenelement kann helfen, daß die Blutplättchen nicht zusammenklumpen. Dadurch bleiben die Arterien sauber, und das Blut kann ungestört zu den Organen fließen.

Spezielle Wirkung

Selen fungiert in den Zellen als Altersbremse und wirkt sich somit auch auf das Gehirn positiv aus. Zudem blockt Selen gefährliche Umweltgifte wie Blei, Cadmium und Quecksilber ab. Auf die Augen wirkt sich Selen schützend aus, daher wird es bei erhöhten Belastungen durch Umweltgifte und bei der Arbeit am Bildschirm empfohlen.

Allgemeine Wirkung

Selen schützt die Nieren, die Leber und die Weichteile vor bestimmten Rheumaformen.

Vorkommen

Vollkorngetreide, Vollreis, Bierhefe und Weizenkeime enthalten Selen, ebenso Zwiebeln und Knoblauch, Vollmilch und Quark. Selen findet sich auch im Muskelfleisch von Rind, Schaf und Schwein sowie in Fischen und Schalentieren.

Empfehlung

Es wird empfohlen, Selen zusätzlich einzunehmen unter erhöhten Streßbedingungen, vor Langstreckenflügen wegen der Strahlenbelastung oder während einer längeren Krankheit.

Dosierung

Zusammen mit den anderen Antioxidantien Beta-Carotin, Vitamin C und E empfiehlt sich Selen in einer Dosierung von 200 µg.

➡ *Querverweise:*
Reisekrankheiten/Was tun bei ...?
Streß/Was tun bei ...?
Umweltgiftbelastung/Was tun bei ...?

Zink

Unter Steßbedingungen werden in den Zellen große Mengen an Zink benötigt. Stehen diese nicht zur Verfügung, beginnt Streß sich als Krankheit zu manifestieren. Ein Zinkmangel in Zusammenhang mit erhöhten Kupferwerten deutet auf eine Störung des Nervensystems hin. Zink hat sich als Bestandteil einer großen Zahl von enzymatischen Prozessen erwiesen, als Teil jenes Systems, das alle tragenden Stoffwechselabläufe steuert. So ist vor allem Zink in bezug auf die hormonellen Prozesse und die Geschlechtsentwicklung, auf die Kohlenhydrat- und Eiweißverwertung, auf die Zellerneuerung und auf immunologische Vorgänge hervorzuheben. Der amerikanische Arzt Pfeiffer vom Brain Bio Center in New Jersey, eine Autorität auf dem Gebiet der Zinkforschung, glaubt, daß intensiv bewirtschaftete Böden an Zink verarmt sind und somit die Mehrzahl der Erdbevölkerung einem schleichenden Zinkmangel unterworfen ist.

Somit ist Zink Teil einer »modernen Spurenelementkrise«, denn es steht fest, daß wir uns selbst in sonst vorbildlich ernährten und gesundheitsbewußten Kreisen der Bevölkerung heutzutage an der Untergrenze der wünschenswerten Zinkversorgung bewegen.

Spezielle Wirkung

Mittlerweile ist von verschiedenen Forschern die Rolle von Zink bei vorzeitiger Alterung und fehlender Traumerinnerung sowie bei Depressionen, Halluzinationen und der Schizophrenie hervorgehoben worden. Zink ist als wichtiges Spurenelement erkannt worden, das die geistige Leistungsfähigkeit erhalten und die Auswirkungen von Streß reduzieren kann.

Studie: Englische Forscher haben Untersuchungen darüber angestellt, inwieweit Lese- und Sprachschwierigkeiten mit Zinkmangel zusammenhängen. So wies die durchschnittliche Konzentration von Zink im Schweiß von Kindern mit Leseschwächen, sogenannten Legasthenikern, die Hälfte an Zink auf wie die von Normallesern. 25 von 26 dieser legasthenischen Kinder zeigten eine Zinkverminderung.

Allgemeine Wirkung

Unzureichende Ernährung, übermäßiger Alkoholgenuß und starkes Schwitzen führen häufig zu Zinkmangelerscheinungen. Aber auch ein allzu ausschweifendes Sexualleben vermindert Zink. Zinkmangel kann sich in weiß gefleckten Fingernägeln, in frühzeitigem Ergrauen der Haare und Prostatabeschwerden zeigen. Von zusätzlicher Zinkeinnahme profitieren vor allem Männer.

Vorkommen

Zink ist enthalten in Fisch, Meerestieren und Fleisch, wohingegen der Zinkgehalt von Gemüse gering ist. Da es wichtig ist, Zink in leicht resorbierbarer Form zu sich zu nehmen, eignen sich flüssige Bierhefe, die kurmäßig mit Säften, wie schwarzem Johannisbeersaft, getrunken werden kann. Aber auch Austern und Meerestiere sind gute Zinkquellen, ebenso wie die nußartig schmeckenden Kürbiskerne.

Hinweis

Um den Auswirkungen der allgemeinen Zinkunterversorgung zu entgehen, reicht es nicht aus, Getreide, Gemüse und Nüsse zu sich zu nehmen, da das Zink wegen der Phytinsäure nicht zu verwerten ist. Daher sollen das Getreide und die Nüsse gekeimt werden, damit die mineralischen Bestandteile geradezu »befreit« und für die Bedürfnisse unserer Verdauung aufgeschlossen werden.

Dosierung

Wer seine Haarfarbe, Jugend, gute Laune und sexuelle Leistungsfähigkeit erhalten möchte, sollte Zink in ausreichenden Mengen von fünf bis 25 mg einnehmen.

Bezugsquelle

Zinkorotat ist ein Präparat, das in Verbindung mit Vitamin B 6 wichtig ist, um im Gehirn genügend Acetylcholin zu bilden.

➡ *Querverweise:*
Gedächtnisschwäche/Was tun bei …?
Schlaflosigkeit/Was tun bei …?
Streß/Was tun bei …?

VITAMINE

Mangel an Vitaminen und die damit verbundenen Erkrankungen waren in früheren Zeiten häufig so stark verbreitet, daß Expeditionen abgebrochen werden mußten, weil ein Großteil der Mannschaft sie nicht überlebte. Zwar gibt es in unseren Breiten heutzutage keine tödlich verlaufenden Vitaminmangelerkrankungen mehr, aber so manches Defizit kann sich äußerst gravierend auf das allgemeine Lebensgefühl, die Intelligenz und den emotionalen Antrieb auswirken. Beobachtungen des zweifachen Nobelpreisträgers Linus Pauling zeigten, daß zur Behandlung geisteskranker Patienten die Verabreichung höherer Dosen von Vitaminen zur Standardbehandlung gehören sollten; vor allem Vitamin B 12 und Vitamin C sind hier zu nennen. In Lebenssituationen, in denen streßhafte Beziehungen, besondere sportliche Leistungen oder großes berufliches Engagement verlangt wird, ist auch der individuelle Vitaminbedarf besonders groß. Dann kommt es darauf an, daß wir größtes Augenmerk darauf richten, möglichst schnell den Mangel zu beheben. So profitierten beispielsweise Schüler und Studenten von zusätzlichen Vitamin C-Dosen, sie schnitten bei Intelligenztests bis zu fünf Prozentpunkte besser ab als diejenigen, die kein Vitamin C zusätzlich einnahmen.

Folsäure

Während in den vergangenen Jahren zahlreiche Vitaminmangelerscheinungen – tatsächliche und befürchtete gleichermaßen – in der Presse für Aufregung und Schlagzeilen sorgten, blieb das meistverbreiteste Defizit relativ unbeachtet. Die Rede ist von der Folsäure, einem Vitamin der B-Gruppe. Folsäuremangel betrifft nach Angaben der Deutschen Gesellschaft für Ernährung (DGE) etwa 97 Prozent aller Männer und 99 Prozent aller Frauen. Folsäure ist für das Nervensystem, die Blutbildung und andere zahlreiche Stoffwechselvorgänge unbedingt erforderlich – Ärzte sprechen davon, daß sie für die Gesundheit »essentiell«, also lebenswichtig und daher unabkömmlich ist.

Spezielle Wirkung

Folsäurezufuhr bessert in vielen Fällen eine Anämie, die aufgrund des Folsäuremangels mit erhöhter Reizbarkeit, Vergeßlichkeit und Unkonzentriertheit einhergeht. Bei einer bestimmten Form von Schizophrenie hat sich die Therapie mit Folsäure zusammen mit Vitamin B 12 bewährt.

Vorkommen

Die Folsäure kommt natürlicherweise in grünen Pfefferblättern, Eiern, Leber, Hefe, Nüssen, Kuh- und Muttermilch vor.

Hinweis bei der Zufuhr: Die in diesen Nahrungsmitteln tatsächlich enthaltene Menge an Folsäure ist unterschiedlich. Außerdem ist der Bedarf an Folsäure individuell verschieden, so daß empfohlen wird, den Mangel durch zusätzliche Einnahme von Tabletten auszugleichen.

Mangelversorgung

Defizite an Folsäure führen meist zu untypischen Veränderungen der Gesundheit, die einen Folsäuremangel nicht eindeutig verraten. Hierzu sind zu nennen: depressive Stimmungslage, Verminderung der geistigen Leistungsfähigkeit, Nervenschmerzen und Schleimhautveränderungen beispielsweise am Mund.

Schwangerschaft als »Folsäureräuber«: In der Schwangerschaft hat ein Folsäuremangel geradezu dramatische Folgen. Hier erhöht sich der Tagesbedarf an Folsäure besonders im zweiten Schwangerschaftsdrittel auf 600 bis 700 mg. Als Folgen der Unterversorgung werden die Neigung zu Fehlgeburten, Frühgeburten und Mißbildungen der Föten angeführt.

Warum die Pille die Aufnahme von Folsäure behindert: Vor einem ähnlichen Problem wie Schwangere stehen Frauen, die langjährig die Pille einnehmen. Hier wird in erster Linie die Möglichkeit diskutiert, daß besonders die älteren östrogenreichen Präparate im Dünndarm die Aufnahme von Folsäure behindern. Den Östrogenen wird nämlich nachgesagt, daß sie das Enzym Folatkonjugase hemmen, das die in den Nahrungsmitteln enthaltene Folsäure in ein durch die Darmwände in den Körper aufnehmbares Abbauprodukt umwandelt.

➡ *Querverweise:*
Arteriosklerose/Was tun bei …?
Depressionen/Was tun bei …?
Vitamin B 12/Vitamine

Niacin

Vitamin B 3, respektive Nikotinsäure oder einfach Niacin, ist wichtig für ein einwandfreies Funktionieren des Nervensystems. Es wird zur Aufrechterhaltung einer guten Durchblutung der Körperoberfläche und des Gehirns benötigt. Niacin ist unerläßlich im Stoffwechsel von Kohlenhydraten, Fett und Eiweiß und kann mit großem Erfolg bei erhöhtem Cholesterinspiegel, bei Gedächtnisstörungen und Schizophrenie eingesetzt werden. Bei Niacinmangel treten leicht Streßsymptome, Konzentrations- und Merkstörungen auf.

Spezielle Wirkung

Bei der Behandlung von Hyperaktivität und Lernschwierigkeiten hat sich Niacin bewährt. Insgesamt stehen beim Nicacin die durchblutungsfördernden und entgiftenden Wirkungen im Vordergrund. Die Veränderung aufgrund geistiger wie auch psychischer Störungen macht unter diesem Aspekt Niacin so wichtig. Durch seine Einnahme werden Gifte und Schwermetalle ausgeschwemmt und reduziert, die Konzentrationsstörungen und Depressionen hervorriefen. Die Aminosäure Tryptophan, die uns Entspannung verschafft, wird durch Niacin in ihrer Wirkung unterstützt.

Erfahrungsbericht: Abraham Hoffer, ein Pionier im Einsatz orthomolekularer Nährstoffe bei psychischen Erkrankungen, verwendete Niacin jahrelang mit Erfolg bei Schizophrenie, Hyperaktivität und Depressionen. Als Fallbeispiel führt Hoffer seine Mutter an, die mit 67 Jahren unter Gedächtnisverlust und Depressionen zu leiden begann. Er setzte große Mengen (3 g) Niacin ein, ebenso B-Vitamine, Vitamin E und L-Glutamin. Nach sechs Wochen verbesserte sich der geistige Zustand der älteren Dame zusehends. Mit 87 Jahren schrieb sie ihre Memoiren, was zeigt, daß sich Gedächtnisverlust und Depressionen biologisch lindern lassen.

Allgemeine Wirkung

Aufgrund seiner durchblutungsfördernden und gefäßerweiternden sowie cholesterinsenkenden Wirkung hat Niacin ein sehr breites Spektrum der therapeutischen Anwendung. In den USA wird Niacin seit Jahren in der Psychiatrie eingesetzt, vor allem bei der Therapie von geistiger Verwirrung wie Alzheimer und Schizophrenie sowie bei Drogen- und Alkoholsucht.

Vorkommen

Niacin kommt in Getreidekörnern und in Vollkornbrot, in magerem Fleisch, in Leber und in Eiern vor.

Dosierung

Die anfängliche Dosis liegt bei 50–100 mg und sollte nur langsam (in 100-mg-Schritten) bis auf ein bis zwei Gramm gesteigert werden.

Zeitpunkt der Einnahme

Besonders geeignet ist Niacin unmittelbar vor einem Waldlauf, der Sauna oder in Zusammenhang mit Massage und Körperarbeit.

Nebeneffekte

Der anfänglich bei Niacineinnahme auftretende »flush«, eine kribbelnde Hautrötung, ist ein erwünschter Begleiteffekt. Es handelt sich dabei um eine Kapillarenerweiterung, wodurch mehr Blut an die Hautoberfläche transportiert wird. Die Hautrötung klingt nach ca. 20 Minuten ab und ist völlig harmlos. Viele Menschen berichten von einer erhöhten und sehr angenehmen Hautsensibilisierung.

Rezept: Antistreßmischung

Ein großes Glas stilles Wasser, Milch oder Saft
1 TL Ascorbinsäure
1 Ms Niacin
1 TL Basica Mineralpulver (zur Abpufferung und um Übersäuerung zu vermeiden)

Diese Mischung zweimal am Tag trinken. Sie wirkt sich positiv auf einen hohen Cholesterinspiegel aus. Bei gleichzeitiger Bewegung wie Wandern und Joggen entfaltet sich die volle Wirkung von Niacin.

➡ *Querverweise:*
Aminosäuren
Cholesterinspiegel/Was tun bei ...?
Depressionen/Was tun bei ...?
Durchblutungsstörungen/Was tun bei ...?

Pantothensäure

Pantothensäure kommt in den täglichen Lebensmitteln weit verbreitet vor, darauf deutet schon die Vorsilbe »pan« hin, die »alles« bedeutet.

Spezielle Wirkung

Pantothensäure ist lebenswichtig für die ausgeglichene Bildung von Cholesterin, Steroiden und Fettsäuren, die alle wiederum eine Schutzwirkung gegen Arteriosklerose haben. Sie ist ein typisches Nervenschutzvitamin, denn sie sorgt in Streßsituationen für eine angemessene Produktion von Kortison.

Allgemeine Wirkung

Das Vitamin sorgt für geregelte Abläufe in der Verdauung und hat Leberschutzfunktion. Es spielt eine entscheidende Rolle bei der Entwicklung wichtiger Körperzellen, wie den roten Blutkörperchen, den Abwehr- und Nervenzellen.

Vorkommen

Das Vitamin des B-Komplexes ist enthalten im Eidotter, in Vollkorn, vor allem in Hafer und Buchweizen, in der Milch, in Geflügel, in magerem Rind- und Schweinefleisch, in Kartoffeln, grünen Erbsen und Bohnen, Spinat, in Bierhefe und in Lachs.

Mangelerscheinungen

Beim Ausmahlen von Mehl gehen 50 Prozent der Pantothensäure verloren. Daher ist ein Mangel an diesem Vitamin wahrscheinlicher, wenn statt Vollkorn-Auszugsmehl gegessen wird. Mangelsymptome sind: Depressionen, Antriebsschwäche, Kopfschmerzen, hohe Streßempfindlichkeit.

Empfehlung

Um den Tagesbedarf an diesem Vitamin zu decken, empfiehlt sich beispielsweise Vollkornbrot mit Putenbrustaufschnitt und ein Glas Milch oder ein Omelette mit Champignons. Ebenfalls geeignet ist ein Haferflockenmüesli. Die Ernährungsexpertin Ingeborg Münzing-Ruef empfiehlt, Hafer nachmittags gegen 16 Uhr zu sich zu nehmen, da zu dieser Zeit die Pantothensäure nach der Organuhr optimal ausgenutzt wird.

➡ *Querverweise:*
Arteriosklerose/Was tun bei ...?
Depressionen/Was tun bei ...?

Vitamin B 12

Ein Mangel an Vitamin B 12 kann neurologische Probleme hervorrufen, die von einem Kribbeln in den Gliedmaßen und mangelnder Koordination bis zu Gleichgewichtsstörungen, Schwäche, Gedächtnisschwäche, Stimmungsveränderungen und Orientierungslosigkeit reichen. Jedoch ist eine Mangelernährung selten der Grund für eine ungenügende Vitamin-B 12-Versorgung, eher eine Verwertungsstörung. Bei einer normalen Ernährung mit Fisch, Fleisch, Geflügel, Milch, Käse und manchen Getreidekörnern herrscht kein Mangel an diesem Vitamin.

Spezielle Wirkung

Vitamin B 12 ist für ein reibungsloses Funktionieren des Nervensystems von essentieller Bedeutung. Besonders wichtig ist Vitamin B 12 für gutes Sehen, eine Mangelerscheinung zeigt sich daher in blutunterlaufenen Augen.

Allgemeine Wirkung

Das Vitamin spielt eine unentbehrliche Rolle bei der Bildung einiger Enzyme und hilft dadurch beim Stoffwechsel von Aminosäuren, Fetten und Kohlenhydraten.

Vorkommen

Vitamin B 12 kommt in magerem Fleisch, in Leber, Nieren, Milch, in Austern und Süßwasserfischen vor. Pflanzliche Lebensmittel enthalten dieses Vitamin so gut wie nicht, so daß Vegetarier auf eine Zufuhr in Form von Vitamintabletten angewiesen sind.

Hinweis

Es hat sich gezeigt, daß Frauen, die die Pille nehmen, einen wesentlich niedrigeren B 12-Spiegel aufweisen. Wenn also Frauen aufhören, die Pille zu nehmen und dann schwanger werden, so haben sie bereits zu Beginn der Schwangerschaft einen zu niedrigen B 12-Spiegel, wenn sie sich allein auf das in der Nahrung vorkommende Vitamin B 12 verlassen.

➡ *Querverweise:*
Antriebsschwäche/Was tun bei ...?
Depressionen/Was tun bei ...?

Vitamin C

Seit längerem ist bekannt, daß Streß zum Ausbrennen, zum »Burn-out-Syndrom« führen kann, aber weitgehend unbekannt ist der Mechanismus der Streßverminderung durch Einnahme von Vitamin C. Die Herstellung der Streßhormone Adrenalin und Noradrenalin verlangt Ascorbinsäure, und so sind auch Organe wie die Nebennieren und das Gehirn, in dem diese Synthese der Hormone stattfindet, normalerweise reich an diesem Vitamin.

Spezielle Wirkung

Ascorbinsäure spielt eine große Rolle bei der Neubildung von Neurotransmittern und bewahrt die Nebenniere im Sinne des Wortes vor Erschöpfung. Große Mengen von Ascorbinsäure finden sich in den kleinen Bläschen, den Synapsen, in denen die neurochemischen Substanzen entleert werden, damit die Botschaft von Nervenzelle zu Nervenzelle reibungslos erfolgen kann.

Vitamin C bei Streß: Untersuchungen von Linus Pauling und anderen Forschern ergaben, daß ein Mensch, der unter Streß steht, oft mehr als zwei Gramm Ascorbinsäure benötigt. Und 200 mg Vitamin C zusätzlich zur normalen Ernährung gegeben, kann bei Kindern den Intelligenzquotienten um drei bis vier Prozentpunkte erhöhen.

Studie zur kognitiven Leistung: Eine interessante Untersuchung zeigt die Beziehung zwischen Intelligenzquotient (gemessen an den Ergebnissen von Standardtests zur Feststellung der mentalen Leistungsfähigkeit) und der Ascorbinsäurekonzentration im Blut, wie dies von den amerikanischen Medizinern Kubala und Katz vorgestellt wurde. Die Versuchsgruppen bestanden aus 351 Schülern und Studenten aller Altersklassen – vom Kindergarten bis zum College – von verschiedenen Schulen und aus unterschiedlichen Städten. Aufgrund einer Blutanalyse wurden die Schüler und Studenten zunächst in eine Gruppe mit höherer Ascorbinsäurekonzentration – mit mehr als 1,1 mg Ascorbinsäure auf 100 ml Blutplasma – und in eine Gruppe mit einer niedrigeren Ascorbinsäurekonzentration – weniger als 1,1 mg auf 100 ml – aufgeteilt. Aus diesen Gruppen wurden jeweils zwei einander in sozialer und wirtschaftlicher Hinsicht entsprechende Personen ausgewählt, und zwar 72 Paare für jede Gruppe. Dabei stellte sich heraus, daß der IQ der Personen mit einer höheren Konzentration an Ascorbinsäure jeweils höher lag als der IQ derjenigen Personen der Gruppe mit einer niedrigeren Ascorbinsäurekonzentration.

Dosierung

Es wurde darauf hingewiesen, daß Menschen, die unter Streß stehen, mehr als zwei Gramm Ascorbinsäure benötigen, um die mentalen Spannungen in den Griff zu bekommen. Der alltägliche Bedarf liegt also bedeutend höher als die winzige Menge von 60 mg, wie sie die Lehrmeinung vertritt. Der Amerikaner G. F. Bourne hat schon 1949 festgestellt, daß ein ausgewachsener Gorilla, der im Freien lebt, täglich etwa 4,5 g Ascorbinsäure über seine Nahrung zu sich nimmt. Weder Affen noch Menschen können Vitamin C selbst herstellen und sind daher auf eine äußere Zufuhr angewiesen, die sich auch mengenmäßig in dem Bereich bewegt, der im Tierreich zu beobachten ist. Auch ungewohnte sportliche Höchstleistungen erfordern mehr Vitamin C, um den Muskelkater und »oxidativen Streß« schneller zu beseitigen.

Zusammensetzung

Nicht nur die Menge des zugeführten Vitamin C ist entscheidend, sondern dessen Zusammensetzung. Sowohl die Ascorbinsäure als auch die Bioflavonoide gehören zusammen. Es ist ratsam, den ganzen Vitamin C-Komplex anzuwenden, dieser kommt in natürlicher Form in der Hagebutte, im Holunder, im Sanddorn und in der Acerolakirsche vor. Acerolapulver bekommt man in der Apotheke, den Acerolasaft oder wohlschmeckende Acerolakautabletten im Reformhaus.

Anwendungsweise

Wichtig ist auch die Anwendungsweise. Besser ist, mehrmals täglich eine gleich große Menge zu sich zu nehmen, um einen gleichmäßigen Vitamin-C-Spiegel zu erreichen. Denn Vitamin C wird schnell wieder ausgeschieden, was übrigens den Sinn hat, daß sich bei der Körperdurchquerung viele Giftstoffe daran binden, die damit auch bei entsprechender Menge zahlreich aus dem Körper gespült werden können.

⋃ Rezept: Vitamin-Mineral-Cocktail

1 TL Acerolapulver und
1 TL Mineralpulver wie Basica
mit Wasser mischen.

➡ *Querverweise:*
Die Funktionsweise des Gehirns
Gedächtnisschwäche/Was tun bei …?
Streß/Was tun bei …?

Vitamin E

Vitamin E wurde 1922 in den USA entdeckt und von den Forschern »Tocopherol« genannt, abgeleitet vom griechischen »tocos« (Entbindung, Geburt) und »pherein« (hervorbringen). Erst in den 70er Jahren wurde Vitamin E als unverzichtbarer Vitalstoff vor allem für die Keimfunktion und das Nervensystem anerkannt. Seit dieser Zeit zeigten viele Untersuchungen, daß Vitamin E für Zivilisationsgeschädigte von größter Wichtigkeit ist.

Spezielle Wirkung

Die Bedeutung von Vitamin E zum Schutz von Fettsäuren in der Nervenzellmembran ist sehr groß. Im Gehirn befinden sich die meisten Lipide, aber es benötigt auch am meisten Sauerstoff. Daher müssen die Fettsäuren der Gehirnmembranen gegen Oxidation, den negativen Auswirkungen des Sauerstoffs, geschützt werden. Ein Vitamin-E-Mangel wirkt sich ähnlich verheerend auf die Nervenzellen aus wie ein Mangel an wichtigen Fettsäuren. Vitamin E sollte bei Arteriosklerose, bei Verschlußkrankheiten und bei Sauerstoffmangel eingesetzt werden.

Allgemeine Wirkung

Vitamin E reduziert den Bedarf an Sauerstoff in den Geweben und ist deshalb für alle Herz-
kranken wichtig. Es stärkt auch die Zellwände und erschwert dadurch die Brüchigkeit der Gefäße und somit die Gerinnselbildung, die Ursache von Herzinfarkten.

Vorkommen

In der Natur kommt Vitamin E als eine Familie fettlöslicher Substanzen vor, die sich vorwiegend in Weizenkeimen, Pflanzenölen, grünen Blattgemüsen und ganzen Körnern finden. Die Hauptformen sind Alpha-, Beta-, Delta- und Gamma-Tocopherol. Sie alle haben verschiedene Aktivitätsniveaus. Daher wird Vitamin E in Internationalen Einheiten I. E. der Aktivität und nicht in mg gemessen.

Dosierung

- Die ideale Dosis Vitamin E scheint zwischen 400 und 1200 I. E. zu liegen – sowie zusätzliche 100 I. E. für jeden konsumierten Eßlöffel mehrfach ungesättigter Fettsäuren.
- Da es sich beim Vitamin E um eine fettlösliche Substanz handelt, kann es im Gewebe gespeichert werden, so daß es nicht wie Vitamin C täglich eingenommen werden muß, sondern nach Bedarf. Ein Mehrbedarf besteht vor allem bei Rauchern.
- Wichtig ist, daß das Beste aus dem eingenommenen Vitamin E herausgeholt wird – d. h., das Vitamin ist am wirkungsvollsten, wenn es zusammen mit anderen Antioxidantien, vor allem Selen und der Aminosäure Cystein, eingenommen wird.

Hinweis

Das »d« in alpha-Tocopherol ist wichtig; es bezeichnet die rechtsdrehende Form von alpha-Tocopherol, die in der Natur vorkommt. Natürliches Vitamin E ist besser als das synthetische, da letzteres sowohl dextro-alpha-Tocopherol (rechtsdrehend) wie auch levo-alpha-Tocopherol (linksdrehend) enthält, das im Körper nicht verwertbar ist. Das Verhältnis beider Formen in synthetischen Präparaten ist ungewiß. Daher ist es besser, nur Vitamin E zu kaufen, das als d-alpha-Tocopherol gekennzeichnet ist.

➡ *Querverweise:*
Arteriosklerose/Was tun bei …?
Umweltgiftbelastung/Was tun bei …?

GETRÄNKE

Als flüssige Form der Gehirnnahrung bilden Getränke einen wichtigen Bestandteil jedes Ernährungsplanes. Als Milchshakes können sie auch schon einmal eine Mahlzeit ersetzen oder zwischendurch zu sich genommen werden, um geistig fit zu bleiben. Ähnlich wie der berühmte »Pep-up« nach Adele Davies wirken die Neuro-Shakes aufgrund ihrer Aminosäuren aufbauend. Heiltees können je nach Zusammensetzung eine bestimmte Wirkung entfalten, und Gemüsesäfte eignen sich besonders gut frisch zur jeweiligen Saison der Gemüse. Für den engagierten Kopfarbeiter zeigt sich immer wieder, daß hochwertiges Wasser mit am besten geeignet ist, um Antriebslosigkeit und Gedächtnisschwäche schnell zu überwinden.

Heiltees

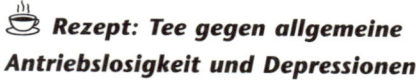

☕ **Rezept: Tee gegen allgemeine Antriebslosigkeit und Depressionen**
2 Teile Kalmus
2 Teile Rosmarin
4 Teile Baldrian

3 Teile Hafer
3 Teile Johanniskraut
4 Teile Schafgarbe

In der Apotheke mischen lassen. Ein Eßlöffel wird mit einer Tasse kaltem Wasser eine Stunde lang angesetzt, dann kurz aufgekocht. Zehn Minuten ziehen lassen, durchseihen. Täglich drei Tassen davon trinken. Diese Kur drei Wochen lang machen.

☕ **Rezept: Yogi-Tee mit Mandelmilch –
anregend und aufbauend**

Zehn Mandeln über Nacht einweichen. Am
nächsten Morgen das Wasser abgießen und
die Haut entfernen. Mixen Sie die gehackten
Mandeln für 1 bis 2 Minuten mit 200 ml
Original Yogi Tee. Einen Teelöffel Honig hinzufügen. Oder:

150 ml Yogi-Tee kalt, ungesüßt, pur
2 Nektarinen oder Pfirsiche
50 ml Sojamilch oder normale Milch mischen

➜ *Querverweise:*
Antriebslosigkeit/Was tun bei …?
Depressionen/Was tun bei …?

Milch

Kaum ein Bild vermittelt eindrücklicher das
Gefühl von Zufriedenheit und Glück als das
des schlafenden Babys, das gerade gestillt
worden ist. Für den Betrachter ist es immer
wieder erstaunlich, wie plötzlich der Säugling
nach der Mahlzeit in den Schlaf versinkt. Dies
hängt sicherlich auch mit den Inhaltsstoffen
der Muttermilch zusammen. Die Rede ist von
Endorphinen, die im Darm des Babys aus
dem Eiweiß der Muttermilch freigesetzt
werden und eine opiumartige Wirkung entfalten.

Spezielle Wirkung

Die Volksmedizin empfiehlt Milch mit Honig
als Mittel gegen Schlaflosigkeit. Hier wirkt der
Kohlenhydratlieferant Honig, der schläfrig
macht. Wenn wir aber nur Milch trinken, so
führt das dazu, daß wir munter werden.
Normalerweise hilft die Aminosäure Tryptophan beim Einschlafen, doch ein Glas enthält
nur $1/10$ g Tryptophan, zuwenig, um als
Beruhigungsmittel zu wirken. Nach dem
Trinken von Milch wird das beruhigende
Tryptophan vom anregenden Tyrosin über-
wältigt. Lassen Sie also den Honig weg, wenn
Sie fit sein wollen, und fügen Sie Honig zu,
wenn Sie die einschläfernde Wirkung erzielen
wollen.

Studie: Die Auswirkung von Milchsäurege-
tränken auf das geistige und seelische Wohlbefinden und die körperliche Gesundheit
untersuchte der Heidelberger Mediziner R.
Grossarth-Maticek. Hierbei handelt es sich
um Getränke mit der biochemischen Wirkung
der L(+)- und D(–)-Milchsäure.

Vorab wurden 267 Männer und 282 Frau-
en in einer repräsentativen Umfrage zu ihrem
seelischen und körperlichen Wohlbefinden
befragt. Dazu gaben 221 Frauen und 231
Männer an, auf Dauer nicht in der Lage zu
sein, sich innerlich zu entspannen, während
nur 44 Frauen und 71 Männer erklärten,
innerlich ausgeglichen zu sein und ein anhal-
tendes Wohlbefinden zu haben. Nur 20 Prozent der Befragten fühlten sich also dauerhaft
positiv angeregt und im Verhalten aktiv und
optimal problemlösungsfähig. Dazu gab es
die Überlegung, welchen Einfluß ein Milchsäuregetränk auf das seelische und körperliche Wohlbefinden nehmen würde. Die
Ergebnisse des Versuches waren vielschich-
tig, aber bei allen Personen zeigte sich eines:
das seelische Wohlbefinden verbesserte sich
mit dem Genuß des Milchsäuregetränkes –

die Personen fühlten sich innerlich entspannter, angeregter und ausgeglichener.

Ergebnisse zur allgemeinen Wirkung: Personen, die das Milchsäuregetränk einnahmen, litten weniger unter Grippe und Erkältungskrankheiten. Die Getränke verringern die körperliche Erschöpfung, sind bei chronischer Gastritis und Sehnenentzündungen hilfreich und vermindern Muskelschmerzen.

🥛 *Rezept: Neuro-Shake*

Sauermilch oder normale Milch als Basis nehmen, eine Mischung aus einem Teil Basica Mineralpulver und einem Teil Gerstenextrakt zubereiten, einen Eßlöffel Glutamingranulat und einen Eßlöffel Lezithingranulat hinzufügen. Mit Aprikosen- oder Johannisbeersaft mischen. Diese Mischung bringt augenblicklich neue Energie und verbessert die Konzentration.

➡ *Querverweise:*
Depressionen/Was tun bei ...?
Gedächtnisschwäche/Was tun bei ...?

Pflanzensäfte

Sauerkrautsaft

Sauerkrautsaft ist eine der besten Quellen für Acetylcholin, einem Überträgerstoff, der im Gehirn und Nervensystem für eine ungestörte und präzise Impulsübertragung sorgt. Somit hat sich die regelmäßige Anwendung von Sauerkrautsaft als wirksames Mittel zur Verbesserung der Gehirnfunktion bewährt.

Baldriansaft

Baldriansaft verbessert die Gehirnfunktion, wirkt beruhigend und trägt zu tiefem Schlaf bei. Er ist besonders wirksam in Verbindung mit Kamillensaft oder -tee.

➡ *Querverweise:*
Antriebslosigkeit/Was tun bei ...?
Gedächtnisschwäche/Was tun bei ...?

🥛 *Rezept:*
Bei Antriebslosigkeit tagsüber

2 cl Weißdornsaft
2 cl Rosmarinsaft
2 TL Mineralpulver
1 Ms Niacin gut verrühren.

🥛 *Rezept:*
Bei Schlaflosigkeit am Abend

2 cl Baldriansaft
2 cl Johanniskrautsaft
2 TL Honig
   Mit einigen Spritzern Zitronensaft gut verrühren und in eine Likörschale geben. Stärker gesüßt auch für Kinder geeignet.

Oder:

2 cl Johanniskrautsaft
4 cl Weißwein, süß oder trocken
   Geeignet für gehetzte Menschen, die am Abend schlecht entspannen können. Beruhigend und zugleich nervenstärkend.

Wasser

Wasser bedeutet Leben. Wasser ist unerläßlich für das Funktionieren von Körper- und Gehirnzellen. Der Wasseranteil im Gehirn wird auf ca. 90 Prozent geschätzt. Unsere Körpersysteme arbeiten elektrisch, und letztlich ist es die elektrische Übertragung im Nervensystem, die uns zu fühlenden und lernenden, zu denkenden und handelnden Wesen macht. Andererseits ist gerade ein sehr wasserhaltiges Organ wie das Gehirn für elektromagnetische Störfelder ganz besonders anfällig.

Wasser ist für das Gehirn von größter Wichtigkeit, weil:

- Wassermangel auch den Mineral- und Spurenelementhaushalt des Gehirns ungünstig beeinflußt,
- andererseits eine Aufladung des gesamten Körpers und des Gehirns erfolgt, sobald hochwertiges Wasser getrunken wird,
- regelmäßig ausreichender Wasserkonsum insgesamt den Denkprozeß und die Koordinationsleistung des Gehirns verbessert.

Inhaltsstoffe

Die meisten staatlich anerkannten Mineralwässer enthalten Spurenelemente wie Lithium, Caesium, Germanium, Eisen, Kupfer, Selen, Zink, Molybdän, Rubidium, Silber und Strontium, die dem Gehirn auf natürliche Weise elektrische Aufladung verschaffen.

Empfehlung

Bewegte Quellwässer sind ideal dazu geeignet, morgens den Körper von Schlacken und Giften zu reinigen und das Nervensystem aufzuladen. Eine besondere Entsäuerung des Körpers und Aufladung des Gehirns kann erfolgen, wenn frühmorgens als erstes ein Glas Quell- oder stilles Wasser mit Brennesselsaft, Gerstenextrakt oder dem optimalen Mineralgemisch Basica versetzt getrunken wird.

Zu den besten Mineralwässern zählen Dunaris, Staatlich Fachingen, Apollinaris, Haderheck, Volvic und Heppinger.

➡ *Querverweise:*
Die Funktionsweise des Gehirns
Germanium/Spurenelemente
Selen/Spurenelemente
Zink/Spurenelemente

GENUßMITTEL

Zu allen Zeiten und überall auf der Welt sind bestimmte Genußdrogen üblich gewesen, einerseits um das allgemeine Lebensgefühl zu fördern, andererseits um das Gemeinschaftsgefühl zu stärken. Der Pflanzenforscher Stephen Fulder stellt einer Gesellschaft, die lediglich über Koffein, Nikotin und Alkohol zur Anregung verfügt, ein Armutszeugnis aus. Er verweist auf die in vielen tropischen Ländern genutzten, leicht anregenden Pflanzen, die das Nervensystem nicht nur stimulieren, sondern vielmehr auch harmonisieren können. Kaffee bewirkt im Gegensatz zu Grüntee oder Mate ein schnelles Hoch, was aber mit einem genauso raschen Abflachen der Leistungskurve und einer Neigung zur Nervosität verbunden ist.

Im nachfolgenden Kapitel sind daher auch Stimulantien wie Mate, Grüntee und Guarana aufgeführt, die ursprünglich in Südamerika heimisch waren und dort große Verbreitung fanden. Diese natürlichen Genußmittel haben mittlerweile bei uns großen Anklang gefunden. Sie erzeugen genau den Wachheitsgrad, den der geistig arbeitende Mensch unserer Leistungs- und Informationsgesellschaft benötigt. Andererseits steht außer Frage, daß die sozial akzeptierten Genußdrogen wie Nikotin und Alkohol eine schädigende Wirkung auf den Körper und die geistige Verfassung haben, wobei es vor allem dosisabhängig ist, ob sich Genußgifte negativ auswirken. Es stellt sich also die Frage, welche Stimulantien wir nutzen sollten, um die Gehirnfunktion anzuregen, ohne dabei die Gesundheit zu schädigen.

Colanuß

Die Colanuß ist in Afrika das, was in Südamerika Guarana und bei uns der Kaffee ist – ein Anregungsmittel. Als stimulierendes Getränk wird es zu zu allen Tageszeiten getrunken. Jedoch werden auch ganze Stücke der frischen, anfangs bitteren, dann süßlich schmeckenden Nuß gekaut. Ihren Siegeszug um die Welt trat die Colanuß allerdings in anderer Form an: als einer der wichtigsten Inhaltsstoffe in international konsumierten Cola-Getränken.

Spezielle Wirkung

Die Colanuß eignet sich zur Steigerung der Konzentrationsfähigkeit, hilft gegen Antriebsschwäche und bei leichten psychischen Verstimmungen.

Allgemeine Wirkung

Zusätzlich zum anregenden Effekt auf das Nervensystem wird eine Zunahme des tiefen Atmens bemerkt, begleitet von einem Prickeln im Rücken und einer Vermehrung der Hautsensibilität. Der Ethnobotaniker Herbert Böttcher schildert die Wirkung der Colanuß folgendermaßen: »Das prickelnde Gefühl beginnt zuerst im unteren Rückenbereich und steigt allmählich hoch, um sich im Gefühl, die Haare würden leicht zu Berge stehen, zu ergänzen. Diese Empfindung kann in der Tat die Wahrnehmung in sehr angenehmer Weise steigern.«

Inhaltsstoffe

Die Colanuß enthält über zwei Prozent Koffein sowie ein Prozent Theobromin.

Zubereitung

Colanüsse können wie Kaffee und Tee aufgebrüht oder als Pulver direkt Getränken zugesetzt werden. In Kombination mit Guarana läßt sich die Wirkung noch verstärken.

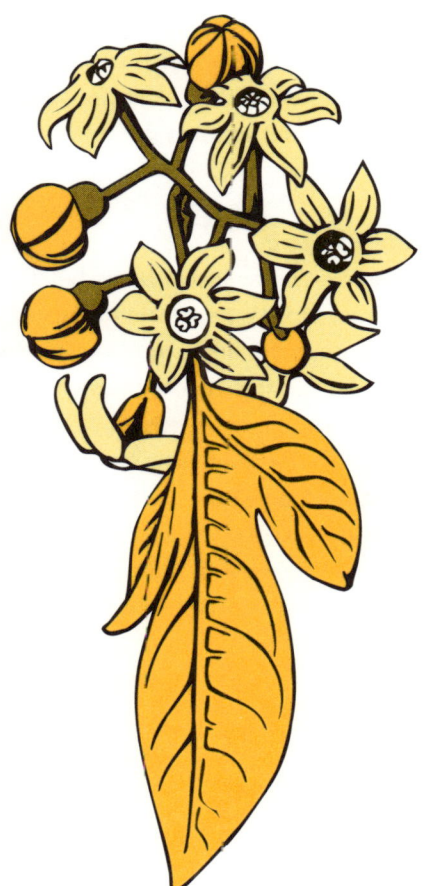

Hinweis auf Dosierung

Kleine Dosen sind stimulierend, höhere Dosen können leicht berauschend wirken.

➡ *Querverweise:*
Antriebsschwäche/Was tun bei …?
Konzentration/Mentalstrategien

Guarana

Guarana ist bei uns hauptsächlich durch das Erfrischungsgetränk »Red Bull« bekannt geworden. In Südamerika ist Guarana aber schon sehr viel länger in Gebrauch. In Brasilien wurde es schon immer gegen Durchfall und Fieber verwendet, in anderen Ländern dagegen als Mittel gegen Nervenschmerzen und Migräne empfohlen. Auch eine lebensverlängernde Wirkung wird Guarana in seinen Ursprungsländern zugesprochen. Frisch zubereitetes Guarana der Ursprungsländer muntert noch mehr auf als das pulverisierte und fertig bei uns angebotene Produkt.

Spezielle Wirkung

Der hohe Koffeingehalt macht Guarana zu der kräftigsten Genußdroge: ihre Wirkung ist dreimal so stark wie die von Kaffee. Die Wirkung ist leicht psychoaktiv und aphrodisierend. Im scheinbaren Widerspruch dazu verringert Guarana die Pulsfrequenz und verschärft die Wahrnehmung.

Inhaltsstoffe

Guarana enthält bis zu fünf Prozent Koffein, außerdem Saponin, Gerbstoff, Harz, Stärke, roten Farbstoff und das bislang wenig erforschte ätherische Öl Guaranin.

Zubereitung

Um das Jahr 1900 berichteten Forschungsreisende aus Südamerika, daß, wer morgens früh in jenen Gegenden durch die Straßen ging, das Guarana-Raspeln hinter den Fenstern hörte. Die Indios reiben von der Bastonete, einer kleinen Stange, etwas Guarana ab, verrühren es mit kaltem Wasser und nehmen dieses Getränk zu sich. Als Raspel benutzen sie die knöcherne Zunge eines beliebten Speisefisches, des bis zu zwei Zentner schweren und vier Meter langen Pirarucu.

Bezugsquelle

Verschiedene Hersteller bieten fertiges Guarana-Pulver an. Manche Bio- oder Naturkostläden haben auch das Rohprodukt als Stange oder Guarana-Kapseln, die wie Kaffeebohnen aussehen, im Angebot.

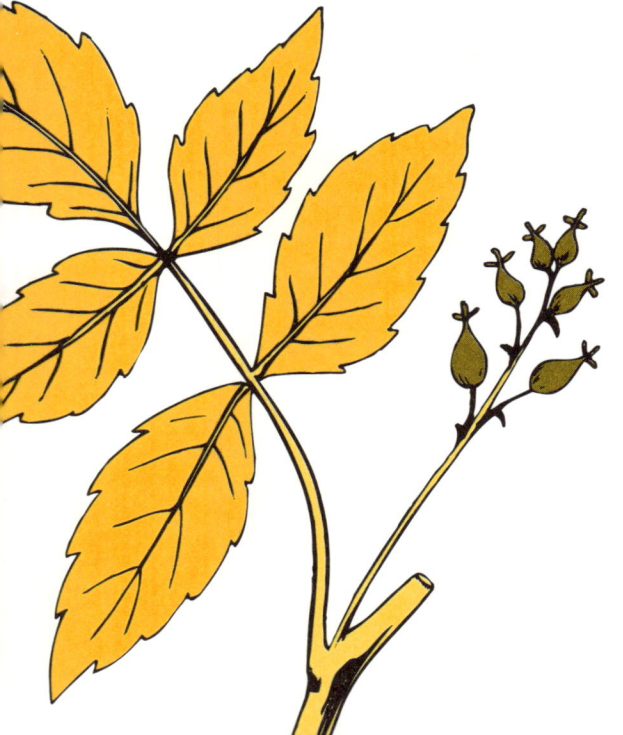

➡ *Querverweise:*
Antriebsschwäche/Was tun bei ...?
Gedächtnisschwäche/Was tun bei ...?

Kaffee

Kaffee gehört zu den beliebtesten Genußmitteln und Getränken der heutigen Zeit. Als im Jahre 900 im Südjemen die anregende Wirkung der Kaffeepflanze entdeckt wurde, entbrannte eine Diskussion darüber, ob die Bohne ein Geschenk Allahs sei, oder ob sie unter das Rauschmittelverbot des Korans zu fallen habe. Um 1600 herum kam dann der Kaffee als Heilmittel, nicht als Getränk, von Arabien nach Europa. Schnell war er eines der angesehensten Medikamente gegen Asthma, und genauso rasch sprach sich herum, daß Kaffee den Geist anregt. Voltaire pries den Kaffee als »ein dunkles, dem Gehirn äußerst bekömmliches Gebräu«.

Spezielle Wirkung

Seit Jahrhunderten benutzten Menschen Kaffee nicht nur, um leichte Verstimmungen zu beseitigen, sondern auch, um chronische Depressionen günstig zu beeinflussen. Das Koffein des Kaffees regt an, erhöht die Wachheit und wirkt der Müdigkeit entgegen; es intensiviert die Klarheit des Denkens und die Produktivität des Gedankenflusses. Unter Koffein sinkt die Fehlerrate in Aufmerksamkeitstests, und die intellektuelle Leistungsfähigkeit nimmt zu.

Koffeinmoleküle und ihre Wirkung auf das Gehirn: Forscher der John Hopkins University, Baltimore, haben herausgefunden, daß Koffeinmoleküle an Gehirnzellen festmachen können und dort die Verankerungen eines Neurotransmitters verhindern, der stimmungshebende chemische Stoffe blockiert. Das Koffein täuscht die Zellen, weil es in seiner Form dem natürlichen Neurotransmitter sehr ähnlich ist. Indem Koffein denjenigen chemischen Stoffen, die als Produzenten für schlechte Laune agieren, den Platz wegnimmt, sorgt es dafür, daß sich Stoffe für gute Laune im Gehirn breitmachen können.

Allgemeine Wirkung

Koffein übt auch einen pharmakologischen Einfluß auf Herz und Gefäße aus. Es hat eine stimulierende Wirkung auf das Herz, die zu einer erhöhten Schlagkraft und einem erhöhten Herzminutenvolumen führt. Da sich gleichzeitig die Blutgefäße im Gehirn verengen, wird der zerebrale Blutfluß gehemmt. Koffein kann daher Linderung bei einigen Formen von Kopfschmerzen bewirken. Schon im 19. Jahrhundert galt Koffein als Wundermittel gegen Asthma, wurde dann aber von Theophyllin abgelöst. In wissenschaftlichen Studien wurde festgestellt, daß Koffein als Mittel zur Bronchialerweiterung bei jungen Patienten mit Asthma genauso wirksam ist wie das Asthmamittel Theophyllin. Auf ähnliche Weise könnte Koffein auch bei Heuschnupfen wirken, wie Forscher am Albany Medical Center in New York betonen. Koffein erleichtert außerdem das Atmen, indem es die Ermüdung der Atemmuskeln verringert.

Dosierung/Wirkungseintritt

Häufig genügt schon eine Tasse Kaffee, vor allem bei Morgenmuffeln, zur Verbesserung des Befindens. Das Koffein des Kaffees wirkt sehr rasch, es wird schnell absorbiert, und bereits fünf Minuten nach dem Konsum ist es in der Gewebeflüssigkeit zu finden. Die Wirkung hält etwa anderthalb bis zwei Stunden an.

➡ *Querverweise:*
Antriebsschwäche/Was tun bei …?
Depressionen/Was tun bei …?
Kopfschmerzen/Was tun bei …?
Reisekrankheit/Was tun bei …?

Kakao

Den Ureinwohnern von Mittel- und Südamerika galt der Kakao als »Nahrung der Götter«. Der bis zu 20 m hohe Kakaobaum treibt seine duftenden Blüten und kurzgestielten, bis zu 20 cm langen Früchte direkt aus dem Stamm. In den gelben, rötlich anlaufenden, eßbaren Früchten sitzen 20 bis 40 bohnenartige Samen, die Kakaobohnen. Vor Gebrauch müssen sie geröstet werden. Die Azteken hatten schon früh die Vorzüge der Kakaobohne entdeckt und auch die Wohltat des daraus gewonnenen Getränks erkannt.

Spezielle Wirkung

Kakao hat durch seine Inhaltsstoffe, vor allem die Aminosäure Phenylalanin und Zuckerverbindungen, die synergistisch arbeiten, eine anregende Wirkung auf das Gehirn.

Allgemeine Wirkung

Kakao wirkt in der Erholungsphase nach Krankheiten kräftigend.

Inhaltsstoffe

In Kakaobohnen sind die Wirkstoffe Theobromin und Koffein sowie die Aminosäure Phenylalanin enthalten, die eine anregende Wirkung auf das limbische System und das Großhirn entfalten.

Ursprüngliche Zubereitung

Nach einem indianischen Rezept werden die Kakaobohnen auf einem Reibstein zermahlen und mit Maisbrei sowie mit Vanille, Chili, Kürbissamen vermischt und in kaltem oder heißem Wasser aufgelöst. Dieses Getränk wurde mit Honig gesüßt oder salzig getrunken und ursprünglich *chocolatl* genannt.

Hinweis

Früher war dieser Trunk den Männern vorbehalten, vielleicht wegen der aphrodisierenden Wirkung des Phenylalanins in den Kakaobohnen.

➡ *Querverweise:*
Phenylalanin/Aminosäuren
Schokolade

Mate

Mate besteht aus den grünen Blättern der *Ilex paraguariensis,* einer Pflanze, die mit unserer Stechpalme verwandt ist. Der besonders in Paraguay und Brasilien beheimatete Matestrauch liefert das Nationalgetränk der Südamerikaner, das mittlerweile auch bei uns beliebt ist. Die Teedroge wird sowohl grün als auch geröstet angeboten. Beide Sorten dienen hauptsächlich Genußzwecken und zur Unterdrückung des Hungergefühls bei einer Diät.

Spezielle Wirkung

Mate wirkt belebend auf das Nervensystem.

Allgemeine Wirkung

Mate wirkt durch seine Inhaltsstoffe Koffein und Theobromin anregend, harntreibend und hungerdämpfend, daher wird es bei Schlankheitskuren zunehmend verwendet.

Ursprüngliche Zubereitung

Matetee wird bei den Argentiniern folgendermaßen zubereitet: Sie nehmen ein Glas mit

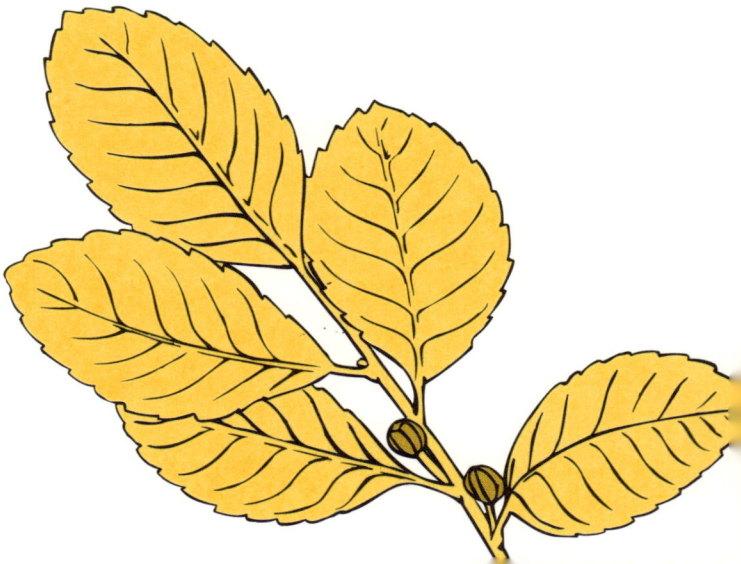

einem Saugrohr und füllen es zur Hälfte mit den Mateblättern. Danach wird die Droge mit beinahe kochendem Wasser übergossen. Dies lassen sie dann zehn bis fünfzehn Minuten ziehen. Der Aufguß kann mit der gleichen Abfüllung einige Male wiederholt werden.

➡ *Querverweise:*
Antriebsschwäche/Was tun bei …?
Tee

Schokolade

Die Lust, die Schokolade bereitet, ist seit Jahrhunderten bekannt. Untersuchungen haben bewiesen, daß das Verlangen nach Süßem bei Frauen besonders ausgeprägt ist. 68 Prozent des weiblichen Geschlechts gelüstet es nach Schokolade. Die amerikanische Ernährungsberaterin Debra Waterhouse sieht in den Eßbedürfnissen evolutionäre Gründe: Die Eßgelüste hatten ursprünglich den Sinn, die Frauen zur Aufnahme möglichst kalorienreicher Nahrung – süßeste Beeren und fetteste Fleischspeisen – anzuregen, damit sie Reserven anlegen und im Falle einer Hungersnot überleben konnten. Eine zucker-fetthaltige Kombination, wie Schokolade sie darstellt, ist ideal geeignet, evolutionäre Eßgelüste zu stimulieren und Reserven für die Zukunft anzulegen.

Heute gelüstet es uns zwar nicht mehr nach süßen Beeren und tierischem Fett, aber süß und fett soll es immer noch sein – Gummibärchen und Geleefrüchte, Kuchen und Kekse, Bonbons, Eis und eben Schokolade.

Spezielle Wirkung

Die Erkenntnisse bei Schokolade beziehen sich vor allem auf die holde Weiblichkeit: Frauen nehmen 22mal häufiger Schokolade als Stimmungsmacher zu sich als Männer. 50 Prozent aller befragten Frauen sagten, daß ihnen Schokolade wichtiger sei als Sex.

Inhaltsstoffe

Schokolade enthält die Aminosäure Phenylalanin, die mental und emotional anregt, und Theobromin, das durch seine koffeinartige Wirkung ebenfalls anregend wirkt. Daneben findet sich in der Schokolade ein hoher Anteil Magnesium, was wiederum beruhigend und ausgleichend auf das Nervensystem wirkt.

➡ *Querverweise:*
Depressionen/Was tun bei …?
Kakao

Tee

»Tee hat nicht die Arroganz des Weines, nicht die Selbstbewußtheit des Kaffees und nicht die Unschuld des Kakaos«, schrieb einst der japanische Kunstkritiker und Teekenner Okakura Kakuzu. Aber Tee hat von allen Eigenschaften etwas, und gerade das macht ihn in einer an Hektik so reichen Welt besonders wertvoll. Tee regt zwar moderat an, macht aber nicht nervös, wie dies beispielsweise bei mehreren Tassen Kaffee häufiger zu beobachten ist. Die stimulierende Wirkung des schwarzen Tees ist auch wieder eine andere als die des grünen Tees. Die Wirkung des Tees auf das zentrale Nervensystem ist sanft beschleunigend und kann Denkprozesse wie Rechnen und Lesen sowie die allgemeine Aufmerksamkeit erhöhen.

Resorptionsfähigkeit

Forscher haben ermittelt, daß das Koffein des Kaffees bereits im Magen resorbiert wird, während das des Tees erst allmählich durch den Darm aufgespalten wird, weil es an die Gerbstoffe des Tees gebunden ist. Dies faßt eine Spruchweisheit knapp zusammen: »Koffein stürzt ins Blut, Tee sickert hinein.«

Grüntee

Immer mehr Menschen entdecken hierzulande den Grüntee. Grund für die wachsende Popularität ist, daß er antioxidativ wirkt und zerebral milde anregend ist. Grüner Tee war im Fernen Osten ursprünglich das Getränk der Denker und der Weisen. Der in China, Korea und Japan bevorzugte grüne, d. h. unfermentierte Tee unterstützt nach asiatischer Erfahrungsheilkunde die Gesundheit und fördert geistige Wachheit. Daß Arteriosklerose bei Chinesen selten vorkommt, mag vor allem mit den chlorophyllhaltigen Tees und Algen, die dort konsumiert werden, zusammenhängen.

Zubereitung: Die richtige Zubereitung ist entscheidend für die Wirkung: Grüntee sollte mit etwa 80 Grad heißem Wasser übergossen werden und nur kurz ein bis zwei Minuten ziehen. Am besten trinkt man ihn pur. Jedoch kann Grüntee mit Honig und Melasse gesüßt werden, dann gilt die chinesische Weisheit: »In schweren Zeiten süße deinen Tee.«

Spezielle Wirkung: Grüntee wirkt zerebral anregend, ohne nervös zu machen; insgesamt macht sich die anregende Wirkung vor allem bei Unkonzentriertheit und allgemeiner Gedächtnisschwäche vorteilhaft bemerkbar.

Allgemeine Wirkung: Neben dem Genuß und der Wirkung auf das Gehirn besitzt Grüntee auch einen medizinischen Nutzen, der darin liegt, daß er Freie Radikale wirksam abfängt. Daher empfiehlt sich Grüntee zur Vorbeugung gegen Hautkrebs und als Kariesprophylaxe, letzteres vor allem wegen seines Inhaltsstoffes Fluor.

Wissenschaftliche Erkenntnisse zum Grüntee:

- In Moskauer Kliniken wird Grüntee gegen Gehirnblutungen und hohen Cholesterinspiegel angewandt.
- Sein Gehalt an Pantothensäure, Fluor, Zink, Flavonen und Katechinen – Substanzen, die gegen Freie Radikale wirken – ist ungewöhnlich hoch.
- Die Autoren Kaiundo und Shizuoka und der Ernährungsfachmann Martin Günter betonen, daß grüner Tee bei der Verlangsamung des Alterungsprozesses fast 20mal so effektiv sei wie Vitamin E.

Inhaltsstoffe: Katechine wirken gegen schädliche Bakterien, Flavonoide stärken die Wände der Blutgefäße, Vitamin B führt zu Streßreduktion, Vitamin C hat antigrippalen Effekt, Vitamin E besitzt neuroprotektive Wirkung, Fluoride verhüten Zahnkavitäten und Karies, Theanine geben grünem Tee den entsprechenden Geschmack.

Interessante Beobachtung: Immer mehr Fans von Techno-Partys entdecken die Wirkung des Grüntees. Manager und Kreative trinken zur geistigen Anregung oder gegen Streß statt Kaffee ihren täglichen Grüntee. Um in den vollen Genuß der medizinischen Wirkung zu kommen, empfiehlt es sich, drei bis vier Tassen am Tag zu trinken.

Sorten – wer hat das beste Blatt? Bislang war grüner Tee nur in Spezialgeschäften oder im Versandhandel erhältlich. Das hat sich, seitdem sich manche Sorten um bis zu 400 Prozent besser verkaufen, radikal geändert. Unter den Namen »Gyukoro«, »Sencha« oder »Gunpowder« ist Grüntee in fast allen Teeläden erhältlich; als »Göttertee« gibt es ihn in Reformhäusern.

Fazit: »Wer Tee trinkt, vergißt den Lärm der Welt.« (Altes chinesisches Sprichwort)

➡ *Querverweise:*
Antriebsschwäche/Was tun bei …?
Gedächtnisschwäche/Was tun bei …?
Streß/Was tun bei …?

Wein

Menschen, die regelmäßig Rotwein trinken, leben länger und sind dabei auch fröhlicher als Menschen, die selten oder keinen Wein trinken. Französische Statistiken belegen, daß die Lebenserwartung in bestimmten Weinanbaugebieten, in denen viel Rotwein getrunken wird, durchschnittlich höher ist als anderswo. Wie kommt es, daß im Wein die Wahrheit liegt und er daneben auch eine Wirkung auf Körper, Geist und Seele entfaltet?

Spezielle Wirkung

Eine Dosierung von ein bis zwei Glas Wein am Tag hat einen stimmungsaufhellenden und appetitanregenden Effekt. Die vor allem im Rotwein enthaltenen Anthozyane verbessern in signifikanter Weise bei Durchblutungsstörungen das Krankheitsgeschehen. Anthozyane haben eine antioxidative Wirkung, die höher als Vitamin C und E ist, sowie eine neuroprotektive, also das Nervensystem schützende Wirkung. Daher kann Wein – wie auch Grüntee – als vorbeugend gegen Schlaganfall angesehen werden.

Allgemeine Wirkung

Wein hindert Bakterien und Viren an der Ausbreitung und am Wachstum. Die bakterienhemmende Wirkung des Weines liegt wahrscheinlich in seinem Gehalt an Phenolderivaten. Deshalb wurde früher häufig Wein verwendet, um Wunden auszuwaschen und zu desinfizieren.

Inhaltsstoffe

Wissenschaftliche Untersuchungen weisen dem Wirkstoff Procyanidin, einem Anthozyan, das in Traubenkernen und aufgrund des Kelterverfahrens auch im Rotwein vorkommt, die lebensverlängernde und gehirnwirksame Wirkung zu. Daneben enthält Wein Phenolderivate, Weinsäure und Harze.

Aussagen zur gesundheitsfördernden Wirkung des Weins

- Leonhard Hochenegg: »Bei einer Dosierung von 15 g Alkohol – das entspricht einem Glas – kann Wein einer koronaren Herzerkrankung vorbeugen helfen. Im selben Dosisbereich kann Wein helfen, Krebs vorzubeugen.«
- Ein kalifornischer Hersteller darf inzwischen mit staatlicher Zustimmung dafür werben, daß moderater Rotweingenuß das Risiko eines Herzinfarktes reduziert.
- Schon unsere Vorfahren wußten um die Gesundheitswirkung und gaben daher dem Wein aus einem unterfränkischen Anbaugebiet seinen Namen: »Ewig Leben«.

Dosierung

Gesundes Mittelmaß: ein bis zwei Gläser täglich. Wird jedoch regelmäßig die drei- bis vierfache Menge getrunken, kommt es mit der Zeit zu alkoholbedingten Leberschäden.

Hinweis

Nur ein guter Wein ist auch ein gesunder Wein; ein schlecht ausgebauter Wein, zum Beispiel mit viel schwefeliger Säure, unterbrochener Gärung und Restsüße, ist krankmachend. Deshalb kann es nach Aussagen Manfred Köhnlechners auch keinen Unterschied zwischen deutschen und französischen Weinen geben: »Es kommt allein auf die saubere Keltertechnik an.«

➡ *Querverweise:*
Depressionen/Was tun bei …?
Heilpflanzen

MAHLZEITEN

Frühstücken wie ein Kaiser, zu Mittag essen wie ein Bürger und zu Abend essen wie ein Bettler – dieses alte Sprichwort erhält im Zusammenhang mit der Gehirnernährung wieder neue Bedeutung. Viele Manager in den USA nutzen die Kraft eines »Power-Frühstücks« einerseits durch die aufbauenden Wirkstoffe, die sie am Morgen unmittelbar ihrem Gehirn zukommen lassen können, andererseits dadurch, daß das Kurzzeitgedächtnis am späten Vormittag nur dann seine Höchstleistung bringen kann, wenn genügend Bau- und Betriebsstoffe zur Verfügung stehen.

Beim Mittagessen kann oft über die mentale Leistungsfähigkeit entscheiden, ob ein Salat vornweg und die richtigen Aminosäuren zur Hauptmahlzeit gegessen wurden, damit ein Leistungsabfall während des Nachmittages wirksam verhindert werden kann.

Das Abendessen sollte zeitlich nicht zu spät eingenommen werden, damit die Verdauung nicht überlastet wird. Kalorienreiches Essen am Abend führt zu einer höheren Gewichtszunahme als am Morgen. Es lohnt sich also, am eingangs erwähnten Ernährungsmodus festzuhalten.

Frühstück

Der Stoffwechsel des Menschen ist zwischen sechs und neun Uhr morgens am aktivsten: um diese Zeit müssen wir hochwertig essen. Am besten sollte man gehirnaktivierende Aminosäuren wie Tyrosin und Phenylalanin in einem ausgewogenen Verhältnis zu komplexen Kohlenhydraten und hochungesättigten Fetten zu sich nehmen. Mahlzeiten, die reich an Kohlenhydraten sind, haben eine entspannende und beruhigende Wirkung – sie sollten also eher am Abend genossen werden. Ein vitalstoffreiches Frühstück hingegen, mit genügend Protein, macht geistig fit und munter.

Einige Untersuchungsergebnisse:

- Menschen, die mit einem eiweiß- und vitalstoffreichen Frühstück den Tag beginnen, machen zwischen neun und 12 Uhr beträchtlich weniger Fehler als solche, die nur ein Marmeladenfrühstück zu sich nehmen.

- Verkehrsunfälle häufen sich gegen elf Uhr morgens; Tests ergaben, daß die verursachenden Personen häufig nicht oder nur mangelhaft gefrühstückt hatten.

- Ärzte und Schwestern eines Münchner Krankenhauses probierten im Selbstversuch ein kompaktes Eiweiß-Frühstück innerhalb eines Vier-Wochen-Versuchs aus. Hierbei hatten sie die Auswahl zwischen Milch, Quark, Käse, Eiern

und anderen hochwertigen Protein-
quellen. Diese wichtigen Nahrungsmittel
führen zu einer Leistungsspitze nach
vier Stunden. Bis zum Mittag trat kein
Leistungstief ein, erst danach bauten
die Versuchspersonen langsam ab –
eine kleine Zwischenmahlzeit wurde
nötig.

Das zweite Frühstück
Nüsse, Trockenfrüchte wie Feigen und Datteln und Obst wie Bananen, Äpfel, Mango
und Ananas sind ideale, gehirngerechte
Zwischenmahlzeiten.

Rezepte:
Gehirnaktive Frühstücksdrinks
1:
1 Glas frischgepreßten Blutorangensaft oder
reinen Johannisbeersaft mit stillem Wasser
mischen. 1 TL Gerstenextrakt oder Ginseng-
pulver hinzufügen
2:
1 Glas Mate oder Ginsengtee abkühlen lassen
und Basica mit Vitamin C beigeben; mit Honig oder Melasse süßen.
3:
1 Glas Sojamilch (Vanillegeschmack)
1 Schuß Karottensaft
2 EL Lezithingranulat
1 TL Weizenkeimöl
$2/3$ Sojamilch mit $1/3$ Karottensaft mischen,
dann den Rest dazugeben, verrühren und
trinken.

➡ *Querverweise:*
Aminosäuren
Antriebslosigkeit/Was tun bei …?

Mittagessen

Beim Mittagessen sollten Sie die »Konkurrenz
der Aminosäuren« bedenken. Wollen Sie
wach und konzentriert bleiben, dann sollten
Sie vermehrt anregende Aminosäuren wie
Phenylalanin zu sich nehmen. Wissenschaftler
der Universität Chicago haben festgestellt,
daß eine große Menge an Kohlenhydraten
zum Mittagessen schläfrig machten. Fehlen
die entsprechenden Aminosäuren, kann weder Dopamin noch Adrenalin gebildet werden – das mentale Tief ist vorprogrammiert.
Welche Nährstoffe zuerst über die Blut-Hirn-
Schranke Eingang ins Gehirn finden, entscheidet, ob wir müde oder munter bleiben:
Gelangt Tryptophan zuerst ans Ziel, sind wir
schläfrig und entspannt. War hingegen genügend Phenylalanin beim Mittagessen dabei,
bleiben wir wach und konzentriert.

Empfehlungen
Um die Stunden nach der Mittagspause konzentriert zu sein, nehmen Sie eiweißreiche
Gerichte wie Fisch oder Geflügel zu sich. Zur
Orientierung: Meeresfrüchte enthalten Tyrosin und DMAE. Fisch liefert die Glutaminsäure
für ein gutes Gedächtnis und Lachs die Ome-
ga-3-Fettsäuren, die wichtig sind für geistige
Beweglichkeit. Aber auch Snacks wie Quark
mit Kräutern oder ein Dinkelaufstrich sind zu
empfehlen.

Salate/Gewürze: Salat vor dem Essen verhü-
tet Müdigkeit, weil das Blut nicht in die Darmwände abgezogen wird, sondern vermehrt
dem Gehirn zur Verfügung steht. Sojabohnen

im Salat liefern Lezithin; Gekeimtes kann besonders im Winter als Ersatz für Salat stehen und mit wichtigen Vitalstoffen versorgen. Scharfe Gewürze stimulieren die Endorphinproduktion: ein Essen beim Mexikaner kann also für neuen Mut und gute Laune sorgen.

➜ *Querverweise:*
Aminosäuren, Depressionen/Was tun bei …?,
Scharf/Mikronährstoffe

Abendessen

Das Abendessen als letzte Mahlzeit des Tages sollte bezüglich Zusammensetzung und Kalorien grundsätzlich anderen Erfordernissen gerecht werden als das Frühstück oder Mittagessen. Wer, wie am Abend anzunehmen ist, entspannen und müde werden möchte, sollte vermehrt Kohlenhydrate zu sich nehmen. Um gut einschlafen zu können, empfiehlt es sich, Nudeln oder Reis zu verzehren. Wer genügend entspannende Aminosäuren, wie etwa Tryptophan, zu sich nimmt, wird müde. Wer hingegen mehr anregende Aminosäuren zuführt, wird eher munter und aktiv.

Kohlenhydrate als Schlafförderer
Nudeln, Bananen und langkettige Zuckerarten aus Maronen (Eßkastanien), Linsen und Bohnen sind geeignet, den Tryptophanspiegel zu erhöhen. Milch allein ist weniger günstig als Schlafförderer, zusammen mit ein bis zwei Bananen oder als warme Milch mit Honig ist sie dagegen wieder geeignet. Der Grund ist die Konkurrenz der Aminosäuren. Tryptophan

wirkt schlaffördernd, Tyrosin dagegen aktivierend. Beide Aminosäuren treten in Wettstreit miteinander und konkurrieren um Einlaß ins Gehirn. Gewinnt Tryptophan, werden wir müde, gewinnt Tyrosin, werden wir munter. Ist genügend Tryptophan im Blut vorhanden, wird der Andrang der konkurrierenden Aminosäuren gemindert, und Tryptophan gelangt im Gehirn zur ganzen Entfaltung, so daß Serotonin gebildet werden kann. In der Folge treten Schläfrigkeit und Entspannung auf.

Zeitpunkt
Das Abendessen sollte nicht zu spät eingenommen werden, da sonst der Verdauungstrakt zu stark beeinträchtigt wird, was wiederum einen entspannten Schlaf und ein gutes Traumgeschehen stört. Der ideale Zeitpunkt liegt zwischen 18 und 19 Uhr.

Rezept: Gegen Schlaflosigkeit
1 Glas Milch
1 reife Banane (Tryptophan)
1 TL Honig (Kohlenhydrate)
1 TL Basica Mineralpulver (gegen
     Übersäuerung und wegen seltener
     Spurenelemente)

Nahrungsergänzung
Eine Mischung aus 1 g Tryptophan und 100 mg Niacin kann eingenommen werden, um eine schlaffördernde und entspannende Wirkung zu verstärken.

➜ *Querverweise:*
Aminosäuren, Schlaflosigkeit/Was tun bei …?
Neurotransmitter/Die Funktionsweise
     des Gehirns

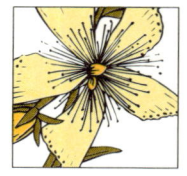

Heilpflanzen und ihre Wirkung

Im Jahre 1947 prägte der russische Wissenschaftler Lazarev den Begriff »Adaptogen« bei dem Versuch, mit Heilpflanzen die unspezifischen Widerstandskräfte gegenüber Streßeinflüssen bei Probanden anzuregen. Lazarev, der die neue Gruppe medizinisch wirksamer Substanzen als »adaptogene Wirkstoffe« bezeichnete, definierte sie als Stoffe, die den Organismus in einen Zustand der erhöhten Anpassung versetzen, um mit Streßreizen besser umgehen zu können. Doch schon viel früher, im Shen Nung, dem bedeutendsten aller Arzneibücher der Chinesen, wird ein »königliches Heilmittel« namens Ginseng vorgestellt, das anregen und gleichzeitig entspannen kann. Substanzen wie Ginseng und Eleutherokokkus bewirken, daß der neuronale Lernmechanismus verbessert wird, indem sich der Erregungs- und Wachsamkeitszustand erhöht. Dies geschieht, ohne zu Übererregungszuständen und Nervosität zu führen. In der heutigen Zeit zeigen sich adaptogene Heilpflanzen als die wichtigsten Verbündeten, um Körper und Geist zu harmonisieren und um uns gegenüber der allgegenwärtigen nervlichen Überforderung ausgeglichen zu machen.

Zusammenfassung wichtiger adaptogener Eigenschaften:

- *Verlängerte Erhaltungszeit der Körpertemperatur bei Kältestreß,*
- *Verbesserung von Koordinationsleistungen,*
- *Verbesserung kognitiver Fähigkeiten,*
- *Erhöhung lokomotorischer Aktivität,*
- *Verbesserung des emotionalen Verhaltens,*
- *Vermeidung der Bildung von Magenulzera durch Aspirin, Kältestreß oder Immobilisierung,*
- *Verbesserung der Resistenz gegen verschiedene Gifte,*
- *Erhöhung der allgemeinen Immunabwehr.*

Weitere Substanzen mit Heilwirkung sind die rotblauen Farbstoffe, die erst in jüngster Zeit durch die gesundheitsfördernde Wirkung des Rotweins bekannt wurden. Der früheste Bericht zu den sogenannten Anthozyanen stammt aus einer Zeit vor 400 Jahren, als der französische Entdeckungsreisende Jacques Cartier und seine Mannschaft infolge nahrungsbedingter Mangelerscheinungen ihre Erkundung Nordamerikas beinahe abbrechen mußten. Ein indianischer Medizinmann gab ihnen jedoch ein Getränk, das aus der Rinde und den Nadeln eines Baumes hergestellt war. Nach

Einnahme des Extraktes konnten sie die Expedition unbeschadet fortsetzen; später stellte man fest, daß dieses Extrakt reichlich Farbstoffe enthielt. Die Anthozyane besitzen eine ausgesprochene Bindegewebsaffinität und schützen unseren Organismus vor umweltbedingten Schadstoffen, vor allem aber vor den Freien Radikalen. Die antioxidative Wirkung von Anthozyanen, wie sie im Grüntee oder Rotwein vorzufinden sind, soll nach Expertenmeinung 20mal stärker als Vitamin C und 50mal stärker als Vitamin E sein.

Wissenschaftler unterscheiden zwischen jungen und alten Pflanzen, dies bezieht sich auf die Zeitspanne, in der die Pflanzen auf der Erde gewachsen sind. Der Aufbau der einzelnen Pflanze läßt auf ihr Alter schließen. Am ältesten sind Moose, Farne und der Schachtelhalm. Gerade im Schachtelhalm finden sich sehr hohe Anteile von Kieselsäure, eine siliciumhaltige Verbindung, die auf das pflanzliche Stützgewebe einen entscheidenden Einfluß hat, sie macht die Pflanze stabil. Doch dies gilt nicht nur für die Pflanzenwelt – Kieselsäure stabilisiert auch das menschliche Bindegewebe und wirkt vorteilhaft auf das Gehirn. Sie garantiert den Zusammenhalt der einzelnen Zellen und erhöht deren Elastizität und Funkkontakt. So empfiehlt sich beispielsweise die regelmäßige Einnahme von frischgepreßtem Zinnkrautsaft oder -tee, der ausreichend gelöste Kieselsäure enthält, als Wohltat für Körper, Geist und Seele.

Der Bezug zwischen gesundheitlicher Wirkung und Alter gilt auch für eine Pflanze wie den Ginkgobaum. Heute weiß man, daß insbesondere in den Blättern des Ginkgobaumes Stoffe enthalten sind, die so in keiner anderen Pflanze vorkommen. Angesichts der vielfältigen Flavonoidverbindungen ist es kaum verwunderlich, daß die seltenen Inhaltsstoffe in der Lage sind, die Durchblutung von Gehirn und Extremitäten zu verbessern. Tatsächlich ist der Ginkgobaum der älteste Baum der Welt. Seine Ursprünge lassen sich über 180 Millionen Jahre bis in die Zeit der Dinosaurier zurückverfolgen – lange bevor je ein Mensch die Welt erblickte. Im Laufe dieser Zeit hat er eine schier unglaubliche Lebenskraft entwickelt. So hat er nach dem Atombombenabwurf in Hiroshima, als alles verbrannte, als erster Baum wieder zu sprießen und zu blühen begonnen. Auch heute widersteht dieses Wunder an Robustheit selbst schädlichsten Umwelteinflüssen und wird gerne an Alleen gepflanzt. Auch im menschlichen Gehirn entfaltet der Ginkgo seine ganze widerstandskräftige Wirkung.

Baldrian

Die nervenberuhigende Wirkung des Baldrians wurde erst zu Beginn des 17. Jahrhunderts entdeckt, als der Italiener Fabio Colonna angab, durch Baldrian von Epilepsie geheilt worden zu sein. Doch bereits in den mythologischen Vorstellungen der nordischen Völker taucht der Baldrian auf. Als stark riechende, aromatische Pflanze wurde Baldrian häufig über die Tür gehängt, um vor bösen Geistern zu schützen. Im Baldrian wirkten die Kräfte des Baldur, der Gott des Lichts, der

Reinheit und Güte. Baldur heißt »der Hilfsbereiteste«, und die Germanen sahen im Baldrian eine Pflanze, die bei allen Gebrechen äußerst wirksam ist. Inzwischen ist Baldrian bei uns eine der populärsten einheimischen Heilpflanzen. Die Hauptwirkung erstreckt sich in erster Linie auf das Nervensystem. Baldrian ist eines der natürlichsten und zuverlässigsten Nervenheilmittel, die in der Natur zu finden sind.

Spezielle Wirkung

Baldrian in seiner Anwendung als Baldriansaft ist vor allem zusammen mit Kamillentee wirksam und vermittelt Gehirn und Nerven nicht nur wichtige Nährstoffe, sondern stellt auch eine große Unterstützung für die Nervenzellen dar. Und so schrieb auch schon der heilkundige Pfarrer Kneipp: »Alle Formen von nervösen Zuständen, ob im Krampf oder Schmerz, verlangen den Baldrian.«

Sein Anwendungsgebiet umfaßt Angstzustände, Schlaflosigkeit, Hypernervosität und nervöse Herzleiden, Migräne, leichte Bauchschmerzen und Störungen in der Menopause. Baldrian führt tagsüber zur Anhebung des Konzentrations- und Leistungsvermögens und nachts zu einer milden Entspannung. Da dieses »natürliche Sedativum« tagsüber nicht müde macht, kann es sogar im Straßenverkehr angewandt werden.

Allgemeine Wirkung

Es gibt, neben der speziellen Wirkung auf das Nervensystem, noch die äußerliche Anwendung bei Prellungen und Verstauchungen. Hier verwendet man für den Aufguß 10 g des Wurzelstocks auf 100 ml Wasser.

Der mexikanische Baldrian

Im Hochland von Mexiko wächst an felsigen Berghängen in Höhen von 2000 bis 3000 m eine Baldrianart, *Valeriana edulis,* die in neuerer Zeit auch für deutsche Baldrianpräparate verwendet wird. Die mexikanischen Einheimischen verwenden die Wurzel seit langem als Stärkungsmittel. Der Gehalt an Wirkstoffen des mexikanischen ist sechsmal so hoch wie der unseres einheimischen Baldrians. Bislang ist man in Mexiko auf die streßreduzierende Wirkung nicht aufmerksam geworden, weil die Zubereitung als Tee einen Großteil der Wirkstoffe zerstört hat.

Inhaltsstoffe

Ätherische Öle, wie Valeriansäure, Pinen, Borneol, Alkaloide, Harze und Tannine sind im Baldrian enthalten.

Hinweis

Beim Baldrian können sich die Wirkstoffe während der Anwendung rasch verflüchtigen oder zerstört werden. Aus diesem Grund ist es empfehlenswert, Baldrian statt in Pillenform oder als Dragees vor allem als Pulver oder Saft einzunehmen. Die wirksamste Darreichungsform ist jedoch die Tinktur, die in der Apotheke erhältlich ist.

 ### Rezept: Baldrianwein

Ein Literglas zu einem Drittel mit frischen, zerschnittenen Baldrianwurzeln füllen, einen Eßlöffel zerkleinerte Orangenschale hinzugeben und mit Weißwein auffüllen. Gut verschließen und zwei Wochen ziehen lassen. Danach abseihen. Ein Likörgläschen vor dem Schlafengehen genießen.

Rezept: Baldriantee

Einen gehäuften Teelöffel Baldrian mit einer großen Tasse Wasser kalt ansetzen, bedeckt aufkochen und 10 Minuten ziehen lassen.

oder:

25 g Baldrianwurzel

25 g Benediktenkrautwurzel

25 g Pfefferminze

25 g Pomeranzenblätter

Einen Teelöffel der Mischung mit einer Tasse kochendem Wasser übergießen. Ziehen lassen. Trinken Sie täglich zwei bis drei Tassen davon.

➡ *Querverweise:*

Kopfschmerzen/Was tun bei …?

Schmerzen/Was tun bei …?

Schlaflosigkeit/Was tun bei …?

Nervenschwäche/Was tun bei …?

Reisekrankheit/Was tun bei …?

Bitterstoffe

Schon immer wurden Bitterstoffe mit Heilkraft in Verbindung gebracht. Viele gehirnwirksame Pflanzen wie Angelikawurzel, Artischockenblätter, Beifuß, Benediktenkraut, Bitterklee, Endiviensalat, Enzianwurzel, Kalmuswurzel, Löwenzahn, Schafgarbe und Tausendgüldenkraut enthalten Stoffe, die man geschmacklich als bitter identifiziert. Sie wirken ausgleichend auf unser Nervensystem, regen die inneren Drüsen an, heilen Entzündungen und stärken das Immunsystem. Pflanzliche Bitterstoffe wirken somit anregend und zugleich tonisierend.

Spezielle Wirkung

Leber- und Gehirntätigkeit hängen funktionell zusammen. Daher sind Bitterstoffe dazu geeignet, über die Leber auf die Gehirnfunktion einzuwirken, indem sie die Konzentration und die allgemeine Gedächtnisleistung verbessern.

Allgemeine Wirkung

Bitterstoffe haben eine allgemein anregende Wirkung auf den ganzen Körper, vor allem aber auf die Verdauung. Zunächst regen sie die Verdauung kräftig an. Dieser Vorgang beginnt bereits im Mund, wo von den Speicheldrüsen mehr Speichel produziert wird. Dies wiederum ist ein wichtiges Signal für den Magen. Daher sollte man Bitterstoffe etwa eine viertel bis halbe Stunde vor dem Essen zu sich nehmen. Insbesondere können Bitterstoffe auch die Herztätigkeit fördern, den Gefäßtonus erhöhen und besonders auf den Leberstoffwechsel und die Gallensekretion wirken.

Empfehlung

Trinken Sie von Bittertees einen viertel Liter über den Tag verteilt, schwerpunktmäßig jedoch eine halbe Stunde vor den Mahlzeiten. Bittertees sind leichter einzunehmen, wenn man sie sehr heiß trinkt. Zweckmäßigerweise bewahrt man die Tagesmenge in einer Thermoskanne auf. Es ist besser, kleinere Mengen über einen längeren Zeitraum einzunehmen als eine zu hohe Dosis.

Hinweis

Bitterstoffe sollten nicht in Form von Kapseln oder Tabletten eingenommen werden. Auch sollte man einen Tee aus Bitterstoffen nicht mit Zucker oder Honig süßen, denn die hauptsächliche Wirkung geht von der Speichelabsonderung und der Magenwirkung aus.

 Rezept: Appetitanregender Bittertee

10 g Tausendgüldenkraut
40 g Salbeiblätter
40 g Schafgarben
30 g Kamillenblüten
30 g Anissamen
Aufguß 10 Minuten ziehen lassen.

➡ *Querverweise:*
Artischocke/Gemüse, Beifuß/Gewürze, Gedächtnisschwäche/Was tun bei …?, Kalmus, Salat/Gemüse

Brennessel

»Von allen Kräutern vermögen sie die körpereigenen, magnetischen Felder und Anziehungskräfte im Gehirn am besten zu ergänzen«, schreibt Gordon Fremann Frazer über Brennesseln. Sie sind am wirksamsten als grünes Kräutergetränk oder als Preßsaft. Die Brennessel ist besonders gut geeignet, um Verhärtungen der Blutgefäße in allen Hirnregionen zu vermindern sowie die Gefäße elastisch zu halten.

Spezielle Wirkung

Die Brennessel ist eines der wichtigsten Heilmittel für das Gehirn, denn sie ist von allen Pflanzen die qualitativ beste Quelle für Eisen und entfaltet durch ihr Chlorophyll eine besondere Wirksamkeit zur Sauerstoffversorgung und zur Entgiftung von Gehirn und Nervensystem. Besonders im Frühjahr kann die Brennessel schwachen Menschen wieder neuen Antrieb geben.

Allgemeine Wirkung

Die allgemeine Wirkung dieser Heilpflanze erstreckt sich vornehmlich auf das Blut, da sie blutreinigend und blutverbessernd wirkt. Sie kann dem Körper helfen, angestaute Giftstoffe loszuwerden, die sich in Gelenken, Muskeln und Blut befinden. Zudem kann die Brennessel die eisenproduzierenden Organe anregen und dem Körper außerdem Eisen zuführen.

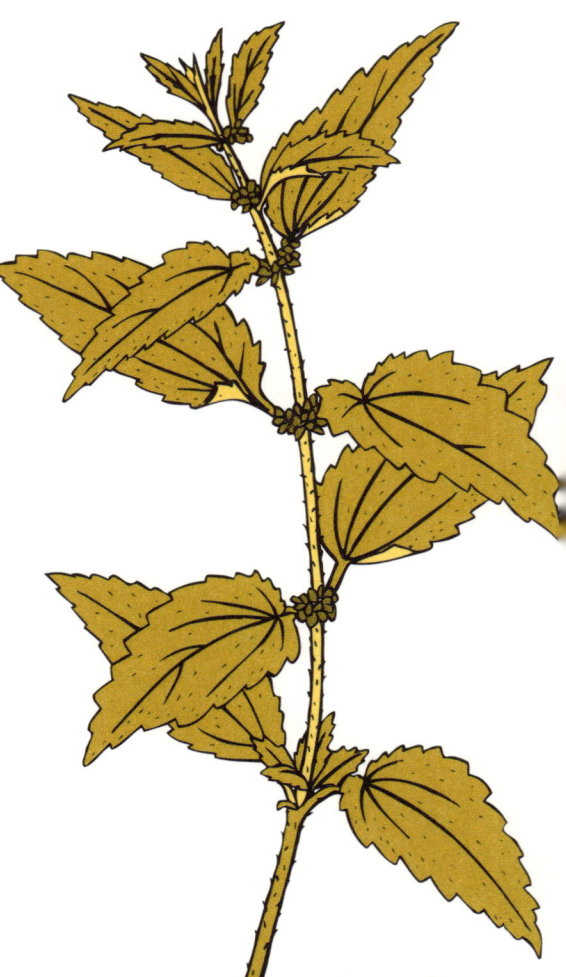

Inhaltsstoffe

Wirksame Bestandteile der Brennessel sind Lezithin, Chlorophyll, Eisen, Gerbstoff, Glykosid, Schwefel, Vitamine A und C und Kieselsäure.

Empfehlungen

Immer dann, wenn man entgiften und den Körper mit zusätzlichem Chlorophyll versorgen möchte, ist eine Brennesselkur ideal. Besonders das Frühjahr ist eine gute Zeit hierfür. Susanne Fischer-Rizzi schreibt folgendes zur Brennessel: »Ich schwöre auf eine Brennesselkur im Frühjahr. Sie gibt dem Körper nach dem Winter einen richtigen Stoß hinein ins neue Jahr und vertreibt alle Frühjahrsmüdigkeit. Während der Kur fühlt man sich, als ob man Bäume ausreißen könne.«

Dosierung

Am besten ist der frische Brennesselsaft. Wer aber keine Möglichkeit hat, Brennesseln selbst zu sammeln und auszupressen, der sollte fertige Säfte verwenden. Empfohlen wird das grüne Getränk mindestens ein- bis zweimal wöchentlich, vor allem in der Entgiftungsphase im Frühjahr. Als Menge empfiehlt es sich, mit einem Eßlöffel frischem Saft zu beginnen und täglich um einen Löffel bis auf 14 Löffel Saft zu steigern. Anschließend jeden Tag einen Löffel weniger bis zum Ende der Kur.

➡ *Querverweise:*
Antriebsschwäche/Was tun bei ...?
Eisen/Mineralien
Lezithin/Nahrungsergänzungsmittel
Schlaganfall/Was tun bei ...?

Damiana

Damiana ist ein altes indianisches Heilmittel und Aphrodisiakum. Der bis zu zwei Meter hohe Daniana-Strauch gedeiht wild in feucht-heißen Zonen in Mittel- und Südamerika. Übersetzt bedeutet der Name »Asthma-Besen«, da es bei Asthma und Bronchitis seine heilende Wirkung entfaltet. Es kann getrocknet geraucht oder als Tee aufgebrüht getrunken werden.

Spezielle Wirkung

Damiana kann bei Altersschwäche, Senilität und bei Nervosität helfen.

Allgemeine Wirkung

Bei Husten und Erkältungen kann Damiana hilfreich sein und eine lindernde Wirkung bei Heuschnupfen entfalten.

Inhaltsstoffe

Das Kraut enthält verschiedene desinfizierende Substanzen, den Bitterstoff Damianin, Tannin, Arbutin, Blausäureglykosid, Stärke und Harze.

Rezept: Damiana-Tee

Eine wohlschmeckende Teemischung besteht aus 3 Teilen Damiana,
2 Teilen Pfefferminze,
einem Teil Orangenblüten
und – besonders empfehlenswert –
aus einem Teil Sassafrasholz.

➡ *Querverweise:*
Aphrodisiaka/Gewürze
Gedächtnisschwäche/Was tun bei ...?

Eleutherokokkus

Bei der Suche nach einem adäquaten Ersatz für die berühmte asiatische Ginsengwurzel, die in der Sowjetunion nur schwer erhältlich und außerdem sehr teuer war, stießen sowjetische Forscher auf die Wurzel der Pflanze *Eleutherococcus senticosus*. Tests ergaben, daß der Genuß dieser Wurzel die Widerstandskräfte von Mensch und Tier gegen Krankheiten außerordentlich stärkt. 1962 wurde der Extrakt aus der Eleutherokokkus-Wurzel offiziell in die Behandlungsmethodik des sowjetischen Gesundheitswesens aufgenommen. In den USA und in Europa sind Zubereitungen aus dem Wurzelextrakt seit 1970 erhältlich. Bei russischen Naturheilern ist die Pflanze, im Volksmund auch Taigawurzel oder Teufelsstrauch genannt, schon seit Jahrhunderten Bestandteil der Volksmedizin und wurde ähnlich wie Ginseng eingesetzt.

Eleutherokokkus kommt wild wachsend in Sibirien und begrenzt auch in Korea und im Nordosten Chinas vor.

Spezielle Wirkung

Bekannt ist die positive Wirkung der Taigawurzel bei Erschöpfungszuständen körperlicher, geistiger und seelischer Art, bei Neurosen, Herz- und Kreislauferkrankungen und als tonisierendes Mittel für den Allgemeinzustand. Eleutherokokkus kann die Sehschärfe und auch das Gehör verbessern.

Versuchsreihe mit Sportlern: Versuche mit 1500 Sportlern zeigten, daß der Eleutherokokkus-Extrakt Kraft und Ausdauer erhöht sowie Reaktionsvermögen und Konzentrationsfähigkeit verbessert. Besonders wirksam zeigte sich der Extrakt bei einer Steigerung des Trainingsprogramms, die den Athleten keine Mühe bereitete.

Allgemeine Wirkung

Was Eleutherokokkus gerade heute so wertvoll macht, ist die Tatsache, daß es das Immunsystem stimuliert. Eleutherokokkus ist daher als »Adaptogen« in die Medizingeschichte eingegangen.

Inhaltsstoffe

Aus der Eleutherokokkus-Pflanze sind hochaktive Wirkstoffe isoliert worden, die in ihrer pharmakologischen Wirkung sogar den Ginseng übertreffen. Eleutherokokkus enthält sechs Glykoside, außerdem Pektine, Teere, Gummi, Anthozyane und ätherische Öle.

➡ *Querverweise:*
Antriebsschwäche/Was tun bei …?,
Ginseng, Sehschwäche/Was tun bei …?

Ephedra

Meerträubelkraut, auch bekannt als Ephedra, Indianischer Tee oder Mormonentee, gehört vermutlich zu den ältesten anregenden Pflanzen der Menschheit. Das Kraut war den Griechen und den Ägyptern bekannt und spielte auch bei den damals gebräuchlichen Mondritualen eine Rolle. Man nannte es »Nahrung des Saturn« und brachte es in Verbindung

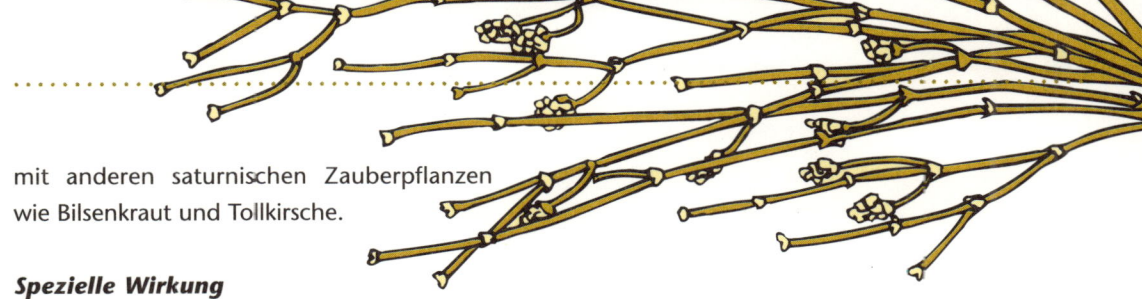

mit anderen saturnischen Zauberpflanzen wie Bilsenkraut und Tollkirsche.

Spezielle Wirkung

Nordamerikanische Indianer trinken Meer-träubeltee als Stimulans und zur Visionssuche. Die Azteken gebrauchten Ephedra zu medizinischen und magischen Zwecken. Die mexikanischen Indianer rauchen bei Kopfschmerzen eine Mischung aus Ephedra und Tabak. Die Krautdroge wirkt gefäßverengend, kreislaufstimulierend, blutdrucksteigernd, zentral anregend sowie appetithemmend.

Allgemeine Wirkung

In China stellt Ephedra eines der bedeutendsten Naturheilmittel dar, es wird bei allen Erkrankungen der Atemwege verordnet. Ephedra ist auch als biologisches Heilmittel bei Heuschnupfen bekannt, es wirkt antiallergisch und zudem krampflösend auf die Bronchien.

Inhaltsstoffe

Ephedra enthält das amphetaminartige Alkaloid, Ephedrin, Pseudoephedrin, Norephedrin sowie Gerbstoffe, Saponine, Flavone und ätherisches Öl.

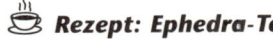 Rezept: Ephedra-Tee

Einen gehäuften Teelöffel Ephedrakraut mit 1 l kochendem Wasser übergießen, 10 Minuten ziehen lassen, abseihen, zweimal täglich eine Tasse Tee trinken.

➡ *Querverweise:*
Antriebsschwäche/Was tun bei …?
Blutdruck/Was tun bei …?
Kopfschmerzen/Was tun bei …?

Ginkgo Biloba

Seit jeher werden die Blätter des Ginkgobaumes in der asiatischen Heilkunde bei Durchblutungsstörungen, Nervosität und Konzentrationsschwäche verwendet. Die Wirkstoffe des ältesten Baumes der Erde scheinen ein breites Anwendungsspektrum zu haben. So gelten in Japan Ginkgosamen als Aphrodisiakum für Männer. Die Mystifizierung trug allerdings, ähnlich wie beim Ginseng, dazu bei, daß die Wirkungsweise von der westlich orientierten Medizin nicht ernst genommen wurde. Dies hat sich heutzutage grundlegend geändert, nicht zuletzt deshalb, weil viele Menschen die wohltuende Wirkung von Ginkgo auf Körper und Geist für sich entdeckt haben.

Spezielle Wirkung

Die aus den Blättern des Ginkgobaumes gewonnene Tinktur hat sich bei mangelhafter Gehirndurchblutung als sehr wirksam erwiesen. So kann ein Sauerstoffdefizit im Gehirn behoben werden, was nach einem Schlaganfall von großer Bedeutung ist. Die mit mangelnder Durchblutung einhergehenden Symptome, wie Ohrensausen, Kopfschmerzen, depressive Verstimmungen, Hör- und Sehschwäche sowie Angstzustände und Schlaflosigkeit, können auf biologische Weise durch Einnahme von Ginkgo-Biloba-Extrakt über einen Zeitraum von mindestens sechs bis acht Wochen oftmals behoben werden. Wissenschaftler stellten fest, daß Ginkgo den Anteil an Alphawellen (entspannte geistige Wachsamkeit) im Gehirn erhöht und den Anteil an Thetawellen (verminderte Aufmerksamkeit) reduziert. Zudem fördert Ginkgo auch den Glukose-Umsatz im Gehirn.

Alterserscheinungen wie Schwindel, Seh- und Hörstörungen können ebenso durch die Anwendung von Ginkgo-Extrakt vermindert bis deutlich gebessert werden.

Allgemeine Wirkung

Ginkgo schützt die Zellmembranen empfindlicher Organe wie Gehirn, Nervensystem und Leber vor Freien Radikalen, es hat eine antioxidative Wirkung.

Inhaltsstoffe

Obwohl Wissenschaftler davon ausgehen, daß die Ginkgo-Flavon-Verbindungen die Auslöser der heilenden Wirkung sind, wirken

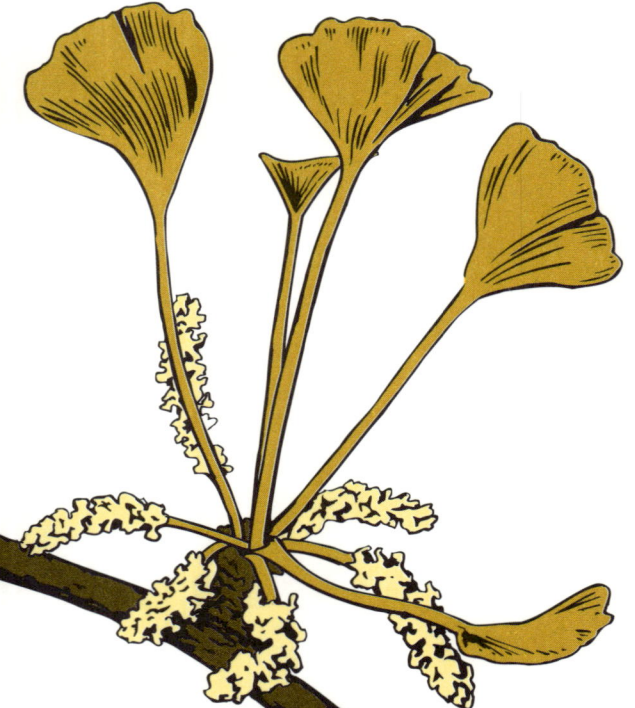

noch andere Inhaltsstoffe in ihrem Verbund. Dies erklärt die ganzheitliche Wirkung auf Körper, Geist und Seele. So enthält Ginkgo neben Flavonoiden verschiedene Carotinoide, Superoxiddismutase und Ginkgolide.

Darreichungsform

Ginkgo gibt es in Form von Tee, Extrakt und Tabletten.

➡ *Querverweise:*
Gedächtnisschwäche/Was tun bei …?
Schlaflosigkeit/Was tun bei …?
Sehschwäche/Was tun bei …?

Ginseng

In der traditionellen chinesischen Medizin gelten Ginseng und die aus ihm gewonnenen Wirkstoffe als Heilmittel, die die Lebensenergie stärken; damit ist meist das Wissen im Westen erschöpft. Schon im Chen Nung wird Ginseng als das königliche Heilmittel gepriesen, das anregen und gleichzeitig entspannen soll. Denjenigen, die glauben, daß ein Mittel entweder stimulieren oder beruhigen kann, aber nicht beides gleichzeitig, mutet dies sonderbar an. Ginseng wirkt adaptogen, indem es bei Belastungen psychischer und körperlicher Art die Situation der Streßhormone flexibler gestaltet.

Spezielle Wirkung

Russische und bulgarische Wissenschaftler haben Ginseng eingehend getestet – vor allem im Hinblick auf Verhaltenspsychologie und psychomotorische Belastung. Man stellte fest, daß die Einnahme von Ginseng eine verbesserte Lernfähigkeit zur Folge hat, indem es den allgemeinen neuronalen Erregungs- und Wachsamkeitszustand steigert. Neurophysiologen wissen heute, daß ein Reiz nicht unmittelbar von den Sinnesorganen zur Großhirnrinde gelangt, sondern die sogenannte Retikuläre Formation passiert. Dieses Zentrum steuert die Empfindungsfähigkeit und die Aktivität des Gehirns, aber auch Emotionalität und neues Lernen. Substanzen wie Ginseng bewirken, daß der neuronale Lernmechanismus verbessert wird, indem der Erregungs- und Wachsamkeitszustand erhöht wird, ohne zu Nervosität zu führen.

Studie: Ein Versuch mit 33 Studenten testete die psychomotorische Funktion unter Einnahme von Ginseng. Dabei handelte es sich um einen Doppelblindversuch, bei dem weder die Studenten noch der Versuchsleiter wußten, wer Ginseng und wer ein Placebo erhalten hatte. Die Studenten mußten mit einem Schreibstift der Spur eines spiralförmig angeordneten Labyrinths folgen, ohne die Ränder zu berühren. Danach wurden ihre intellektuellen Fähigkeiten geprüft, wobei sie ein Blatt mit 20 Zeilen zusammengestellter Buchstaben nach drei unterschiedlichen Kriterien ankreuzen mußten. Im ersten Versuch machten jene Studenten, die Ginseng eingenommen hatten, halb so viele Fehler wie jene, denen ein Placebo verabreicht worden war. Ginseng verbessert demnach die Feinmotorik. Im zweiten Versuch war die Fehlerquote der Ginseng-Gruppe um rund zwei Drittel geringer als jene der Placebo-Probanden.

Dieses Experiment war auch mit Koffein und Amphetamin durchgeführt worden, die zwar auch kurzzeitig leistungssteigernd wirkten, aber auch Übererregung, Nervosität und andere unangenehme Nebenwirkungen zur Folge hatten.

Allgemeine Wirkung

Neben seiner speziellen Wirkung auf das Nervensystem fungiert Ginseng auch als verdauungsförderndes und appetitanregendes Mittel, während es bei Übelkeit lindernd wirkt.

Inhaltsstoffe

Ginseng enthält ätherische Öle, Phyto-Östrogene, Saponine, Tannine, Harze und Bitterstoffe.

Darreichungsform

Ginseng findet Verwendung in Form der ganzen Wurzel, als Extrakt, Tee, Granulat und Pulver.

➡ *Querverweise:*
Antriebsschwäche/Was tun bei …?
Bitterstoffe, Eleutherokokkus
Gedächtnisschwäche/Was tun bei …?
Streß/Was tun bei …?

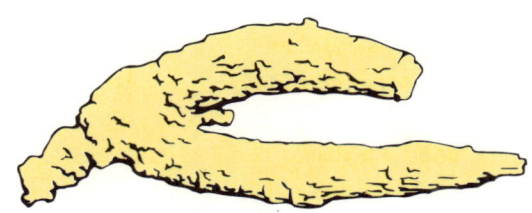

Hanf

In Indien wurde schon von alters her die Verwendung von Cannabis oder Hanf empfohlen, um den Geist anzuregen, Fieber zu senken, den Schlaf zu fördern, Darmverstimmungen zu heilen und den Appetit anzuregen. Der früheste Hinweis auf die medizinische Verwendung und die neurovegetative Wirkung von Hanf finden sich im Chen Nung. Hanf wurde demzufolge bei rheumatischen Schmerzen, geistiger Zerstreutheit, Nervosität und Frauenkrankheiten eingesetzt.

Der erste westliche Arzt, der sich für die medizinische Wirkung der Hanfpflanze interessierte, war W. B. O'Shaughnessey, der als junger Professor an der Medizinischen Hochschule von Kalkutta die Benutzung von Hanf in Indien beobachtet hatte. In einem 1839 veröffentlichten Bericht beschrieb er, daß er eine Hanftinktur als wirksames Schmerzmittel benutzt hatte. Er war auch von den muskelentspannenden Fähigkeiten des Hanfes beeindruckt und bezeichnete ihn als »antikonvulsives Heilmittel von höchstem Wert«.

Spezielle Wirkung

In seinem Überblick über seine 30jährige Erfahrung mit Hanf empfahl der britische Arzt J. R. Reynolds Hanf für Patienten mit »Altersschlaflosigkeit« und stellte fest, er habe »in dieser Fallgruppe nichts gefunden, was an Wirkung mit einer mäßigen Dosis indischen Hanfes vergleichbar wäre«. Nach Reynolds bleibt Hanf monate- und sogar jahrelang ohne Dosiserhöhung wirksam. Reynolds stellte außerdem fest, daß Hanf bei Nervenschmerzen und bei der Vorbeugung von Migräneanfällen wirksam ist. Reynolds wendet Hanf auch bei bestimmten Formen der Epilepsie, bei Depressionen und manchmal bei Asthma und Menstruationsbeschwerden an.

Studie: Nach Cannabis-Konsum wurde dosisabhängig ein verstärkter Blutfluß ins Gehirn, insbesondere in der Stirnregion und in der rechten Großhirnhälfte, festgestellt. Nach 30 Minuten lag der Blutfluß in der rechten Stirnregion im Durchschnitt um 15 Prozent über dem Placebo-Vergleichswert, nahm danach wieder ab, um nach ein bis zwei Stunden dem Ausgangswert zu entsprechen.

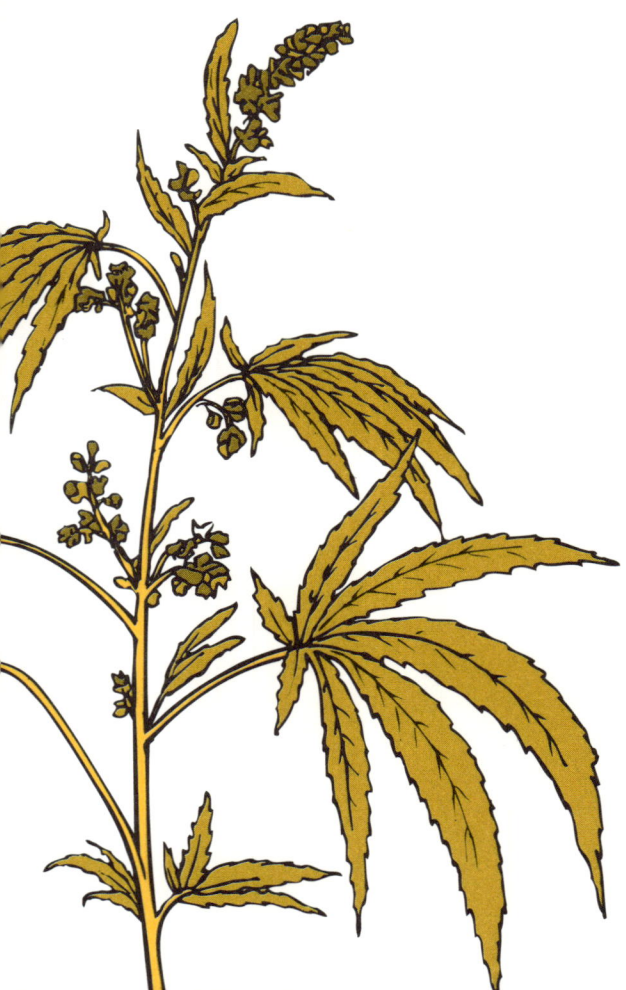

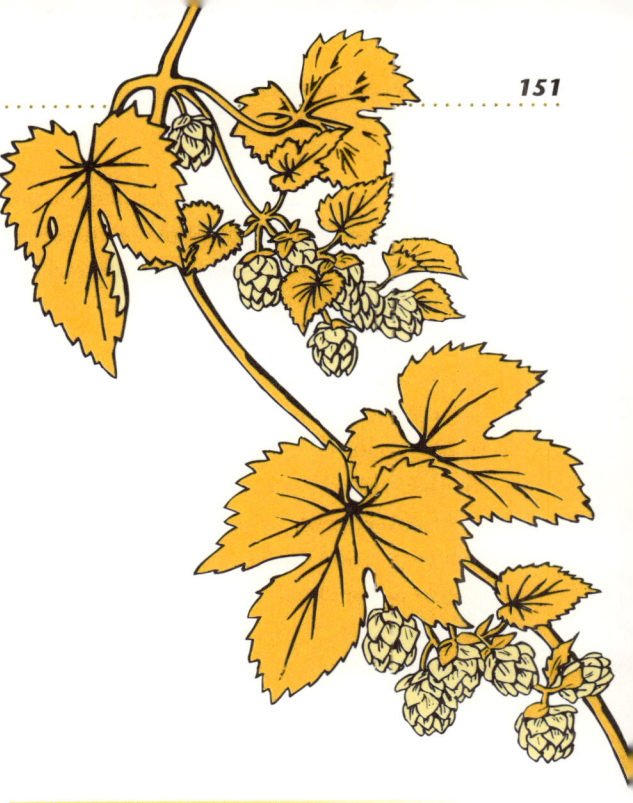

Allgemeine Wirkung

Hanf speichert in seinen Samen bzw. Früchten, die bis zu 35 Prozent seines Eigengewichts ausmachen, ein wertvolles, vielseitig nutzbares Öl. Hanföl besitzt einen hohen Anteil an mehrfach ungesättigten Fettsäuren, darunter Linol- und Linolensäure. Von besonderem Interesse ist der Inhaltsstoff Gamma-Linolensäure, den Hanf als einziges Speiseöl zu ca. zwei Prozent enthält. Gamma-Linolensäure soll innerlich und äußerlich verabreicht bei Hautkrankheiten, insbesondere Neurodermitis, helfen. Michael Karus: »Trotz des hohen Speiseölpreises kann Hanföl die Kosten für bisherige Therapien wie beispielsweise mit Nachtkerzenöl deutlich senken und sollte zudem in den Speiseplan integriert werden.« Hanfsamen, die einen angenehm nussigen Geschmack haben und sehr nahrhaft sind, können zum täglichen Müesli oder als Zwischenmahlzeit wie Nüsse oder Sonnenblumenkerne geknabbert werden.

Empfehlung

Salate, Kartoffeln, Quark- und Joghurt-Gerichte schmecken vorzüglich mit Hanfsamen und Hanföl.

➡ *Querverweise:*
Arteriosklerose/Was tun bei ...?
Depressionen/Was tun bei ...?
Kopfschmerzen/Was tun bei ...?
Nervenschwäche/Was tun bei ...?
Schlaflosigkeit/Was tun bei ...?

Hopfen

Hopfen zählt zu den Bitterdrogen und ist untrennbar mit der Braukunst verbunden, die in den Klöstern entwickelt wurde. Er gibt dem Bier seinen unverwechselbaren Geschmack und trägt zu dessen Haltbarkeit bei. Aus Haltbarkeitsgründen wurde er auch ab und zu bei der Herstellung von Magenbittern verwendet. Hopfenanbau findet sich hauptsächlich in Europa, wobei der Anbau in Bayern 30 Prozent der Welternte ausmacht.

Spezielle Wirkung

Angewandt wird Hopfen bei leichten Schlafstörungen, Nervosität und bei nervösen Magenbeschwerden. Der Duft des Hopfens wirkt leicht hypnotisch, auf jeden Fall einschläfernd – man spricht in diesem Zusammenhang von der Hopfenpflückerkrankheit.

Die Volksmedizin empfiehlt daher, unruhigen Kindern ein mit Hopfendolden gefülltes Kissen unter den Kopf zu legen, sie schlafen dann tiefer.

Allgemeine Wirkung

Die äußere Anwendung der Blütenstände des Hopfens wirkt lindernd bei neuralgischen und rheumatischen Schmerzen. Für Hauspräparate werden die weiblichen Blütenstände verwendet, die bitter schmecken und die Verdauung anregen.

Inhaltsstoffe

Für die Wirkung des Hopfens auf das Nervensystem werden die Bitterstoffe Humulon und Lupulon und das daraus entstehende Methylbutenol verantwortlich gemacht. Daneben enthält Hopfen Anthozyane, Flavonoide, Sterine und Östrogene.

 ### Rezept: Hopfentee

Man stelle eine Mischung im Verhältnis 1 Teil Hopfen und 3 Teile Baldrianwurzel als Teeaufguß her. Einen Teelöffel der Mischung auf eine große Tasse heißes Wasser, 10 Minuten bedeckt ziehen lassen. Jeweils eine Tasse eine halbe Stunde vor dem Zubettgehen trinken.

➡ *Querverweise:*
Bitterstoffe
Nervenschwäche/Was tun bei …?
Schlaflosigkeit/Was tun bei …?
Streß/Was tun bei …?

Johanniskraut

Vorwissenschaftliche Berichte über Johanniskraut sprechen von der Königin der Zauberpflanzen, von dem Kraut mit der schillerndsten Vergangenheit aller Heilpflanzen. Johanniskraut wird im Volksmund auch als Nervenkraut oder »Sonnenschein für die Seele« bezeichnet. Schon die alten Kräuterbücher berichteten von »fürchterlich melancholischen Gedanken« und der erstaunlichen Heilung durch Johanniskraut. In der Tat erlebt Johanniskraut in der heutigen Zeit eine Renaissance als wertvolles Naturheilmittel, vor allem bedingt durch seine antidepressive und mild-stimulierende Wirkung. Die Namen Johannisblut und Herrgottsblut deuten auf ein beeindruckendes biologisches Phänomen hin: werden die gelben Blütenblätter zerrieben, bildet sich ein roter Saft, der aus in den Zellen gespeichertem Farbstoff besteht. Als Hauptwirkstoff ist das Hypericin erkannt worden. Man ist leicht versucht, beim Johanniskraut von einem Allheilmittel zu sprechen. Johanniskraut ist – mit mittelalterlichen Begriffen umschrieben – tatsächlich eine Zauberpflanze, weil sie sich vorteilhaft auf die psychische Verfassung und die mentalen Kräfte auswirkt und die vielen Beschwerden des Alltags lindern hilft.

Spezielle Wirkung

Die Heilwirkung von Johanniskraut gegen Depressionen ist seit alters her bekannt. Eine Studie mit achtzig Personen an der Hans-Prinzhorn-Klinik für Psychiatrie im westfälischen Hemer belegte: Depressive Alkoholkranke sind besser gegen Rückfälle gefeit, wenn sie mit einem Extrakt aus Johanniskraut behandelt werden. Die Alkoholabhängigen, die während der psychotherapeutisch orientierten Alkoholentwöhnung unterstützend mit dem Extrakt des Johanniskrauts behandelt wurden, fühlten sich stärker vor einem möglichen Krankheitsfall gewappnet. Ihr Antrieb war verbessert und ihre Stimmung deutlich aufgehellt. Insgesamt litten die mit Johanniskraut behandelten Patienten nur wenig unter depressiven Beschwerden.

Allgemeine Wirkung

Der frische Johanniskraut-Preßsaft wirkt innerlich auf Magen- und Darmkrankheiten und krampfartige Menstruationsbeschwerden. Auch bei der äußerlichen Anwendung von Hautverletzungen hat er sich bewährt.

Inhaltsstoffe

Der violett gefärbte Wirkstoff Hypericin macht zusammen mit Flavonoiden und anderen Inhaltsstoffen Johanniskraut zu einem in der Medizin mittlerweile hochbegehrten Naturheilmittel. Als pflanzliches Mittel gegen leichte bis mittelschwere Depressionen schon seit längerem bewährt, konnte allerdings bis heute nicht schlüssig geklärt werden, welche Wirkstoffe im einzelnen für die antidepressive Wirkung in Frage kommen.

Vergleich mit synthetischen Mitteln

Zahlreiche wissenschaftliche Untersuchungen belegen, daß Johanniskraut synthetisch hergestellten Antidepressiva zumindest ebenbürtig, meist aber überlegen ist und keine Nebenwirkungen aufweist. So wird weder die

geistige Leistungsfähigkeit noch die motorische Reaktionsfähigkeit beeinträchtigt.

Bezugsquelle

Johanniskraut gibt es als Tabletten, Kapseln, Tee und in Form von Öl, z. B. das Rotöl von Jukunda.

➡ *Querverweise:*
Depressionen/Was tun bei …?
Nervenschwäche/Was tun bei …?
Suchtverhalten/Was tun bei …?

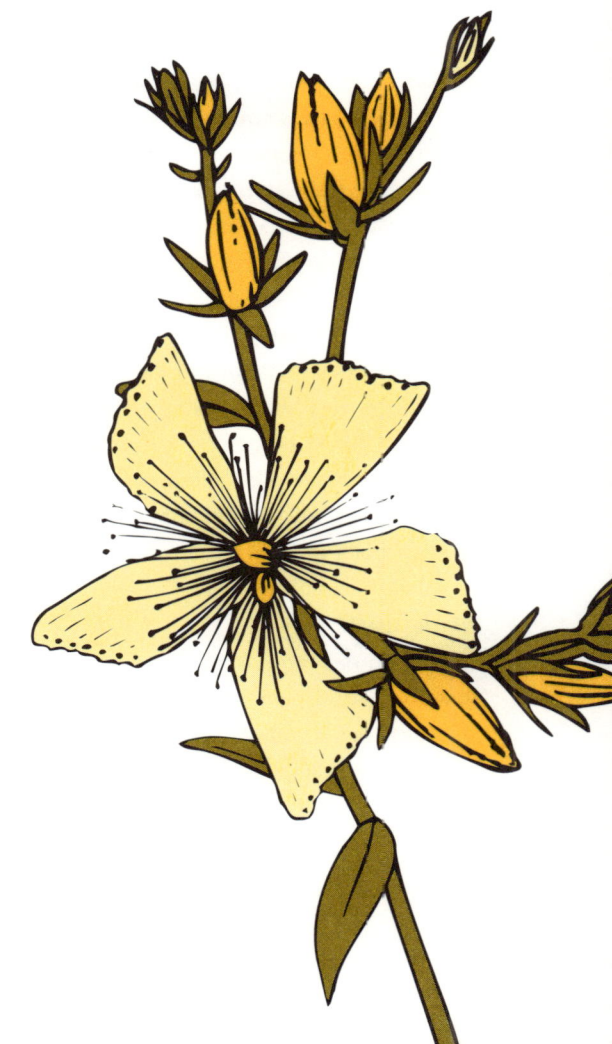

Kalmus

In der Medizin der nordamerikanischen Indianer und in der alten Heilkunde Asiens spielte Kalmus eine wichtige Rolle als Magentonikum und Kräftigungsmittel. Als Gewürz findet Kalmus in orientalischen Getränken wie auch in appetitanregenden Bitterlikören und Zuckerwaren Verwendung. Kalmus gilt fast weltweit als Aphrodisiakum. In der indischen Medizin wird Kalmus als Mittel gegen Krämpfe und Epilepsie verwendet.

Spezielle Wirkung

Kalmus gilt als intelligenzsteigernd, die Wurzel kann die Gedächtnisleistung verbessern und das Nervensystem kräftigen. Sie wirkt auf die höheren zerebralen Funktionen und auf das Gewebe des Gehirns und hilft, so der Ethnobotaniker Christian Rätsch, »das Bewußtsein zu erweitern und zu klären«.

Allgemeine Wirkung

In Indien, seinem Ursprungsland, wird Kalmus häufig als schmerzstillendes und fiebersenkendes Mittel eingesetzt. In Europa dagegen wird Kalmus vor allem wegen seiner aromatischen und bitter-tonischen Eigenschaften hoch geschätzt.

Inhaltsstoffe

Kalmus enthält ätherische Öle, Bitterstoffe, Vitamin C und den Wirkstoff Asaron, der allerdings bei zu hoher Dosis Nebenwirkungen zeitigt, so daß eine vorsichtige Dosierung ratsam ist.

ⵌ Rezept: Gedächtnispulver

Eine kräftige Messerspitze pulverisierte Kalmuswurzel, mit etwas Honig vermischt, morgens eingenommen, kräftigt Gedächtnis und Konzentrationsvermögen.

➡ *Querverweise:*
Appetitlosigkeit/Was tun bei …?
Bitterstoffe
Gedächtnisschwäche/Was tun bei …?

Kawa-Kawa

Die Kawa-Kawa-Pflanze, auch polynesischer Rauschpfeffer genannt, kommt im südlichen Pazifik auf den Inseln Fiji, Tonga, Ponape und auf Hawaii vor. Die Pflanze und besonders die Wurzel wird von den Südseeinsulanern als mächtige Zauberwaffe gegen Dämonen eingesetzt und als lindernde Heilpflanze bei allerlei Leiden verordnet. Das Kauen von Kawa-Kawa-Wurzeln soll die Liebeskraft anregen. Besonders wichtig ist auch der soziale und zeremonielle Gebrauch der Droge.

Spezielle Wirkung

Kawa-Kawa regt das Gefühlszentrum des Menschen an, daher ist es hilfreich bei depressiven Verstimmungen. Die Pflanze zeigt deutliche Effekte bei gestörtem seelischem Gleichgewicht, bei allgemeiner Unruhe und Nervosität. Dabei dämpfen die Kawa-Lactone die geistige Leistungsfähigkeit nicht, weshalb standardisierte Drogenauszüge auch bei Prüfungsangst und Lampenfieber gut verwendbar sind. Kawa-Kawa wirkt sich vor allem bei Frauen positiv aus und kann zur Alternative zu chemischen Antidepressiva werden. In höherer Dosierung wirkt es rauscherzeugend und visionär.

Inhaltsstoffe

Kawa-Kawa enthält die harzhaltigen Pyrone Kavain, Dihydrokavain, Dihydromethysticin und Methysticin, Jangonin und Dihydrojangonin. Keine dieser Substanzen ist wasserlöslich, sofern sie nicht emulgiert wird. Sie lösen sich aber in Alkohol, Ölen und anderen Fettlösungsmitteln.

Verträglichkeit/Nebenwirkungen

Kawa-Kawa ist gut verträglich, rezeptfrei und eine echte Alternative zu chemischen Antidepressiva, zumal weder Gewöhnung noch psychische Abhängigkeit festzustellen sind. Die Wirkung von Kawa-Kawa tritt erst nach mehrtägiger Anwendung in ausreichend hoher Dosierung ein. Kawa-Kawa schränkt bei einer durchschnittlichen Dosis die geistige Wachsamkeit nicht ein.

Anwendung

Am wirkungsvollsten ist Kawa-Kawa als Harz oder Extrakt.

➡ *Querverweise:*
Angst/Was tun bei …?
Depressionen/Was tun bei …?
Schlaflosigkeit/Was tun bei …?

Lavendel

In Lavendel steckt das lateinische Wort »lavare«, waschen; damit erhält man schon einen Hinweis auf den Bezug von Lavendel zu Reinlichkeit und Pflege. Lavendelblüten gab man früher gerne in die Wäsche zur Duftanreicherung und um Ungeziefer zu vertreiben, die Volksmedizin verwendete es, um Spannungen und Ängste zu lindern. Anbaugebiet von Lavendel ist der Mittelmeerraum, bevorzugt werden die sonnigen Hänge. Bekannt sind die französischen Lavendelfelder in der Provence, die, violett blühend, eine Augenweide sind.

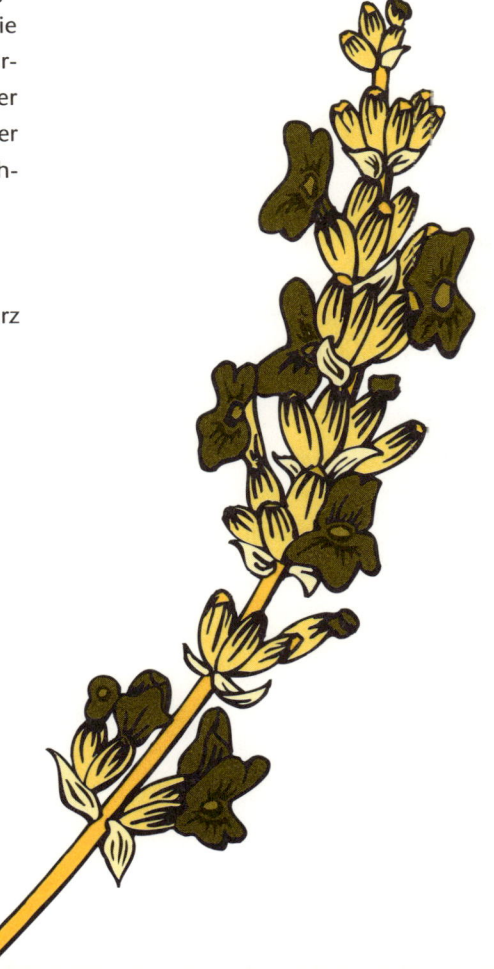

Spezielle Wirkung

Die volkskundliche Bezeichnung von Lavendel ist Nervenkraut. Dies weist darauf hin, daß Lavendel einen Bezug zum Nervensystem hat. Tatsächlich besteht der Anwendungsbereich von Lavendel in der Behandlung von Nervenschwäche, nervösen Herzbeschwerden, Furcht, Kopfschmerzen und Depressionen. Außerdem soll Lavendel für das Traumerleben und die Verarbeitung der Traumerlebnisse förderlich sein. Lavendelbäder entspannen das Nervensystem, lindern Ängste und Spannungen. Abendliche Bäder mit Blütenessenzen können Ruhe und Gelassenheit erzeugen und die Tiefe des Schlafes fördern.

Allgemeine Wirkung

In Krankenzimmern verbrannte man früher oft Lavendel, dabei ging es nicht nur um Luftverbesserung, sondern auch um die keimtötende Wirkung.

Inhaltsstoffe

Hauptinhaltsstoffe des Lavendels sind das ätherische Öl Terpenester, Gerb- und Bitterstoffe, Harz und Cumarin.

Bezugsquellen

Fertigpräparate mit Lavendel: Weleda Lavendel-Bademilch, Lavendel-Badezusatz der Firma Kneipp, Hormonapin Nervenbad der Firma Bienenzell, Salus Nerven-Schlaftee.

➡ *Querverweise:*
Angst/Was tun bei …?
Streß/Was tun bei …?
Schlaflosigkeit/Was tun bei …?

Melisse

Die Melisse wächst im Mittelmeerraum wild und ist auch im Orient heimisch; sie braucht viel Wärme, um die wertvollen ätherischen Öle auszubilden.

Die Melisse ist eine sehr alte Heilpflanze. Schon Plinius erwähnt sie im 1. Jahrhundert n. Chr. als Mittel gegen Hysterie. Sie gehört zu jenen Pflanzen, die von den Mönchen aus dem Mittelmeerraum in unseren Kulturkreis

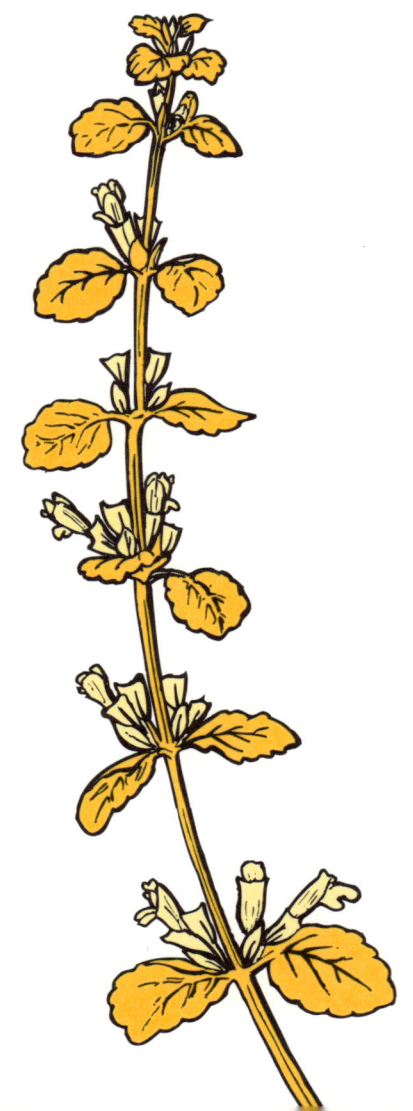

gebracht wurde; der frühere Beiname »Pfaffenkraut« erinnert daran. Melisse wird im Volksmund auch »Nervenkräutel« genannt. Nachdem die Benediktiner von den Arabern die Melissenzucht übernommen hatten, wurde Melissenwasser berühmt als Heilmittel bei Gedächtnisschwäche, Übererregbarkeit, gegen Angstzustände und nervös bedingte Kopfschmerzen. In Büchern über liebesfördernde Pflanzen wird stets auch der Melissengeist erwähnt, der für ein »frohes Gemüt« sorgen soll.

Spezielle Wirkung

Überlieferungen betonen stets die beruhigende und krampflösende Wirkung von Melisse. Bei geistiger Erschöpfung, nervöser Unruhe, leichten Depressionen und Schlafstörungen infolge Übererregbarkeit wirkt die Melisse sich günstig aus. Depressionen können aufgehellt werden, und Kopfschmerzen infolge von Streß können Linderung erfahren. Es ist durchaus zweckmäßig, Melisse auch bei Herzbeschwerden einzusetzen, solange keine organischen, sondern nervöse Ursachen zugrunde liegen. Bei nervösen Zuständen, die sich auf die Unterleibsorgane auswirken, ist Melisse als ein Heilmittel für Frauen bekannt geworden, das selbst Kopfschmerzen bei Schwangerschaften lindert.

Allgemeine Wirkung

Melissenblätter werden auch als Gewürz, besonders für Salate und Saucen, sowie zur Herstellung von Kräuterlikören und als Zusatz zu Bowlen verwendet, weil die Melisse auch über eine magenstärkende und verdauungsfördernde Wirkung verfügt.

Inhaltsstoffe

Melisse enthält ätherische Öle – Hauptbestandteile sind Citral, Citronellal, Linalool und Geraniol –, Bitterstoffe und Harze.

Zubereitung

Früher war es in verschiedenen Ländern wohlbekannt, daß die wertvollen Inhaltsstoffe der Melisse dann besser zur Wirkung kommen, wenn man sie in Alkohol aufbewahrt. Der hierzulande handelsübliche Melissengeist zeugt davon. Melisse läßt sich auch als Tee und als Frischpflanzenpreßsaft oder als Badezusatz verwenden.

Hinweis

Melisse bessert die Gehirn- und Nervenfunktion und ist bei Frauen wirksamer als bei Männern.

 Rezept: Frohgemut-Melissenwein

10 g Melissenblätter

10 g Weißdornblätter und -blüten

10 g Lemongras

0,7 l Weißwein

10 g Johanniskraut

Die Kräuter 14 Tage lang im Wein ziehen lassen, dann abfiltern und in eine Karaffe füllen. Der Wein wirkt beruhigend, aufhellend, herzstärkend und kräftigend.

➡ *Querverweise:*
Angst/Was tun bei ...?
Depressionen/Was tun bei ...?
Nervenschwäche/Was tun bei ...?
Schlaflosigkeit/Was tun bei ...?

sien eingesetzt werden und findet bei Beschwerden in der Menopause, bei Neuralgien und Erregung aufgrund von zu hohem Alkoholgenuß Anwendung.

Spezielle Wirkung

Die Passionsblume wird empfohlen bei nervöser Unruhe, leichten Einschlafstörungen und nervös bedingten Magen- und Darmbeschwerden. Wenn sie auch für beide Geschlechter und für jedes Lebensalter geeignet ist, so bekommt sie doch – wie die Melisse – der Frau im allgemeinen besser. Gerade im Verlauf der Wechseljahre entfaltet sie ihre wohltuende, beruhigende und nervenstärkende Wirkung.

Allgemeine Wirkung

Die Flavonoide und Pektine, die in der Passionsblume enthalten sind, verleihen ihr eine schmerzstillende Wirkung bei Hautentzündungen, Hämorrhoiden, leichten Verbrennungen, Furunkeln und Juckreiz.

Inhaltsstoffe

Die Passionsblume enthält Passiflorin, verschiedene Alkaloide, Phytosterin, Flavonoide und Pektine.

 Rezept: Gutenachttee

50 g Passionsblume
20 g Johanniskraut
30 g Melissenblätter
10 Hopfenzapfenblüten

Zwei Teelöffel der Mischung in einem halben Liter Wasser 10 Minuten ziehen lassen, über den Abend verteilt trinken. Der Tee wirkt nervenkräftigend und schlaffördernd.

Passionsblume

Die Passifloren kamen im 17. Jahrhundert nach Europa. Die ungewöhnliche Blume erregte großes Aufsehen, und man begann sie als Zierpflanze zu ziehen.

Die Passionsblume verfügt über beruhigende und leicht hypnotische Eigenschaften und gelangte daher zu einer gewissen traurigen Berühmtheit, weil sie im Ersten Weltkrieg als Nervenmittel gegen die Auswirkungen der sogenannten Kriegsangst verwendet wurde. Die Passionsblume kann erfolgreich bei Angstzuständen, Schlaflosigkeit und Epilep-

Dosierung

Die Passionsblume ist nur als Spezialpräparat (Tinktur oder Kombinationspräparat) erhältlich. Durchschnittliche Dosierung dreimal 10–20 Tropfen. Kinder bekommen die Hälfte.

➡ *Querverweise:*
Angst/Was tun bei ...?
Nervenschwäche/Was tun bei ...?
Schlaflosigkeit/Was tun bei ...?

Pfefferminze

Die Pfefferminze wirkt, wie auch andere Minzarten, die Bachminze und die Roßminze, anregend auf die Magensekretion und auf die Verdauung und hilft bei Krämpfen und Koliken, Übelkeit und Brechreiz. Überdies zeigt eine neue wissenschaftliche Studie, daß ein altes Hausmittel wie die Pfefferminze genauso effektiv wie die in der Schulmedizin gebräuchlichen Medikamente sein kann, z. B. wenn es um die Linderung von Kopfschmerzen geht.

Spezielle Wirkung

Pfefferminzöl, äußerlich auf die Schläfen aufgetragen, ist genauso effektiv wie ein Schmerzmittel: die Beschwerden des Spannungskopfschmerzes nehmen insgesamt ab. Pfefferminzöl wirkt sogar noch schneller als gebräuchliche Kopfschmerzmittel. Pfefferminzöl entfaltet außerdem eine fördernde Wirkung auf das Denkvermögen.

Allgemeine Wirkung

Äußerlich wird die Pfefferminze als keimtötendes Mittel für die Atemwege eingesetzt, um im Falle von Schnupfen und Stirnhöhlenentzündung die Schleimhäute abschwellen zu lassen. Daneben hat sich gezeigt, daß die Pfefferminze die Magensäfte stimuliert und die Gallensekretion anregt.

Inhaltsstoffe

Die Pfefferminze enthält ätherische Öle, vor allem Menthol, Menthon und Menthofuran, sowie Bitterstoffe und Harze.

Hinweis

Die schmerzstillende und juckreizhemmende Wirkung auf die Schleimhäute und die Haut steht in bezug zum Kältegefühl, das entsteht, wenn die Nervenenden an der Oberfläche der Haut mit dem Pfefferminzöl in Verbindung kommen.

➡ *Querverweise:*
Gedächtnisschwäche/Was tun bei ...?
Konzentration/Mentals6trategien
Kopfschmerzen/Was tun bei ...?

Rosmarin

Rosmarin ist seit alters her eine geschätzte Heilpflanze. Schon zur Zeit der Pharaonen war sie eine Kultpflanze, die den Lebenden Glück und den Toten Frieden schenken sollte. Rosmarin gilt als Quelle ewiger Jugend und als Symbol für Liebe, Treue und immerwährende Freundschaft. Rosmarin wirkt appetitanregend und verdauungsfördernd und greift in das hormonelle Geschehen von Mann und Frau ein.

Spezielle Wirkung

Die Naturheilkunde empfiehlt Rosmarin jungen, blaß aussehenden Menschen zur Appetit- und Kreislaufanregung. Rosmarin ist immer auch dann einzusetzen, wenn ältere Menschen Schwächezustände haben, beispielsweise um nach einer anstrengenden Krankheit wieder auf die Beine zu kommen. Daneben eignet sich Rosmarin auch als schmerzstillendes und krampflösendes Mittel.

Allgemeine Wirkung

Rosmarin wirkt verdauungsfördernd und krampflösend. Äußerlich örtlich angewandt, kommt die Heilpflanze häufig auch bei Muskelschmerzen, Rheuma, Gelenkschmerzen und Prellungen zum Einsatz. Daneben regt Rosmarin auch die Harn- und Schweißabsonderung an, reguliert den Menstruationszyklus und fördert die Gallebildung.

Inhaltsstoffe

Rosmarin enthält ätherische Öle sowie die Wirkstoffe Cholin, Kamphen, Borneol, organische Säuren, Saponine und Flavonoide.

Hinweis

Rosmarin eignet sich als anregender Badezusatz. Daher sollte es nicht vor dem Schlafengehen angewendet werden.

➡ *Querverweise:*
Antriebsschwäche/Was tun bei …?
Appetitlosigkeit/Was tun bei …?
Blutdruck/Was tun bei …?
Schmerzen/Was tun bei …?

Salbei

Salbei ist eine der ältesten Heilpflanzen überhaupt. Sie kommt vor allem in Südeuropa vor, ist aber in kultivierter Form auch in unseren Gärten zu finden. Salbei ist auf das lateinische Wort »salvare« zurückzuführen, was »heilen« und »retten« bedeutet. In der indianischen Medizin wird dem Salbei eine besondere Kraft zugesprochen, die den Geist von störenden Emotionen befreien sowie Ruhe und Klarheit fördern soll.

Spezielle Wirkung

Salbei wirkt geradezu ideal bei nervösen Störungen, die mit Zittern, Atemlosigkeit und Schwindel einhergehen.

Allgemeine Wirkung

Auf das Atemsystem hat Salbei eine auswurffördernde Wirkung und hilft bei Asthma. Salbei hemmt übermäßige Schweißbildung und plötzliche Hitzewallungen, die sich bei Frauen in den Wechseljahren häufig einstellen. Äußerlich wirkt Salbei desinfizierend und leicht zusammenziehend, so daß er als narbenbildendes Mittel bei schwer heilenden Wunden und Verletzungen eingesetzt werden kann.

Inhaltsstoffe

Salbei enthält ätherische Öle wie Campher, Borneol, Cineol und Thujon sowie Tannine, Saponoside und Cholin.

Rezept: Salbeitee

Für einen Salbeitee werden 2–3 Eßlöffel der Blätter mit 1 l heißem Wasser übergossen.

**Rezept: Salbei-Getränk
gegen Prüfungsangst**

80 g Salbei in 1 l gutem Rotwein eine Woche lang ziehen lassen, durch ein Sieb gießen. Vor den Mahlzeiten zwei- bis dreimal einen Eßlöffel nehmen.

➡ *Querverweise:
Angst/Was tun bei …?
Gedächtnisschwäche/Was tun bei …?*

Schlüsselblume

Die Schlüsselblume war als Sonnenpflanze des Frühlings eng mit einem der vorchristlichen Sonnenfeste des Jahreskreislaufes verbunden. Die Freude, die man beim Anblick der ersten Schlüsselblumen empfindet, liegt neben dem Staunen über das neu erwachte Leben nach der Winterstarre vielleicht auch in der Erinnerung an die alten Sonnenfeste, die unbewußt in uns weiterlebt, begründet. Die Schlüsselblume gilt von jeher als Pflanze, die mit der weiblichen Kraft, dem Venus-Prinzip, verbunden ist. Die Druiden wußten um die Kräfte der Schlüsselblume und brauten aus ihrem Saft zusammen mit fünf weiteren Pflanzen und Honig den »Trank der Begeisterung«. Die ätherischen Öle, die den Duft der Schlüsselblume ausmachen, wirken auf die Nervenfunktion anregend und auf das Gemüt ausgleichend.

Die Wiesenschlüsselblume ist ziemlich oft auf Wiesen, in Hainen und Gebüschen anzutreffen, von der Ebene bis ins Gebirgsvorland. Die Waldschlüsselblume kommt in Laubwäldern und auf feuchten Wiesen vor, und zwar vom Hügelland bis hinein ins Gebirge. »Alle Schlüsseli sind heilsam«, sagt Pfarrer Künzle. »Die auf den Bergen, in den Gärten, auf den Wiesen wachsen, die blassen, die gelben und die farbigen.« Den dunkelgelben und besonders wohlriechenden gibt er den Vorzug in der Anwendung.

Spezielle Wirkung

Die Schlüsselblume lindert Migräne und nervöse Kopfschmerzen und verfügt über krampflösende Eigenschaften. Auch bei Nervosität, Schwindelgefühl und Nervenschmerzen ist die Schlüsselblume zu empfehlen. Schlüsselblumentee eignet sich gegen schwere Formen der Schlaflosigkeit; der Tee sollte pharmazeutischen Schlafmitteln vorgezogen werden. Auch zur zusätzlichen Behandlung eines Schlaganfalls kann Schlüsselblumentee hilfreich sein.

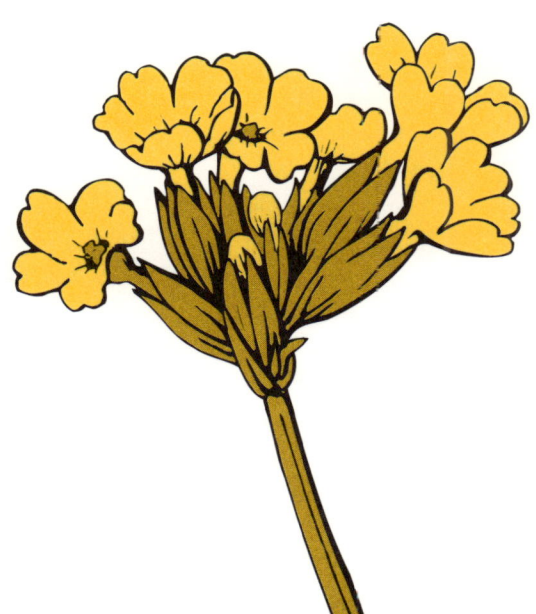

Allgemeine Wirkung

Die Schlüsselblume besitzt neben ihrer neurovegetativen auch noch blutreinigende Wirkung und ist ein ausgezeichnetes herzstärkendes Mittel.

Inhaltsstoffe

Die Schlüsselblume enthält ätherische Öle, Spurenelemente und Saponine.

Hinweis

Der Heilkundige Pfarrer Kneipp war ein Freund der Schlüsselblume, man sieht ihn häufig mit dieser Pflanze in der Hand abgebildet. Kneipp empfahl die Schlüsselblume als Tee oder in Wein gekocht, nach Schlaganfällen oder bei Gicht. Auch der Botaniker Hieronymus Bock schreibt in seinem Kräuterbuch: »Man gebe es schwachen, kranken Menschen, die keine Kraft mehr haben, desgleichen denen, die der Schlag gerührt hat.« Bei Hildegard von Bingen lesen wir: »Dieses Kraut erhält seine Kraft überwiegend von der Kraft der Sonne. Aus diesem Grund unterdrückt es die Schwermut im Menschen.«

☕ Rezept: Schlüsselblumentee

2 Teile Schlüsselblumenblüten

2 Teile Hopfenzapfen

1 Teil Johanniskraut

1 Teil Melisse

  Man nehme frische Schlüsselblumen, gieße heißes Wasser darüber und lasse die Mischung eine Viertelstunde ziehen. Wer den Tee noch etwas kräftiger in seiner Wirkungsweise wünscht, der gebe etwas Pfefferminze zu. Außer den Blüten kann man auch Wurzel und Blätter zu einem schweißtreibenden Tee verwenden.

➡ *Querverweise:*
Depressionen/Was tun bei …
Schlaflosigkeit/Was tun bei …?
Schlaganfall/Was tun bei …?

Waldmeister

Waldmeister ist eine aromatische Pflanze, die häufig als Aromastoff verwendet wird, um Kräuterliköre und Magenbitter herzustellen. Nicht zuletzt ist Waldmeister durch die Maibowle bekannt geworden. Der oberirdische Teil der Pflanze ergibt einen aromatischen Kräftigungstrunk, der sich in vielen Fällen als krampflösend und beruhigend erwiesen hat.

Spezielle Wirkung

Waldmeister wirkt beruhigend, krampflösend und appetitanregend. Seine beruhigende Wirkung hilft besonders bei Migräne, Nervosität, Angst und psychogenen Herzbeschwerden.

Allgemeine Wirkung

Die Pflanze gilt überdies als herzstärkend, als Heilmittel für Leber und Galle und wirkt außerdem verdauungsfördernd.

Inhaltsstoffe

Im Waldmeister kommt ein Glykosid vor, das Cumarin enthält. Dies ist für die krampflösende Wirkung verantwortlich. Daneben enthält die Pflanze Vitamin C, Gerb- und Bitterstoffe.

Rezept: Migränetee

Waldmeister eignet sich gut für Mischungen aus Schlaf- und Nerventees.

2 Teile Waldmeister

2 Teile Blüten der Schlüsselblume

1 Teil Blüten von Lavendel

1 Teil Thymian

Mit heißem Wasser überbrühen und acht bis zehn Minuten ziehen lassen.

Rezept: Waldmeisterbowle

1 Sträußchen Waldmeister

2 EL Zucker

1 Flasche Weißwein

1 Flasche Sekt

Den Waldmeister vor der Blüte sammeln und anwelken lassen. In ein Bowlegefäß hängen und mit Wein übergießen; zwei Stunden an einem kühlen Ort ziehen lassen. Den Zucker mit wenig Mineralwasser erhitzen und auflösen. Mit dem Waldmeisteransatz mischen und mit Sekt auffüllen.

➡ *Querverweise:*

Kopfschmerzen/Was tun bei ...?

Nervenschwäche/Was tun bei ...?

Wermut

Wermut, das Getränk der Boheme des 19. Jahrhunderts, wurde früher auch als Absinth bezeichnet. Die Maler van Gogh, Manet, Toulouse-Lautrec, Degas und Picasso schlürften die blaßgrüne Flüssigkeit als Kreativitätsspender. Absinth mit seinem Wirkstoff Thujon sollte das Bewußtsein erweitern und emotional anregend wirken, konnte jedoch auch

leicht Vergiftungen erzeugen. Wermut wird heute vor allem wegen seines bitteren Geschmacks in der Likör- und Arzneimittelindustrie verwendet. Als Saft, Tinktur oder Aufguß entfaltet Wermut eine Heilwirkung, die dem Gehirn zugute kommt.

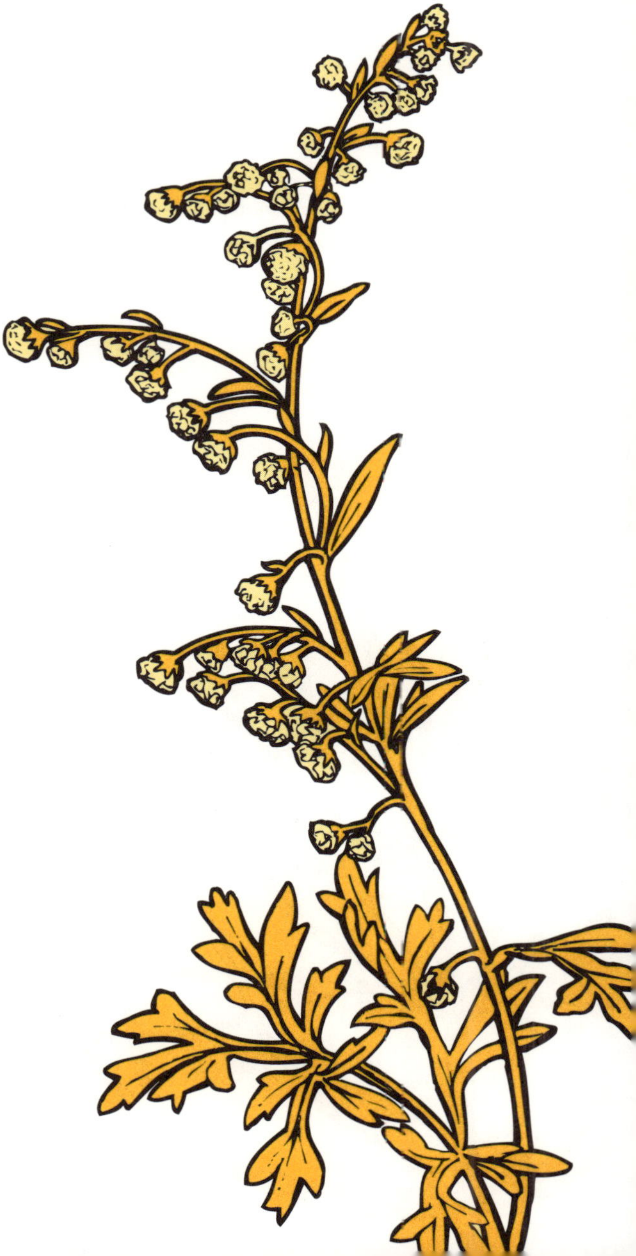

Spezielle Wirkung

Wermutsaft enthält neben den unten genannten Inhaltsstoffen verschiedenartige positive Schwingungen und Symbionten, die zur Unterstützung der Hirnregionen sowie für Magen und Zwölffingerdarm ideal geeignet sind.

Inhaltsstoffe

Wirkstoffe des Wermuts sind ätherische Öle, Harze, Absinthin und verschiedene organische Säuren.

Dosierung

Empfehlenswerte Menge: mindestens eine Flasche über vier Monate verteilt trinken.

Bezugsquelle

Wermut ist als Schoenenberger Saft im Reformhaus zu beziehen.

➡ *Querverweise:*
Appetitlosigkeit/Was tun bei …?
Depressionen/Was tun bei …?

Zinnkraut

Die volkstümliche Benennung der Pflanze als Zinnkraut, Fegekraut und Scheuerkraut erinnert an die Gepflogenheit einer früheren Zeit, als sie wegen ihres enormen Gehaltes an Kieselsäure zum Putzen von Zinngegenständen und ähnlichem Hausrat benutzt wurde.

Spezielle Wirkung

Zinnkraut, speziell Zinnkrautsaft, aus Ackerschachtelhalm gewonnen, fördert die für die Körperregeneration verantwortlichen Hirnregionen. Überdies ist die Heilpflanze eine gute Quelle für Kieselsäure, die im Gehirn zu einer erheblichen Verbesserung des »Funksystems« beiträgt. Der Neurologe Wagner-Jauregg sagt in seinen Schriften: »Zwei Drittel aller Nervenkranken müßten nicht in die Heilanstalt, wenn ihre Nieren gesund wären – seither konnte ich vielen Unglücklichen, die durch Störungen der Nieren unter Depressionen, Wahnvorstellungen und Tobsuchtsanfällen litten, zu Zinnkrautsitzbädern raten und sie dadurch vor der Nervenheilanstalt bewahren.«

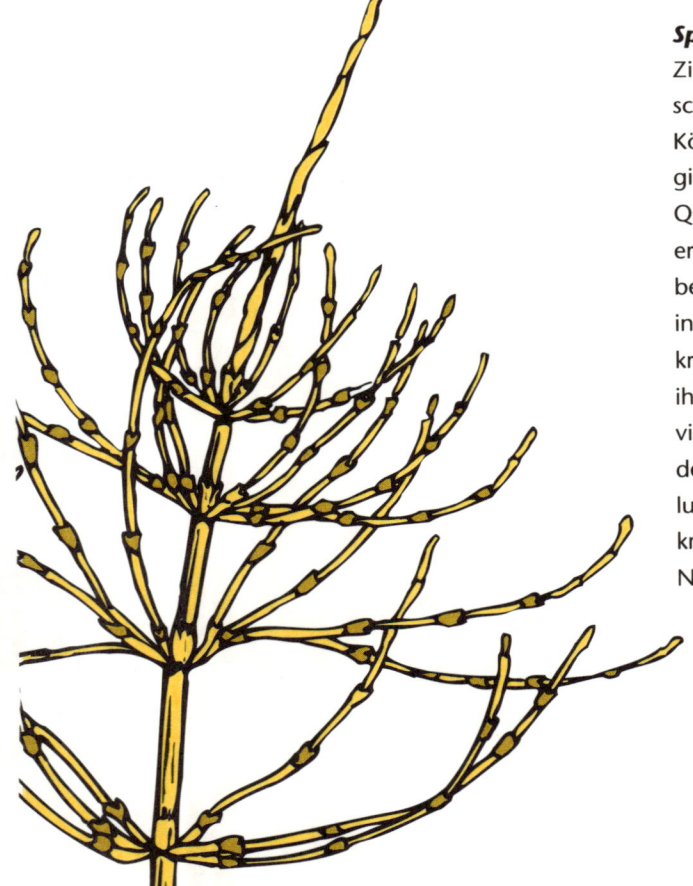

Rezept: Teeaufguß

Einen gehäuften Teelöffel Zinnkraut mit 1/4 l Wasser aufbrühen.

 Anwendung als Sitzbad

100 g Zinnkraut werden über Nacht im kalten Wasser angesetzt, am nächsten Tag bis zum Kochen erhitzt und dem Badewasser beigegeben. 20 Minuten Badedauer. Nicht abtrocknen, feucht in den Bademantel, eine Stunde im Bett nachdunsten. Das Badewasser muß bis über die Nieren reichen.

➡ *Querverweise:*
Depressionen/Was tun bei ...?
Kieselsäure/Nahrungsergänzungsmittel

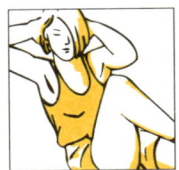

Wohlbefinden von innen – Körperliche und geistige Fitneß

FARBEN

Farben beeinflussen unser Bewußtsein, erzeugen eine bestimmte Atmosphäre und sprechen unser Gefühl an. Einzelne Farben und Farbkombinationen können unser Denken und Handeln stimulieren.

In zahlreichen medizinischen Studien und Versuchsreihen wurde der Einfluß von Farben und Licht auf den menschlichen Organismus untersucht. Demnach scheinen Farben für das Gleichgewicht der Körperfunktionen sehr wichtig zu sein. Farbiges Licht ist, abhängig von seiner Frequenz und Farbe, auf verschiedene Art physiologisch wirksam. Das Licht aktiviert unter anderem die Hypophyse und die Zirbeldrüse, die mit Hormonausschüttungen reagieren. Das deutet darauf hin, daß das Gehirn als Lichtempfänger reagiert.

Die ersten Hinweise auf Farbtherapien stammen aus der Zeit um 2500 v. Chr. aus Ägypten. In Tempelbezirken richtete man kleine Räume ein, die nach Süden ausgerichtet und innen farbig gestaltet waren. Frühe Formen der Farbtherapie finden wir auch in der indischen Kultur. Hier gab es erste Behandlungsmethoden etwa um 2000 v. Chr. Man legte beispielsweise den Kranken in die Sonne und plazierte Edelsteine auf seinem Körper, um farbiges Licht direkt auf die betroffenen Stellen zu lenken.

In der abendländischen Kultur finden wir im 9. Jahrhundert n. Chr. Hinweise auf die ersten Farbtherapien. Der Philosoph und Alchimist Avicenna schlug vor, mit Farben die vier verschiedenen Temperamente zu beeinflussen. Man unterschied zwischen dem cholerischen, sanguinischen, melancholischen und phlegmatischen Temperament und ordnete diesen die Farben Rot, Gelb, Grün und Blau zu.

Der deutschstämmige Arzt Kurt Goldstein führte dann in den 30er und 40er Jahren in den USA eine Reihe wichtiger Farbstudien durch. Er spezialisierte sich auf die Behandlung von neurologischen Störungen. Es gelang, bei Patienten, die an Epilepsie oder Parkinson litten, das Krampfgeschehen zu lindern.

Ebenfalls in den USA kombinierte Cecil Stokes gefilmte, abstrakte Farbmeditationen mit Musik und führte diese Filme Kriegsverletzten vor, die meist auch an seelischen Störungen litten. Die Patienten zeigten sich nach mehreren solcher Farbbehandlungen kommunikativer. Viele erlebten eine Katharsis, die sie zum spontanen Lachen oder Weinen brachte.

Bestrahlungen mit farbigem Licht lösen selbst bei Blinden motorische Reaktionen aus. Es handelt sich hierbei um ein Phänomen jenseits der optischen Wahrnehmung. Tatsache ist, daß die Farben durch ihre Schwingungen auf den menschlichen Organismus wirken. Infrarotes Licht erhöht die Muskelspannung, während ultraviolettes Licht sie reduziert – beide Frequenzen sind für das menschliche Auge jedoch unsichtbar.

Der Amerikaner Faber Birren ist einer der wichtigsten Pioniere auf dem Gebiet der optimalen Farbgestaltung am Arbeitsplatz. Seine Studien bildeten die Grundlage für die Entwicklung von Standards für Maschinenfarben und Innenraumanstriche. Was für die Gefahrenzonen in industriellen Produktionsabläufen gilt, sollte auch bei der Gestaltung jedes einzelnen Arbeitsplatzes wie auch des privaten Wohnbereiches gelten.

Blau

Hellblau wie der wolkenlose Sommerhimmel, tiefblau wie der Ozean – Blau weckt stets die Assoziation, in ferne Länder und übers Meer zu reisen. Blau wie der Flieder, blau wie die Bilder von Chagall – angestrengte Augen und ein übererregtes Nervenkostüm finden vor einer blauen Kulisse Entspannung und Ruhe. Die Erde, der blaue Planet, leuchtet – gefärbt durch die Ozeane und Meere – wie ein Lapislazulistein weithin sichtbar im All. Diese Ansicht wird von Astronauten als überwältigend schön und friedvoll beschrieben. Wie beeinflußt die Farbe Blau unser Gehirn und die Gesundheit?

Spezielle Wirkung

Blau verstärkt den Alpha-Rhythmus im Gehirn, einen Rhythmus, der für entspannte Wachheit steht. In einer immer hektischer werdenden Zeit erweist sich Blau als richtige Wahl, denn es vermittelt Ruhe und Ausgeglichenheit. Daher sollte in unserem unmittelbaren Umfeld die Farbe Blau zur Harmonisierung der Psyche beitragen. Schauen Sie, wenn Sie viel am Computer sitzen, öfter mal auf eine blaue Fläche oder ein blaues Blumenarrangement. Blau sollte auch als Alltagsfarbe, besonders aber bei nervösen und hyperaktiven Menschen als Kleidungsfarbe Verwendung finden. Die legendäre Bluejeans erweist sich deshalb sogar als gesundheitsförderlich, weil sie unser Immunsystem stimulieren kann.

Allgemeine Wirkung

Blau wird in der Erfahrungsheilkunde als eine das Immunsystem stimulierende und entspannende Farbe geschildert. Blaues Licht unterstützt die Sauerstoffaufnahme der Körpergewebe. Gleichzeitig reduziert Blau die Hormonausschüttung und hat sozusagen als Gegenpol zu Rot eine beruhigende, manchmal sogar einschläfernde Wirkung.

Farbnuancen

- Blau steht für Intuition, Idealismus, Wahrheit, Ruhe, Stabilität und Tradition
- Indigo steht für Zielsetzung, Vision, Weisheit, Geborgenheit, Individualität und Meisterschaft
- Violett steht für Begeisterung, Genialität, Zauberkunst, Religion, Mysterium, Transzendenz

→ *Querverweise:*
Entspannung/Mentalstrategien
Nervenschwäche/Was tun bei …?

Gelb

Im Frühjahr ist es der Raps, von dessen starkem Gelb man sich gerne anregen läßt. Im Sommer ist dann am Straßenrand das gelbblühende Johanniskraut zu sehen und später im Jahr die großen Sonnenblumenfelder, die im Wind hin und her wogen. Im Herbst ist es das goldbraune Laub, das von der Sonne beschienen zu Recht vom »goldenen Oktober« kündet. Und gerade in grauen Wintertagen lassen wir uns gerne von der Farbe Gelb in-

spirieren – vor allem wegen der befreienden Wirkung von Gelb auf die Pysche, seines Effektes auf die Kreativität und Kommunikation.

»Trink, o Auge, was die Wimper hält, von dem goldenen Überfluß der Welt«, fordert uns schon Goethe auf. Goethe hat die intensive Wirkung der Farben auf die Psyche erforscht und ist zu dem Schluß gekommen, »daß es freundliche und feindliche Farben gibt«. Er schrieb: »Gelb ist die nächste Farbe am Licht. Sie führt in ihrer höchsten Reinheit immer die Natur des Hellen mit sich und besitzt eine heitere, muntere, sanft reizende Eigenschaft.«

Spezielle Wirkung

Gelb entspricht dem menschlichen Grundbedürfnis, sich frei zu entfalten. Gelb wird von Menschen bevorzugt, die veränderte, befreiende Verhältnisse suchen, die sich, vom Fernweh getrieben, auf weite Reisen begeben. Gelb wird also als Lösung, als Veränderung, als Befreiung und als räumliche Weite empfunden, ganz im Gegensatz zu Grün, das Beharrung, Festigung und räumliche Enge ausdrückt. Menschen, die Gelb bevorzugen, sind häufig für ihre Schnelligkeit und intellektuelle Klarheit bekannt und sollen über ein großes Maß an Kommunikationsfähigkeit, Pfiffigkeit und Neugierde verfügen. »Welche Farbe auch immer das Wams des Hans im Glück haben mag, er ist der heiter unbekümmerte Gelbtyp« – so der Schweizer Farbexperte Max Lüscher.

Gelb als Kreativitätsfaktor

Freundlich, antidepressiv und konzentrationsfördernd, so meinen Kreativitätsforscher, soll die Farbe Gelb gelten. Tip für zu Hause: Ganz Mutige verlegen einen gelben Teppichboden oder richten sich einen »Kreativitätsraum« ganz in Gelb ein.

Gelb hat eine anregende Wirkung auf das Nervensystem und gibt ein Gefühl der Wärme. Ist ein gelbes Zimmer auf etwa 18 Grad beheizt, empfinden es die meisten Menschen als warm. Ein blauer Raum mit dieser Temperatur wird als eiskalt empfunden. Weil die Farbe Gelb dem Sonnenlicht am nächsten kommt, ersetzt es gerade in grauen Wintertagen die Sonnenstrahlen. Deshalb sollten wir Gelbtöne in möglichst viele Lebensbereiche integrieren: die Wohnung mit gelben Blumen schmücken, eine Bernsteinkette oder -brosche tragen, einen gelben Pullover anziehen. Besonders wirkungsvoll ist es, wenn Sie gleich morgens beim Aufwachen die aufmunternde Wirkung der Antidepressionsfarbe Gelb spüren. Gelbe Bettwäsche und gelbe Nachttischlampen sind dazu ideal geeignet. Gelbe Tapeten oder gelbe Vorhänge verstärken die Wirkung.

Zusammenfassung

Die Farbe Gelb kann:
- Wärmegefühle erzeugen
- aufheitern, Depressionen und Müdigkeit vertreiben
- die Kontaktfreude steigern
- die Kreativität verbessern.

➡ *Querverweise:*
Depressionen/Was tun bei …?
Konzentration/Mentalstrategien

Grün

Grün ist der Wald, das Frische und Junge. Die Farbe Grün wird mit Wachstum und Fruchtbarkeit assoziiert, aber auch mit Unreife. Wenn man einen »grünen Daumen« hat, gedeihen die Pflanzen besonders gut; doch hat ein »Grünschnabel« noch nicht allzuviel Lebenserfahrung. Die Farbe Grün besitzt eine doppelte Bedeutung. Kommen wir mit etwas »auf einen grünen Zweig«, wird jedoch ein anderer grün vor Neid. Und doch keimt sofort wieder Hoffnung auf, ist Erfolg und Geld unser, sobald die Farbe Grün ins Spiel kommt.

Spezielle Wirkung

Grün sollte bei Schlaflosigkeit, Gefühlskälte, Selbsthaß, Unmusikalität oder Kummer zur Anwendung gelangen. Grün korrespondiert mit den langsamen Delta-Wellen. Es vermittelt Selbstbewußtsein und entfaltet Kreativität.

Allgemeine Wirkung

Soll der Rhythmus von Herz und Nieren ausbalanciert werden, ist Grün empfehlenswert. Grün sollte also immer dann angewandt werden, wenn Herzrhythmusstörungen, schwache Nieren oder auch Augenermüdung und Anzeichen vorzeitigen Alterns vorliegen.

Empfehlungen für Farbgestaltung

Grün ist eine Therapiefarbe, die viele nötig hätten, jedoch genießt diese Farbe keine allzu große Popularität. Ein in dunklen Grüntönen gestalteter Raum erinnert an einen Dschungel, in dem man sich geborgen und entspannt fühlen kann.

Hinweis

Grün sollte nicht verwendet werden in Fällen von seelischer Überempfindlichkeit und Verletzbarkeit, Eifersucht, Überspanntheit oder übergroßer Neigung zu Tagträumereien.

Farbnuancen

Helles Grün spricht eher das Kindliche an, leuchtendes Grün erinnert direkt an die Natur. Dunkles Grün vermittelt ein Gefühl von Stabilität und Reichtum.

➡ *Querverweise:*
Schlaflosigkeit/Was tun bei …?
Sehschwäche/Was tun bei …?
Zuversicht/Mentalstrategien

Rot

Die anregende Farbe Rot assoziieren wir mit Liebe und dem Feuer der Leidenschaft, aber auch mit Wut und Gereiztheit. Die Räume, in denen Liebe käuflich ist, sind vorzugsweise mit rotem Samt ausgestattet, rote Lichter weisen den Weg dorthin. »Sieht jemand rot«, bedeutet das Zorn. Liebe und Wut, Leidenschaft und Zorn scheinen Gegensätze zu sein, doch sie haben eines gemeinsam: sie sind Gefühle starker Erregung.

Spezielle Wirkung

Rot sollte derjenige anwenden, der sich ängstlich, schwach, minderwertig, unentschlossen, gehemmt und deprimiert fühlt.

Allgemeine Wirkung

Rot zeigt sich körperlich als Rötung und wird medizinisch entweder als Zeichen für den vermehrten Blutfluß zu einem Organ oder als Entzündung verstanden. Rotes Licht aktiviert und stimuliert. Die Farbe Rot aktiviert das Abwehrsystem des Körpers und erhöht den Blutzuckergehalt. Rot wirkt bei niedrigem Blutdruck, bei Muskelschwäche, Blutarmut, Unterkühlung und Leberschwäche. Es aktiviert die Atmung sowie das Nervensystem, indem es das Nebennierenmark zu einem erhöhten Adrenalinausstoß stimuliert.

Hinweis

Rot sollte man meiden bei extremen Gefühlszuständen wie Wut, starker Erregbarkeit und Panik. Ebenso bei körperlichen Symptomen von zu hohem Blutdruck, bei Fieber, Epilepsie, Brandwunden und Schweißausbrüchen.

Balanceregel

Menschen, die sich stark von Rot angezogen fühlen und auch häufig Kleider in dieser Farbe tragen, sollten zum Ausgleich hin und wieder die Farbe Grün verwenden.

➡ *Querverweise:*
Antriebslosigkeit/Was tun bei …?
Blutdruck/Was tun bei …?
Depressionen/Was tun bei …?

KÖRPERÜBUNGEN FÜRS GEHIRN

Früher, als die Arbeit wesentlich mehr als heute eine ganzheitliche Aktivität von Körper und Geist darstellte, war sich der Mensch seiner körperlichen Möglichkeiten auch noch stärker bewußt. In einer überwiegend sitzenden Gesellschaft ist dieses Bewußtsein viel weniger ausgeprägt. In der Bewegungsarmut von heute sehen denn auch die Mediziner eines der größten gesundheitlichen Fehlverhalten des modernen Menschen. Bewegungsmangel erhöht nicht nur das Risiko der Herzkrankheiten, für Osteoporose, Prostata- und Darmkrebs, sondern auch für Depressionen, Schlaganfall und Arteriosklerose. Seit kurzem steht die körperliche Fitneß immer mehr im Mittelpunkt der Diskussion, denn sie gereicht sozusagen zur Lebensphilosophie des erfolgreichen Menschen. Sport, so wird berichtet, vereinigt Körper und Seele zu einem erfolgreichen Team. Auf die psychischen Auswirkungen von Sport berufen sich immer mehr Wissenschaftler, so auch amerikanische Sozialpsychologen der University of California, die in einer Untersuchung zeigen konnten, daß Bewegung ein höchst probates Mittel ist, um Sorgen und schlechte Stimmungen schnell zu vertreiben und mentale Stärke an ihre Stelle treten zu lassen.

Muskulatur und Gehirntätigkeit sind eng miteinander verbunden. Dies kann man auch direkt an der Anatomie des Gehirns ablesen. Von den Skelettmuskeln werden ständig Millionen von Impulsen an das Gehirn weitergeleitet. Als Folge davon werden Neurotransmitter freigesetzt, die stimulierende Aufgaben im ganzen Körper übernehmen. Je weniger Impulse im Gehirn ankommen, desto träger wird die Funktion des gesamten Gehirns. Es ist durchaus denkbar, daß depressive Zustände unter anderem mit ungenügender Stimulation des Gehirns durch die Skelettmuskulatur zusammenhängen. Durch ungewohnte Bewegungsabläufe – wie Wassertraining und Brain-Gym-Übungen – können also neue Gehirnareale gebahnt werden. Wenn Probanden 50 bis 60 Prozent ihrer körperlichen Höchstleistung bringen, zeigt sich noch keine Veränderung der Endorphinproduktion. Anstrengungen über diese Prozentzahl hinaus ändern jedoch das Bild: Die Endorphinproduktion nimmt plötzlich stark zu und erreicht etwa das Dreifache des Ausgangswertes.

Im Anfangsstadium des Trainings ist die fühlbare Steigerung des Wohlbefindens noch wenig ausgebildet, aber wenn man regelmäßig trainiert, wird eine Weiterentwicklung der Persönlichkeit erreicht. Der Zuwachs der eigenen Leistung verändert das Selbstbewußtsein, was wiederum das Vertrauen in die eigene Leistung stärkt und gleichzeitig Selbstzweifel mindert. Für viele Ausdauerathleten ist das gesteigerte Selbstwertgefühl die Hauptmotivation beim Sport. Hier ist der Satz zu hören: »Das Selbst braucht nichts sehnlicher als einen Körper, der leistet, auf den man stolz ist, mit dem man sich präsentieren kann.« Je länger man eine Sportart betreibt und je erfahrener man darin wird, desto leichter ist es, dieses Wohlgefühl quasi auf Wunsch zu erzielen.

Der mit Sport verbundenen Ausschüttung von Neurochemikalien kommen Mediziner immer mehr auf die Spur. Erstmals entdeckten und isolierten der Chemiker John Huges und der Pharmakologe Hans Kosterlitz in Schottland die körpereigenen Endorphine. Diese produziert das Gehirn nach etwa 30 bis 60 Minuten intensiver körperlicher Anstrengung.

Allgemeine gesundheitliche Aspekte von Sport und Bewegung:

- *Die Ausdauerleistung stärkt das vegetative Nervensystem. Streßhormone im Blut werden reduziert.*
- *Die Fließeigenschaft des Blutes verändert sich. Es wird mehr Blut und damit mehr Sauerstoff transportiert, was vor allem dem Herzen selbst und dem Gehirn zugute kommt.*
- *Ein Fazit als Rechenexempel: Wer seinen Ruhepuls durch Training von 85 Schlägen auf 65 reduziert, erspart dem Herzen 864000 Schläge im Monat. Entsprechend länger schlägt das Herz, und, es darf spekuliert werden, um so älter wird der Mensch.*
- *Sportmediziner orientieren sich überdies an der Prämisse: Je harmonischer die Bewegungen sind, desto geringer ist das Verletzungsrisiko und desto größer der Gesundheitswert.*

Liegende Acht

Die liegende Acht für das Schreiben

Diese Übung soll speziell die schriftliche Kommunikation verbessern und ist hervorragend geeignet, um eine gute Augen-Hand-Koordination einzuüben.

Ausführung: Für die liegende Acht malen Sie mit Bleistift in einer fließenden, ununterbrochenen Bewegung ein Unendlichkeitssymbol – eine waagrecht liegende Acht – auf ein Blatt Papier.

Beginnen Sie in der Mitte und zeichnen Sie zuerst gegen den Uhrzeigersinn: nach oben und rund herum wieder zur Mitte; danach im Uhrzeigersinn: nach oben, rund herum und zurück zur Mitte. Die Figur soll fünfmal hintereinander oder öfter gemalt

werden; zuerst mit jeder Hand einzeln, dann mit beiden Händen gemeinsam.

Spezielle Wirkung: Die Übung entspannt die Muskulatur der Hände, der Arme und der Schultern und fördert die Augen-Folge-Bewegungen. Die Integration der Übung ist dann zu spüren, wenn wir an eine schriftliche Mitteilung denken, die wir verfassen müssen. Die liegende Acht ist vor allem dann sehr hilfreich, wenn man beim Schreiben blockiert ist.

Die liegende Acht für die Augen

Ausführung: Die liegende Acht wird so ausgeführt, daß die Augen von dem sich bewegenden Daumen geführt werden, der das Unendlichkeitssymbol im Sehfeld zeichnet. Dazu halten Sie jeweils einen Daumen in Augenhöhe im Mittelfeld des Körpers, etwa eine Ellbogenlänge von den Augen entfernt. Sie bewegen den Daumen vom Zentrum des Mittelfeldes nach oben zum Rand des Sehfeldes und dann gegen den Uhrzeigersinn nach außen und links unten. Wenn der Daumen das untere Mittelfeld des Sehfeldes erreicht hat, bringen Sie ihn zurück zur Mitte und weiter im Uhrzeigersinn nach rechts unten. Die Übung sollte in einer gleichmäßig fließenden Bewegung mit jeder Hand mindestens dreimal wiederholt werden. Dann werden beide Hände gefaltet, die Daumen bilden ein X. Konzentrieren Sie sich jetzt auf die Mitte des X, und folgen Sie den verschränkten Daumen, die nochmals eine liegende Acht in die Luft zeichnen.

Spezielle Wirkung: Die Übung wirkt sich stärkend auf die äußeren Augenmuskeln aus. Unterstützt wird der Aufbau der Myelinschicht

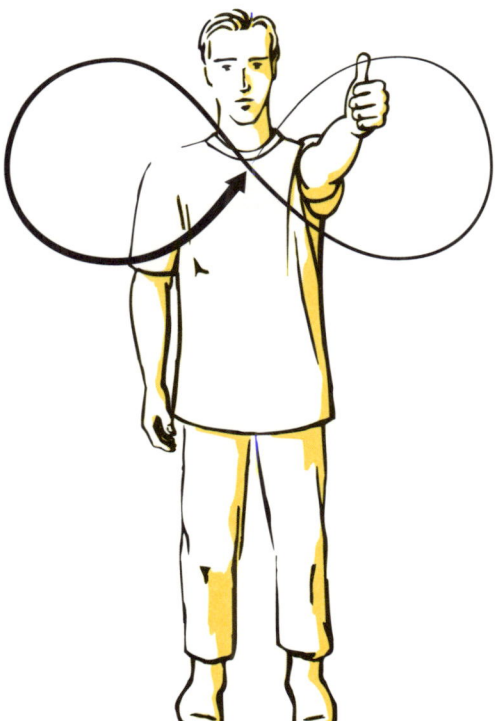

des frontalen Augenfeldes bezüglich der Feinmotorik der Augen-Folge-Bewegung. Gleichzeitig wird die Entwicklung von Netzwerken und Lernmustern gefördert, die der Koordination der Augen-Hand-Muskelabstimmung dienen.

→ *Querverweise:*
Bewegungsmangel/Was tun bei …?
Sehschwäche/Was tun bei …?

Bewegungstraining

Es ist längst kein Geheimnis mehr: Wer sich ausreichend bewegt, bleibt auch geistig topfit! Daß die Leistung des menschlichen Gehirns stark von der Bewegung abhängt, hat man in verschiedenen Sportinstituten herausgefunden, die Leistungstests nach sportlicher Betätigung durchführen ließen. Doch die verbesserte Denkleistung hängt nicht nur mit der verbesserten Durchblutung des Kopfes während körperlicher Aktivität zusammen, sondern vielmehr mit der Koordinationsleistung Abertausender von Nervenzellen.

Vielfältiges Trainingsprogramm

Wer sein Gehirn auf Vordermann bringen will, sollte sich einen gezielten Trainingsplan vornehmen. Vor allem sollte man auf Vielfalt achten und Eintönigkeit vermeiden. Zunächst wähle man sich z. B. acht bis zehn verschiedene Übungen an Fitneßgeräten.

Die Fitneßübungen bestehen aus dem Heben von leichten bis mittelschweren Gewichten, wobei die Bewegungsabläufe flüssig und gekonnt ausfallen sollen. Dann werden dieselben Übungen mit unterschiedlichen Gewichtsbelastungen ausgeführt. Man wechselt zwischen leicht, mittelschwer und schwer ab und ändert gleichzeitig das Bewegungstempo zwischen schnell, mittel und langsam. Der Wechsel von verschiedenen Geräten mit unterschiedlichen Belastungen bewirkt unterschiedliche Koordinationsleistungen und fordert so auf differenzierte Weise das Gehirn.

Unterschiedliche Koordinationsleistungen durch Dehnung

Was für die Abwechslung im Bewegungsablauf und der Gewichte gilt, das gilt auch für die Dehnung. Je vielfältiger die Übungen sind, desto mehr Leistung muß der Kopf in Verbindung mit dem gesamten Nervensystem erbringen. Ein umfassendes Stretchingprogramm kann die Gehirnleistung verbessern.

Wechsel des Trainingsprogramms

Nach sechs bis acht Wochen wechselt man das Trainingsprogramm, wobei man möglichst vollkommen andere Übungen wählen sollte. Am anregendsten für das Gehirn ist es, wenn man ganz neue Übungsabläufe erlernen muß. Jede neue Bewegung verlangt neue Koordinationsmuster und führt zur Bildung neuer Nervenbahnen.

Anpassung an wechselnde Rhythmen

Die Anpassung an Rhythmus, unterschiedliche Tempi, choreographische Bewegungsmuster, das vielfältige und teilweise komplizierte Zusammenspiel von Armen und Beinen bedeutet Höchstleistung für das Gehirn. Gerade bei Aerobic oder Stepgymnastik ist so

mancher ziemlich frustriert, weil er die Bewegungsabfolge einfach nicht nachvollziehen kann. Dies hängt ausschließlich mit der Koordinationsleitung des Nervensystems zusammen. Bevor Erfolgserlebnisse gefeiert werden können, muß das Gehirn – bildlich gesprochen – ganze Straßennetze erst einmal aufbauen, damit man sich richtig bewegen kann.

Zusammenfassung

Das Gehirn empfängt 25mal soviel Blut wie ein anderes, ebenso schweres Organ und enthält mehr Blutsauerstoff als jedes andere Gewebe. Dies zeigt, daß das Gehirn von Bewegung mindestens ebenso profitiert wie unsere Muskeln und Knochen. Die Gehirne von bewegungsmäßig trainierten Menschen zeigen einen ebenso schnellen Zuwachs an Neurotransmittern wie die von Menschen in einer geistig anregenden Umgebung. Je mehr und vor allem je vielfältiger man sich bewegt, um so mehr wird das motorische und sensorische Nervensystem gezwungen, neue Kontaktstellen und neue Bewegungsbahnen anzulegen. Das Gehirn »wächst« mit der Menge an neuer Bewegung.

Wissenschaftliche Untersuchungen dokumentieren zudem, daß natürliche Ausdaueraktivität und Bewegung das vegetative Nervensystem dämpfen und den Streßhormonpegel senken. Dies zeigt, warum körperliche Bewegung und Sport so gut gegen Streß wirksam sind.

➡ *Querverweise:*
Bewegungsmangel/Was tun bei …?
Laufen
Wandern

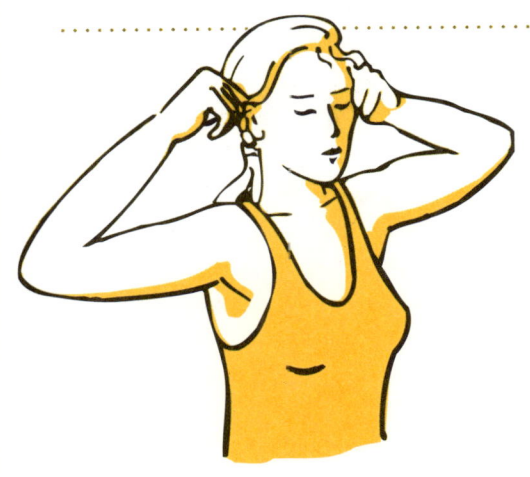

Denkmütze

Die Denkmütze aktiviert den gesamten Hör-
apparat und unterstützt zudem das Gedächtnis. Die Verbindung zwischen dem Hören
und dem Gedächtnis scheint sehr stark zu
sein. Die Denkmütze aktiviert die *Formatio
reticularis* – eine Nervenbahn des Gehirns, die
ablenkende, irrelevante Töne ausblendet und
dagegen Sprache und andere bedeutungs-
vollere Töne einblendet. Mit der Übung werden Fähigkeiten wie Hörverstehen, öffentliches Sprechen, inneres Verbalisieren und das
Buchstabieren gefördert.

Ausführung
Hierzu zieht man das äußere Ohr mit dem
Daumen (vorne) und dem Zeigefinger (hinten) mehrere Male sanft nach hinten und
nach oben außen.

Wann ist die Übung besonders sinnvoll?
Die Erfahrung von Brain-Gym-Lehrern in den
USA zeigt, daß die Denkmütze sehr nützlich
ist, wenn sich Studenten technische Informationen merken sollten. Dazu Carla Hanna-

ford: »Oftmals, wenn ich mich nicht an einen
Namen oder an die Fundstelle eines Artikels
erinnern kann, mache ich die Denkmütze,
und plötzlich fällt mir die Antwort ein. Die
Studenten machten die Übung auch, wenn
ich sagte: ›Ich möchte, daß Sie sich folgendes
merken …‹.«

Experiment
Sie können ein kleines Experiment durch-
führen, um die Hörfähigkeit vor und nach der
Übung zu überprüfen: Schließen Sie die
Augen, und lauschen Sie einige Minuten in
Ihre nächste Umgebung. Hören Sie mit
beiden Ohren gleichmäßig? Hört ein Ohr
besser als das andere? Kommen manche
Töne gedämpft an? Führen Sie jetzt die
Denkmützenübung mit jedem Ohr etwa drei-
mal aus, und schließen Sie dann wieder die
Augen. Beachten Sie die auftretenden Unter-
schiede.

➡ *Querverweise:*
Bewegungsmangel/Was tun bei …?
Gedächtnisschwäche/Was tun bei …?

Drehübung

Drehübungen sind ursprünglich bekannt
geworden durch Derwische, die sich zum
Zwecke der Religionsausübung und Bewußt-
seinserweiterung kräftig um die eigene Achse
drehten. Jede Art von Drehen, sei es beim
Tanzen oder Purzelbaumschlagen, ist ein her-
vorragendes Training für das Innenohr und
den Gleichgewichtssinn.

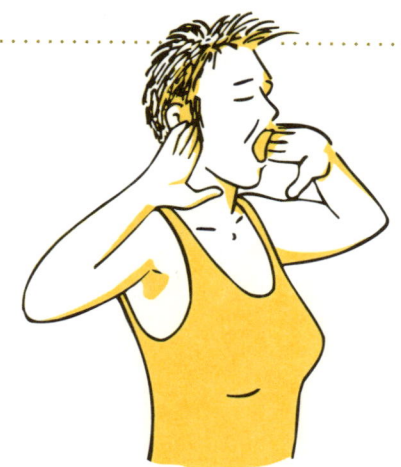

Ausführung

Bewegen Sie sich im Uhrzeigersinn im Kreis, und halten Sie dabei den Blick auf Ihren Daumen gerichtet. Anfänglich drehen Sie sich so oft es geht, ohne schwindelig zu werden. Nach Beendigung der Drehübung ist es notwendig, daß Sie nicht einfach umhertorkeln, sondern die Balance halten, indem Sie die Füße etwa in Schulterbreite auseinanderstellen und die Handflächen in Brusthöhe zusammenpressen. So lange ruhig stehenbleiben, wie Sie das Drehen noch spüren.

Hinweis

Die Drehungen sollten langsam gesteigert werden bis zu täglich dreimal 30 Drehungen.

➡ *Querverweis:*
Bewegungsmangel/Was tun bei …?

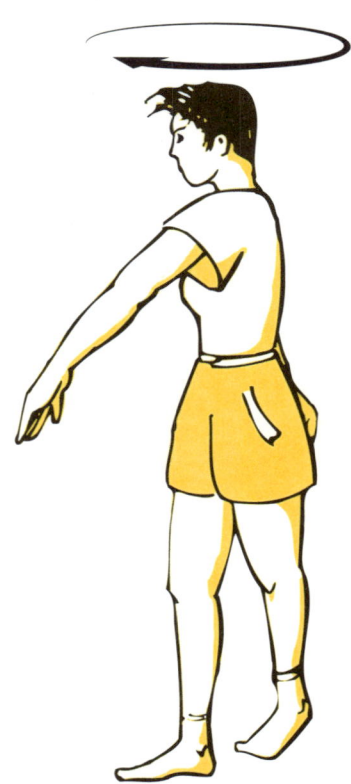

Energiegähnen

Das Energiegähnen wird durch eine Massage der Muskeln im Bereich des Kiefergelenks ausgelöst. Diese Stelle liegt vor dem Ohr, wo Unter- und Oberkiefer verbunden sind. Über dieses Gelenk laufen fünf wichtige Gehirnnerven, die Informationen vom ganzen Gesicht, von den Augenmuskeln, der Zunge und vom Mund sammeln und die diese andersherum auch aktivieren. Die Übung fördert Fähigkeiten wie lautes Lesen, kreatives Schreiben, öffentliches Sprechen und die Sehschärfe.

Ausführung

Lassen Sie den Kiefer bequem nach unten fallen, und tun Sie so, als müßten Sie gähnen. Geben Sie einen entspannten Gähnton von sich, während Sie das Kiefergelenk massieren. Die Übung mehrmals wiederholen.

➡ *Querverweise:*
Gedächtnisschwäche/Was tun bei …?
Sehschwäche/Was tun bei …?

Laufen

Das Laufen, ob schnell oder langsam, ob kurz oder weit, ist eine der wenigen natürlichen Bewegungsarten, die dem einzelnen helfen, sich in einer hektischen Welt ein Stück Bewußtsein zu bewahren. Wie das? Beim Laufen erinnert sich der Läufer sozusagen an sein evolutionäres Erbe, eine Verhaltensweise, die seinen laufenden Vorfahren über Jahrtausende ihrer Entwicklungsgeschichte vertraut war und Leben und Überleben garantierte. Manche Läufer haben nach »ihrer« Strecke oder dem erreichten Laufpensum das Gefühl, in einer anderen Realität zu sein. In Wirklichkeit haben sie nur wieder einmal Kontakt gefunden zu ihrer natürlichen Lebensgrundlage, die durch den gedanklichen und emotionalen Ballast des Alltags verschüttet zu werden drohte.

»Manchmal erlebe ich einen kostbaren Moment der Transzendenz, wie zum Beispiel im Yosemite Valley, als ich abbog und direkt auf den El Capitan zulief, zwischen dunklen Pinienbäumen hindurch, über mir die strahlende Morgensonne. Eine Weile hatte ich das Gefühl, auf die Himmelspforte selbst zuzulaufen – was für ein Erlebnis! Meine Endorphine strömten nur so«, schreibt hierzu der Mediziner Walter Bortz.

In zahlreichen Beobachtungen hat sich bestätigt, daß schon wenige Trainingseinheiten ausreichen, um auf das vegetative Nervensystem und den Blutkreislauf in Richtung einer längerfristigen Entspannung zu wirken.

Mentale Auswirkungen des Laufens

Eine Untersuchung des Bochumer Sportwissenschaftlers Ralf Mertens von der Ruhr-Universität an knapp 400 Langstreckenläufern brachte es zutage: Wer läuft, hat mehr Selbstvertrauen, beruflich wie privat. Überdies sind Eigenschaften wie Kooperationsfähigkeit, Flexibilität, Kollegialität und Zuverlässigkeit ausgeprägter – Persönlichkeitsmerkmale, die als elementare Schlüsselqualifikationen in unserer Gesellschaft anzusehen sind.

Die Studie zeigt auch, daß sich sportliche Ausdauer in mehrfacher Weise auszahlt: So schätzen die regelmäßigen Freizeitsportler, die durchschnittlich viermal in der Woche laufen, die positiven Wirkungen des Sportes mit steigendem Alter höher ein, wie auch das Selbstwertgefühl allgemein mit zunehmender Dauer der Laufaktivitäten zunimmt.

Streßmanagement

Amerikanische Sozialpsychologen stellten fest, daß Laufen ein höchst geeignetes Mittel ist, um Streß und Sorgen loszuwerden und um schlechte Laune zu vertreiben. Laufen hilft, sich zu entspannen, Depressionen zu entgehen und neue Energie zu tanken. Die Studie belegte auch, daß aktive Bewegung auch sonstige Trümpfe des Streßmanagements wie Hobbys, Lesen, Schreiben oder andere Steckenpferde übertraf. Die mit dem Laufen einhergehenden positiven Veränderungen der körperlichen und geistig-seelischen Befindlichkeit lassen den Schluß zu, daß es sich um eine evolutionär bevorzugte, weil auf vielfältige Weise vorteilhafte Körperbewegung und Fortbewegung handelt.

Wo laufen Sie denn?

Allerdings nützt es nichts, sich viel in Gebäuden oder innerhalb des Hauses zu bewegen, sondern ein Entspannungseffekt tritt erst ein, wenn wir in freier Natur joggen. Die psychische Verfassung nach Waldläufen zeigte im Gegensatz zum Laufen in geschlossenen Räumen eine verbesserte Stimmung. Das Streßhormon Cortisol wies in freier Natur niedrige Werte auf, in Räumen waren die Werte erhöht. Nach einem Waldlauf zeigten dagegen die Stimmungsmacher Adrenalin und Noradrenalin ansteigende Werte. Fazit: Laufen schützt das Nervensystem, doch es muß in der freien Natur stattfinden, weil dies ein vorteilhafteres Verhältnis der Streßhormone zueinander begünstigt.

➡ *Querverweise:*
Bewegungsmangel/Was tun bei …?
Streß/Was tun bei …?
Wandern

Radfahren

Radfahren öffnet die Tür zu einer ganz neuen Selbsterfahrung. Im Anfangsstadium ist die fühlbare Steigerung des Wohlbefindens noch schwächer ausgebildet als beispielsweise beim Laufen, aber schon nach einer kurzen Zeit regelmäßigen Trainings wird eine stabile psychische Verfassung und Weiterentwicklung der Persönlichkeit erreicht. »Wir Radler erhalten uns die körperliche Identität durch unseren Sport. Nichtsportler können oft unsere Beschwingtheit nicht verstehen, die aus der Überwindung eines kilometerlangen Anstiegs auf einen Bergpaß entsteht, wenn der Körper sich selbst und sein Leistungsvermögen kennenlernt«, schreibt der Sportmediziner Christian Merkl. Folgende mentalen Effekte werden dem Radfahren zugesprochen:

- **Selbstvertrauen:** Das gesteigerte Selbstwertgefühl steht als Hauptmotiv und als zu erreichendes Persönlichkeitsmerkmal ganz oben.
- **Entspannung:** Angestaute Aggressionen aus Beruf und Familie sind nach einer Fahrradtour oftmals wie weggeblasen.
- **Konzentration:** Die einsamen Stunden im Sattel werden oftmals genutzt, um Gedanken zu ordnen und manches aus einem anderen Blickwinkel zu betrachten.
- **Willensstärke:** Die Ausrichtung auf ein angestrebtes Ziel ist nach einer erfolgreich bewältigten Strecke oftmals ebenfalls erfolgreich.

Die drei Stufen des Fahrradglücks – Symptome und Gefahren

- **Allgemeine Stärkung des Selbstbewußtseins:** Man leistet etwas, auf das man zu Recht stolz sein kann, Probleme werden »von der Seele geradelt«. *Gefahr: keine.*
- **Der »Flow-Zustand«:** Das Fahren erscheint als gleichmäßiges Fließen durch die Umwelt. »Innen« und »Außen« werden nicht mehr als getrennt voneinander empfunden. Voraussetzung ist ein regelmäßiges Training im subjektiv höheren Belastungsbereich. *Gefahr: keine.*

- **Das »Runner's High«:** Ein euphorischer, tranceähnlicher Zustand, in dem es zu einem enormen Energieschub kommt. Voraussetzung ist das regelmäßige Training im subjektiven Höchstleistungsbereich. Überwindung zweier aufeinanderfolgender »toter Punkte«.
  Gefahr: Suchtpotential.

Hinweis

Das »Runner's High« wird noch intensiver als der »Flow« empfunden. Es ist ein Phänomen, das erstmals bei Marathonläufern beobachtet und danach benannt wurde.

➡ *Querverweise:*
Entspannung/Mentalstrategien
Konzentration/Mentalstrategien
Willensstärke/Mentalstrategien

Schwerkraftgleiter

Der Schwerkraftgleiter ist eine Umerziehungsübung zur Wiederherstellung der Zusammenarbeit von Hüfte und Becken sowie der Unterschenkelbeuger. Diese Übung nutzt das Gleichgewicht und die Schwerkraft, um Verspannungen in der Hüft- und Beckenregion zu lösen, und führt zu einer bequemeren Sitz- und Stehhaltung. Das Stehen mit überkreuzten Beinen aktiviert alle Muskeln im Körper, die in bezug zur Körperbalance stehen.

Ausführung

In Höhe der beiden Fußgelenke kreuzen Sie einen Fuß über den anderen und stellen in dieser Position das Gleichgewicht wieder her. Finden Sie eine bequeme Stehposition, in der Sie die Knie möglichst unblockiert halten. Beugen Sie sich nun nach vorne, lassen Sie den Oberkörper durch die Schwerkraft eine bequeme Stellung einnehmen. Dann gleiten Sie mit den Händen und erkunden jede Stelle, die Sie erreichen. Atmen Sie ein, wenn Sie

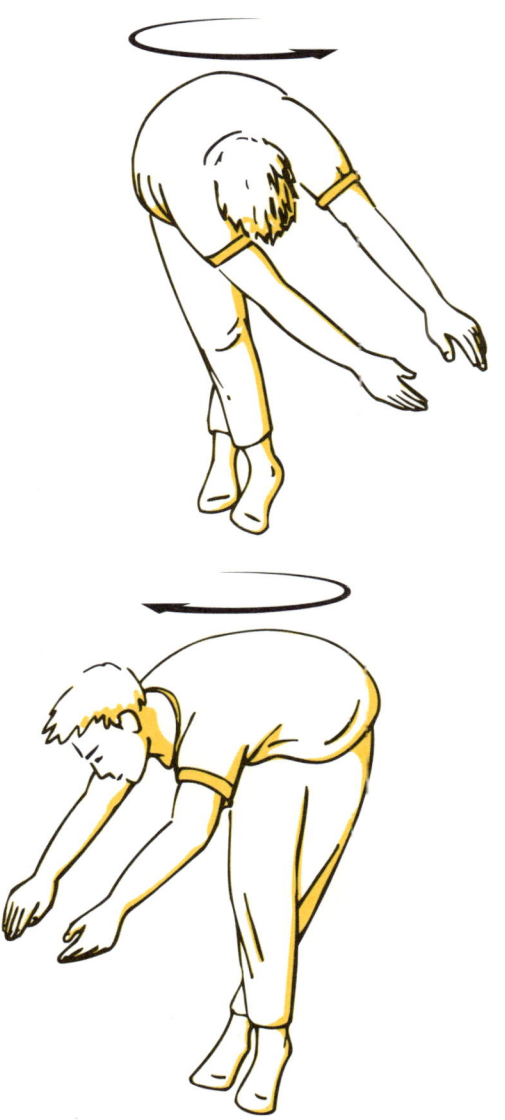

mit Armen und Oberkörper nach oben gehen. Dreimal wiederholen und dann die Beine wechseln.

Spezielle Wirkung

Die Übung aktiviert das Gehirn für das Koordinations- und Gleichgewichtsempfinden und führt zu einer verbesserten visuellen Aufmerksamkeit, zu tieferer Atmung und mehr Energie.

➡ *Querverweise:*
Bewegungsmangel/Was tun bei …?
Gedächtnisschwäche/Was tun bei …?
Sehschwäche/Was tun bei …?

Überkreuzübungen

Diese einfache Bewegung aktiviert sehr effektiv die Funktionen des gesamten Gehirns und strahlt auch in die Stirnlappen aus. »Immer wenn ich blockiert bin, mache ich die Überkreuzbewegung oder einen Spaziergang, und schon fließen die Gedanken wieder«, schreibt Carla Hannaford. Und tatsächlich kommt es bei vielen Tätigkeiten des Alltags darauf an, inwieweit wir die rechte und linke Gehirnhälfte aufeinander abstimmen können. Überkreuzübungen können dabei eine enorme Hilfe sein.

Überkreuzbewegung auf der Stelle

Der rechte Ellbogen berührt das linke Knie und dann der linke Ellbogen das rechte Knie.

Überkreuzbewegung im Sitzen

Bewegen Sie sich so, als ob Sie Fahrrad fahren; danach die Ellbogen abwechselnd an das gegenüberliegende Knie heranführen.

Überkreuzhaltung im Stehen

Ein Fußknöchel wird über den anderen gelegt. Dann werden die Hände überkreuzt, verschränkt und umgedreht. Dazu streckt man die Arme nach vorne aus.

Vorgehensweise

Die Überkreuzübungen sollen sehr langsam ausgeführt werden, weil dabei die Feinmotorik und die Balance der Hemisphären mehr beansprucht werden, als wenn die Bewegung zu schnell und daher relativ unbewußt vollzogen wird. Je mehr die Feinmotorik beteiligt ist, desto intensiver werden die Stirnlappen in Verbindung mit dem limbischen System und dem Kleinhirn treten.

Spezielle Wirkung

Die Überkreuzbewegung fördert die neuronale Aktivierung über beide Gehirnhälften hinweg. Werden solche Aktivierungen regelmäßig vorgenommen, dann bilden sich im Balken mehr neurale Netzwerke mit einer stärkeren Myelinschicht, so daß die Kommunikation zwischen den beiden Hemisphären schneller und effektiver verläuft – das Denken kann in einem neuen Zusammenhang stattfinden, und Probleme können gelöst werden.

➡ *Querverweise:*
Gedächtnisschwäche/Was tun bei …?
Bewegungsmangel/Was tun bei …?
Wandern

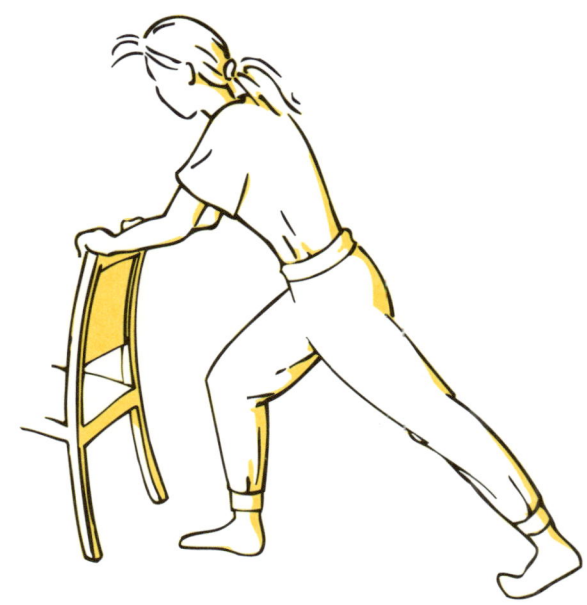

Zehen verlagert, muß der restliche Körper dies ausgleichen, um das Gleichgewicht zu wahren. Die von unten nach oben sich fortsetzende Unbeweglichkeit der Wirbelsäule während der Streßsituation schränkt das natürliche Fließen der Zerebrospinalflüssigkeit im Gehirn ein.

Wadenpumpe

Der Sehnenkontrollreflex sollte eigentlich nur kurzfristig wirksam werden, um auf Flucht oder Kampf vorzubereiten. Verkürzte Wadenmuskeln, durch den »Zehengang« ersichtlich, sind jedoch häufig bei autistischen und sprachbehinderten Menschen zu beobachten. Diese Menschen weisen einen übertriebenen Sehnenkontrollreflex als Reaktion auf intensiven Streß auf. Wenn in einer Streßsituation die Knie versteift gehalten werden und sich der Körper nach vorne in Richtung

Ausführung

Die Wade eines Beines wird gestreckt, während das Knie des anderen Beines gebeugt ist. Stellen Sie sich dazu möglichst aufrecht hin, stützen sich dabei gegen einen feststehenden Gegenstand (Wand, Schreibtisch, Stuhllehne etc.), und setzen Sie einen Fuß mit der Ferse nach oben etwa 30 Zentimeter hinter den anderen Fuß. Atmen Sie tief ein, und senken Sie beim Ausatmen die hintere Ferse zum Boden – das vordere Knie ist nach vorne gebeugt. Mehrmaliges Wiederholen löst den Sehnenschutzreflex aus.

Spezielle Wirkung

Streß kann einen Reflex – den sogenannten Sehnenkontrollreflex – auslösen, der die Muskeln in den Waden anspannt und verkürzt. Durch die Anwendung der Wadenpumpe und den damit verbundenen Prozeß der Entspannung kann die Wirbelsäule beweglicher gehalten werden und damit die Zerebrospinalflüssigkeit im Gehirn besser fließen – das Denken und die Kommunikation werden dadurch unterstützt.

Die Übung ist besonders sinnvoll in Streßsituationen und zur Streßreduktion sowie bei (autistischen oder hörgeschädigten) Kindern, zur Sprachentwicklung und zur Unterstützung der Kommunikation.

➡ *Querverweise:*
Streß/Was tun bei …?
Bewegungsmangel/Was tun bei …?
Wandern

Wandern

Klassisches Wandern, sei es das »mit Stock und Hut« oder das aus den USA zu uns gelangte »walking«, kann gleichermaßen körperliche Gesundheit und seelische Fitneß schenken, wie eine Studie beweist. Nach Aussage des schwedischen Wissenschaftlers Peter Hassem erhöht Wandern nicht nur die körperliche Fitneß, sondern auch das Kurzzeitgedächtnis. Vor allem bei älteren Menschen verbessert sich das Erinnerungsvermögen, stellte der schwedische Wissenschaftler fest.

Studie: Für die Untersuchungen wanderten insgesamt 15 Frauen drei Monate lang mindestens dreimal pro Woche jeweils 20 Minuten. Die körperliche Belastung bewegte sich in einem Bereich, der einem vorgegebenen und standardisierten »Grad von Erschöpfung« entsprach. Für die Auswertung wurden die Wanderinnen einer »jüngeren« (55 bis 65 Jahre) und einer »älteren« Trainingsgruppe (66 bis 75 Jahre) zugeordnet. Zur Kontrolle dienten zwei altersgleich zusammengesetzte Gruppen, deren Teilnehmerinnen lediglich Denksportaufgaben lösten. Die stetige Abnahme des Belastungspulses zeigte, daß sich die körperliche Fitneß der wandernden Frauen im Verlauf des Trainings kontinuierlich verbesserte.

Auswertung: Die Auswertung der psychologischen Untersuchung ergab, daß die Frauen der Wandergruppe im Kurzzeitgedächtnistest im Vergleich zu den Kontrollgruppen signifikant besser abschnitten. Die Studienergebnisse zeigten, daß schon eine belastungsintensive Aktivität wie Wandern das körperliche und geistige Leistungsvermögen günstig beeinflussen kann.

Emotionale Aufhellung

Der Präsident des Weltverbandes der Sportärzte Wildor Hollmann rückt die »emotionale Aufhellung« als den eigentlichen Wirkmechanismus des Wanderns in den Mittelpunkt. Die lang andauernde Belastung setzt im Gehirn körpereigene Drogen frei, die den Wanderer nach einiger Zeit die Belastung weniger spüren lassen. Dies bewirkt wiederum, daß er sich gelöst und entspannt fühlt.

Der psychologische Aspekt

Zuletzt ist auch ein weiterer Aspekt nicht ohne Belang – der der schönen Aussicht. Gehirnwellenmuster des EEG zeigten beim Anblick eindrucksvoller Landschaften ein verstärktes Auftreten von Alpha-Wellen, die psychische Entspannung signalisieren. Die Bewegung muß folglich draußen stattfinden, in der Natur. Ein Training in der Halle, das genauso intensiv sein mag, hat diesen »psychosomatischen Effekt« nicht.

Hinweis

In den USA hat sich »walking« zum Breitensport entwickelt. Der überbetonte Armeinsatz kann auch einen bislang durch den Büroalltag geschwächten Rücken kräftigen und die beiden Gehirnhälften ausbalancieren. Zusätzlich benutzte Handgewichte unterstützen diesen Effekt.

➡ *Querverweise:*
Bewegungsmangel/Was tun bei …?
Gedächtnisschwäche/Was tun bei …?
Überkreuzübungen

Wassertraining

Gymnastik im Wasser galt bislang als sanfte Sportart, vor allem für Senioren geeignet, und wurde gerne als therapeutische Maßnahme eingesetzt. Die moderne Form, Aquatraining genannt, ist sozusagen eine Fitneßgymnastik im Wasser. Sie ist einfach zu erlernen und außerdem eine der vielseitigsten Sportarten.

Im Gegensatz zu anderen Sportarten ist Aquafitneß »multifunktional«, denn bei den unterschiedlichen Bewegungen im Wasser werden mehrere Muskelgruppen gleichzeitig gestärkt und entspannt. Die Vielseitigkeit der Anwendung wirkt sich anregend auf die Gehirnfunktion und tonisierend auf das Nervensystem aus.

Derzeit unterrichten bundesweit mehr als 600 ausgebildete Trainer verschiedene Formen der Wassergymnastik unter den Namen »Aqua-Jogging«, »Aqua-Aerobic«, »Hydropower« und »Aqua-Dance«. Bei diesen modernen Formen der Wassergymnastik kommen verschiedene Hilfsmittel zum Einsatz, wie rutschfeste Gummischuhe, die das Joggen im Wasser ermöglichen sollen. Auf mit Blei beschwerten Kunststoffblöcken (Aqua-Steppern) läßt sich das Treppensteigen simulieren. Handflossen erleichtern das Ausbalancieren im Wasser.

Trainingseffekt

Das Fitneßtraining im Wasser schafft ein volles Leistungspensum schon nach 30 Minuten. Während man zu Lande meist eine Stunde schwitzen oder stemmen muß, um einen nennenswerten Trainingseffekt im Hinblick auf Herz-Kreislauf und Kraftzuwachs zu erzielen, reichen im Wasser meist 20 bis 30 Minuten aus, um etwas für die Fitneß zu tun.

Spezielle Wirkung

Aquatraining hat gegenüber anderen Sportarten mehrere unbestrittene Vorteile: durch die Auftriebskraft des Wassers ist der Körper sehr viel leichter, dadurch werden die Gelenke und die Wirbelsäule entlastet. Die Muskulatur wird gleichzeitig gekräftigt und gelockert. Dies wirkt sich auch auf die Gehirnfunktion vorteilhaft aus, da die Schwerkraftverhältnisse im Wasser eine verbesserte Durchblutung des Gehirns ermöglichen. Zudem wird das Nervensystem tonisiert, es tritt nach der Anwendung eine spürbare Beruhigung ein.

Verschiedene Formen des Aquatrainings

Aqua-Jogging: Hierzu steht man im tiefen Wasser und läuft auf der Stelle. Ein Auftriebsgürtel (aqua-belt) unterstützt die Wirkung des Wassers zusätzlich. Es ist mühsamer als normales Laufen zu Lande.

Aqua-Aerobic: Eine Wassergymnastik mit den Elementen Springen, Hüpfen, Laufen bei gleichzeitiger Arm- und Beinbewegung mit Unterstützung von Musik. Kraft- und Konditionsübungen erfolgen gegen den natürlichen Wasserwiderstand.

Hydropower: Bei diesem Programm stehen Kraftübungen im Mittelpunkt – eine Art Bodybuilding im Wasser. Über und unter Wasser wird mit Geräten wie Hanteln aus Hartgummi trainiert. Je tiefer das Wasser, desto effektiver die Übung.

Salzwasserinduzierte Schwerelosigkeit

Entspannen, gebären, lernen – das alles ist im Wasser möglich. Immer mehr Privatpersonen und Kliniken erkennen den Wert salzwasserbedingter Schwerkraftkompensation. Einen großen Zulauf prognostizieren Therapeuten vor allem für Patienten, die über Rückenschmerzen, Verspannungen oder Sportverlet-

zungen und dergleichen klagen. Außerdem wendet sich die »Salzwassertherapie« an diejenigen, die neugierig sind, ihre eigenen geistigen Programme und Grenzen zu erweitern. Im Wasser kann man sich wunderbar konzentrieren und zugleich entspannen. Das Medium Salzwasser, ein hedonistisches wie intelligentes Abenteuer? Ja, denn auch Gebärende empfinden im Wasser des Geburtsbeckens die Ankunft ihres Kindes nicht mehr als schmerzhaftes, sondern vielmehr beglückendes Erlebnis. Am meisten erfährt man über die Vorzüge des »Salzwasser-Feelings«, indem man floatende Tankbenutzer, Aquatrainer oder Liquid-Sound-Anhänger befragt – oder noch besser, indem man es selbst ausprobiert.

Liquid Sound: Eine Wassererfahrung der entspanntesten Art heißt Liquid Sound. Die körperwarme Thermalsole ermöglicht das Baden bei Lichtschau und Musikgenuß. In dieser Atmosphäre versinkt der Badende nach einiger Zeit in einen Genuß tief entspannter Körper-Geist-Einheitserfahrung. Nach und nach weichen die Anspannungen des Tages. Der im Wasser dümpelnde Körper wird, ohne es bewußt zu wollen, eins mit den Elementen Licht, Ton und Wasser.

Die Zielsetzung und Anwendung von Liquid Sound definiert sein Erfinder Micky Remann: »Mein Traum war es, Menschen den Zugang zu dieser Urquelle des Lebens verfügbar zu machen – ohne viel metaphysisches Trara und ohne große Zeremonien. Mir kam dabei zugute, daß die meisten Menschen ein unkompliziertes Verhältnis zu Wasser haben und auch der Musik positiv gegenüberstehen.«

Liquid Sound ist eine Art autogenes Training im Urelement Wasser, wodurch Therapien – Psycho- wie Physiotherapien – noch um einiges effektiver gemacht werden können; denn man ist von vornherein entspannter, da man sich geradezu in einem Schwebe- und Urzustand befindet:

- Der Körper wiegt hier weniger als ein Zehntel seines ursprünglichen Gewichts.
- Die Gehirnwellen finden sehr rasch in den Alpha-Zustand.
- Das tragende Wasser vermittelt eine »Embryo-Erfahrung«.

Waterbalancing: Diese Therapie nutzt die Synthese von Bewegungs- und Entspannungstechniken im solehaltigen Wasser. Schwimmhilfen an Nacken und Kniekehlen erlauben verschiedene Bewegungsvorgaben durch einen erfahrenen Therapeuten. Die Schwimmhilfen werden nach einiger Zeit des Vertrautwerdens entfernt. Der Körper sinkt tiefer ins Wasser ein. Neue Bewegungsrhythmen – überraschenderweise auch unter Wasser – sind möglich.

Hinweis: Die salzwasserinduzierte Schwerkraftkompensation kann man in Bad Gögging im Hotel Marc Aurel in Form von Aqua-Balancing und Liquid Sound und ebenso in der Kurklinik in Bad Sulza selbst erleben. Einige Großstädte wie München oder Hamburg bieten privaten Zugang zum Isolationstank. Einige Entbindungskliniken in Deutschland führen die Unterwassergeburt durch.

➡ *Querverweise:*
Bewegungsmangel/Was tun bei …?
Gedächtnisschwäche/Was tun bei …?
Streß/Was tun bei …?

MENTALSTRATEGIEN

»Wir gestalten unser Leben weit unter dem Niveau des wirklich Möglichen. Es ist keine Hexerei zu entdecken, was wir wirklich können und wer wir wirklich sind. Manchmal ist es ganz leicht, und wir erhalten gute und geschickte Führung; andere Male führt unser Weg durch zahlreiche Irrtümer, Zweifel und große Mühsal. Aber nie ist die Mühsal umsonst – es lohnt sich immer.« (Piero Ferucci)

Alle großen Genies verdanken ihren Erfolg einer besonderen Herangehensweise, einer Mentalstrategie. Dazu berichtete ein amerikanischer Mathematiker einmal folgende Begebenheit: Als er einmal mit Albert Einstein einen Text verfaßt hatte und am Ende eine Klammer suchte, um die

Blätter zusammenzuheften, fanden sie nur eine krumme Klammer und begannen nach einem Instrument zu suchen, um sie geradezubiegen. Nachdem sie verschiedene Schubladen durchwühlt hatten, entdeckten sie eine ganze Schachtel mit Klammern. Einstein nahm eine davon heraus und drückte damit die krumme Klammer zurecht. Der befreundete Mathematiker wies ihn darauf hin, daß das doch nun nicht mehr nötig sei. Einstein antwortete darauf: »Wenn ich einmal etwas im Kopf habe, dann lasse ich nicht mehr davon ab.« Hinterher gestand Einstein seinem Freund, daß diese kleine Begebenheit wohl eine der besten Darstellungen seiner Arbeitsmethode sei.

Für jeden von uns ist es notwendig, daß wir die täglichen Aufgaben – und mögen sie uns noch so klein und unbedeutend erscheinen – konsequent zu Ende führen. Dies auch unter der Prämisse, Platz zu schaffen für etwas wirklich Wichtiges, nämlich die Entfaltung unseres kreativen und emotionalen Potentials.

Es zeigt sich jedoch mehr und mehr, daß die Modelle, die uns die Gesellschaft zu unserem Selbstverständnis anbietet, nicht unseren wahren Bestrebungen entsprechen. So können wir unsere Sehnsucht nach Ganzheit und Glück erst dann befriedigen, wenn wir uns auf die Suche nach den wahren Werten in uns selbst begeben. Was ist dieses wahre Selbst? Das wahre Selbst ist der aus sich ergänzenden Teilpersönlichkeiten zusammengesetzte Mensch. Dieser bewußte Mensch erkennt, daß eine Macht oder das Schicksal ihn immer wieder zur Ganzheit führt.

Die Verwirklichung unseres Selbst geschieht nicht zufällig, versehentlich oder unvermittelt. Dahinter steht ein systematisches Bemühen, dem wir im besten Falle unsere ganze Lebenskraft und Aufmerksamkeit widmen können. Verschiedene Wege wie Achtsamkeit und Entspannung, Kommunikation und Kontemplation, Willenskraft und Zuversicht gehören dazu. Diese sich ergänzenden und nicht einander ausschließenden Persönlichkeitsanteile können, wenn sie zusammenfinden, zu mentaler Stärke führen.

Vor allem aber steht für den selbstbestimmten Geist, daß er in der Lage ist, im Gegenwartsbewußtsein zu leben. Das heißt, daß man sich von Einflüssen der Vergangenheit und Vorstellungen für die Zukunft lösen muß. Das daraus entstehende Bewußtsein des völligen Aufgehens in einer Sache bezeichnet der Psychologe Mihaly Csikzentmihalyi als »Flow«. Dieses Aufgehen in einer Sache kann durch Hingabe an eine Aufgabe, einen Beruf oder ein Hobby erreicht werden – etwas also, das uns mit unserem ganzen Wesen fordert. Dies kann aber auch durch Sport oder bei harmonischen Bewegungen wie im Tanz oder während bestimmter Bewegungsübungen erreicht werden, so daß dieses Kapitel auch mit den Körperübungen in bezug zu bringen ist.

Noch einmal Albert Einstein: Nicht das Wissen, sondern die Phantasie von ihm sind als wichtiges Hilfsmittel des menschlichen Denkens angesehen. Gerade heutzutage zeigt sich in aller Deutlichkeit, daß logische Informationen, die ja in Hülle und Fülle zur Verfügung stehen, uns weder emotional noch kinästhetisch zufriedenstellen. Daher muß man das ganze Gehirn als biologische Einheit von rechter und linker Gehirnhälfte erleben, um etwas über sich selbst zu erfahren.

Abwechslung

Abwechslung in Form neuer Lerninhalte und neuer Lebensumstände ist wie »Bodybuilding fürs Gehirn« – durch die veränderten Einflüsse wird das Gehirn wie ein Muskel oder wie Wachs plastisch geformt. Daher hinkt auch der Vergleich des Gehirns mit einem Computer. Denn die grauen Zellen können durch Erfahrungen, Gedanken und Lerninhalte verändert werden.

Aus Tierversuchen liegen Untersuchungsergebnisse vor, die zeigen, daß wir, wenn wir uns durch unser Leben stimuliert fühlen, unsere geistige Beweglichkeit und Laune verbessern können und sich dadurch unter optimalen Gegebenheiten sogar unsere Lebenszeit verlängert. Die amerikanische Hirnforscherin Marian Diamond konnte zeigen, daß Ratten in einer für sie stimulierenden Umgebung wacher und aufmerksamer wurden, sie sich gerissener verhielten und sich daher besser den Nachstellungen einer Katze entziehen konnten. So schlagen sich die veränderten Umweltbedingungen schon nach wenigen Tagen in der morphologischen Struktur des Gehirns nieder. Das durch Abwechslung stimulierte Gehirn verändert sich in folgenden Bereichen:

- Allgemein wird das Gehirn bis in die kleinsten Kapillaren besser durchblutet.
- Es werden mehr Neurotransmitter wie Acetylcholin, Noradrenalin und Dopamin gebildet.
- Es werden mehr synaptische Verbindungen geknüpft.

- Insgesamt kann das so stimulierte Gehirn ökonomischer mit Glukose umgehen.

Da die Gehirnchemie durch die Art unserer Wahrnehmung und Gedanken beeinflußt wird, ist es nicht erstaunlich, daß auch Umwelteinflüsse, die wir erfahren, auf die Hirnrinde einwirken können. Wenn sich jemand in einer nie enden wollenden grauen Umwelt gefangen wähnt, dann kann die synaptische Aktivität nachlassen und die Freisetzung von Neurotransmittern verringert werden. Andererseits erhöhen rege Kommunikation und die Ausrichtung auf einen positiven geistigen Inhalt die Freisetzung von Neurotransmittern sowie eine Zunahme der Nervennetze.

➡ *Querverweise:*
Die Funktionsweise des Gehirns
Imagination
Kommunikation
Konzentration

Achtsamkeit

Mit Achtsamkeit sehen wir die Welt, wie sie ist. Sie zeigt sich mit unerbittlicher Deutlichkeit, frei von Illusionen und den Manipulationen, mit denen wir sie normalerweise verbrämen. Daher hält Ellen J. Langer, Professorin für Sozialpsychologie an der Harvard-Universität, Achtsamkeit für den sichersten Weg zur Harmonisierung geistiger und körperlicher Gesundheit. »Wir steuern unsere Gesundheit und den Verlauf von Krankheiten, ohne wirklich zu wissen, daß wir es tun. Wie auf einem

Fahrrad merken wir an irgendeinem Punkt, daß wir die Kontrolle übernommen haben. Für viele dürfte es jetzt an der Zeit sein, zu lernen, wie man die Kontrolle, die wir mittels Achtsamkeit über Krankheiten haben, erkennt und nutzt.«

Achtsamkeit als therapeutisches Instrument

»Auf einer elementaren Stufe ist bewußte Achtsamkeit ein therapeutisches Instrument«, meint Piero Ferucci. Therapeuten wie Roger Vittoz, Charlotte Selver und Frederick Perls haben damit Neurosen geheilt. Eine Neurose bedeutet, daß wir auf eine fiktive Situation reagieren, als wäre sie echt. Wenn wir ganz bewußt im Hier und Jetzt leben, lernen wir die Welt zu sehen, wie sie ist – und nicht so, wie wir sie gerne hätten oder wie wir befürchten, daß sie ist. Dies ist der Ausgangspunkt, um weitaus effektiver als durch Analysieren Ängste und Zwangsvorstellungen zu heilen.

Wege zur bewußten Achtsamkeit

- Für die Präzision der bewußten Achtsamkeit braucht es ein »rezeptives Bewußtsein«, das keine eigenen Formeln hervorbringt, nach denen es die Welt bemißt, sondern diese transparent auf sich wirken läßt.
- »Aufmerksam, offen und leer soll man sein«, schrieb einst Aldous Huxley. Er selbst pflegte eine »Meditation der Aufmerksamkeit« und meinte, daß auf jeder Ebene – sei es der körperlichen, emotionalen, ästhetischen oder geistigen – nur dann ein Zustand der

Gnade eintreten kann, wenn wir »aufmerksame Passivität« üben, bis zur vollkommenen Demut und Selbstentäußerung.
- Für diese Geisteshaltung muß »der große Bühnenheld«, der wir sind, abtreten – was immer seine Rolle war, ob Zyniker, Moralist, Vernunftmensch, Romantiker, Depressiver oder ewiger Lacher. Dann erfahren wir, wie Roger Vittoz sagt, die Welt mit den Augen eines erwachenden Kindes.

Fazit

»Achte auf deine Gedanken,
   denn sie werden Worte.
Achte auf deine Worte,
   denn sie werden Handlungen.
Achte auf deine Handlungen,
   denn sie werden deine Gewohnheiten.
Achte auf deine Gewohnheiten,
   denn sie werden dein Charakter.
Achte auf deinen Charakter,
   denn er wird dein Schicksal.«
(Talmud)

➡ *Querverweise:*
Konzentration, Entspannung

Entspannung

Entspannt sein und trotzdem konzentriert – das ist ein Geisteszustand, der optimalen Erfolg garantiert. Der beste Zustand für eine gute Gedächtnisleistung ist ein ruhiger und entspannter Nerventonus und dabei ein wacher Geist. Lernfähigkeit ist mit der Fähigkeit zur Entspannung gekoppelt.

Entspannte Konzentration ist ein veränderter Bewußseinszustand, den Menschen dann erleben, wenn sie von einer Sache völlig absorbiert, geradezu aus sich selbst herausgehoben werden. Ein »Flow«, ein »Fließzustand«, laut Bewußtseinsforscher Csikzentmihalyi, der in der delikaten Zone zwischen Langeweile und Angst stattfindet. Fließen ist das Gegenteil von Anspannung, wie auch Hirnmuster zeigen. Forscher, die Hirnmuster während geistiger Aktivität untersuchten, stellten anfänglich scheinbar widersprüchliche Ergebnisse fest: einmal eine starke Erregung der Großhirnrinde, ein andermal ein Nachlassen der Aktivität.

Die Gehirnwellen

Wissenschaftler des National Institute of Mental Health in New Jersey meinen, daß der erstrebenswerte Fließzustand der Konzentration mit einer Abnahme der Cortex-Aktivität zusammenhängt. Die Gehirnrhythmen im EEG zeigen bei entspannter Wachheit eine Zunahme der Alpha-Rhythmen, wohingegen im Schlaf der Theta-Rhythmus vorherrschend ist. Menschen, die über ein großes Entspannungspotential verfügen, wie beispielsweise Zen-Meister, können Theta auch im Wachzustand produzieren.

Die Entspannungsreaktion

Das Wichtigste vorweg: Die Entspannungsreaktion ist nicht an eine bestimmte Körperhaltung gebunden. Sie kann beispielsweise auch im Gehen hervorgerufen werden. Professor Benson, Verhaltensmediziner an der Harvard Medical School, berichtet darüber, daß es in einer alten Hindu-Schrift Hinweise auf ein meditatives »Entspannungsgehen« gibt.

Zwei Komponenten sind unerläßlich, wenn eine Entspannungsreaktion ausgelöst werden soll:

- eine passive Haltung gegenüber ablenkenden Gedanken. So soll man sich beispielsweise nicht darüber sorgen, ob man es richtig macht.
- Konzentration auf das Gegenwärtige. Die Gedanken sollten weder in die Zukunft noch in die Vergangenheit abschweifen.

Der mentale Fokus: Einen geistigen Fokus erhält man, indem man den eigenen Atem beobachtet oder ein Wort, Mantra oder einen Ton wiederholt. Hierbei geht es darum, den Strom der Alltagsgedanken zu unterbrechen, quasi den Kopf freizukriegen.

Schritte:
- Wähle ein Wort, einen Begriff oder ein Gebet, das als Fokus verwendet werden soll.

Oder:
- Konzentriere dich nur auf deinen Atem.
- Sitze ruhig in einer bequemen Haltung.
- Schließe die Augen.
- Entspanne die Muskeln.
- Atme langsam und natürlich, wiederhole dein Fokuswort jedesmal beim Ausatmen.
- Bleibe passiv, kümmere dich nicht darum, ob du es gut machst. Wenn deine Gedanken herumwandern wollen, lenke sie auf den Fokus zurück.

- Halte diesen Prozeß zehn bis zwanzig Minuten durch.
- Entspanne dich nach dieser Methode ein- bis zweimal pro Tag.

Hinweis: Die Entspannungsreaktion ist der Phase sehr ähnlich, bei der das Gehirn durch Alpha-Wellen anzeigt, daß das erste von vier Schlafstadien erreicht ist. Die Entspannung tritt nur dann ein, wenn der alltägliche Fluß der Gedanken unterbrochen worden ist. Benson nennt diese fürchterlichen Gedankenschleifen »awfulizing« – Herumwühlen in schwarzen Gedanken. Diese Schleifen müssen durchbrochen werden.

Auswirkungen der Entspannungsreaktion: Langfristig verändern Entspannungsübungen die Biochemie des Körpers. Benson konnte zeigen, daß es zunehmend höhere Mengen des Streßhormons Noradrenalin braucht, um den Blutdruck und die Herzschlagfrequenz zu erhöhen. Es entsteht also eine Art Blockade gegen Noradrenalin und seine negative Wirkung. Neben diesen körperlichen Veränderungen lassen sich vor allem drei psychische Langzeiteffekte beobachten: geringere Angst, Verminderung der depressiven Zustände, Verringerung der Ärgerbereitschaft und der Feindseligkeit. Darüber hinaus entwickelt sich das Gefühl, viel mehr Kontrolle über das eigene Leben auszuüben.

Zusammenfassung wichtiger Entspannungskriterien

- Entspannung ist eine biologische Notwendigkeit. Die Befriedigung dieses Bedürfnisses kann hinausgeschoben werden, darf aber auf Dauer nicht unterbleiben.
- Entspannung läßt sich erlernen: Der Mensch verfügt über ein angeborenes Entspannungspotential, ein jederzeit aktivierbares biologisches System.
- Entspannung braucht Zeit und Regelmäßigkeit. Allerdings ist es nicht sinnvoll, wenn der Terminkalender bestimmt, wann man richtig entspannen kann.
- Entspannung muß individuell gestaltet werden: Es führen viele Wege zur Entspannung, man muß seinen eigenen Weg finden.

➡ *Querverweise:*
Gehirnwellen/Die Funktionsweise des Gehirns
Konzentration

Imagination

»Phantasie ist wichtiger als Wissen.«
(Albert Einstein)

Imagination ist ein elementarer Bestandteil des mentalen Trainings. Sie bündelt die Kräfte des Unterbewußtseins und ermöglicht eine wirkungsvolle Ausrichtung auf ein Ziel hin. Es überrascht nicht, daß sich für den Bilderstrom Dutzende praktischer Anwendungsmöglichkeiten finden lassen. Und es ist eine Frage der Intelligenz, dieses umfassende, üblicherweise ungenutzte Hilfsmittel stärker ins Spiel zu bringen, sei es im Sport, im Busineß oder in persönlichen Beziehungen.

Ausbalancierte Gehirnhälften

Die Qualität der Vorstellung steigt, je besser beide Hirnhälften ausbalanciert sind. Wer den Zugang zur mentalen Programmierung gefunden hat, braucht für weiteres geistiges Wachstum nicht unbedingt einen Lehrer. Wir sind unser eigener Lehrer durch die Kraft der Vorstellung und der Intuition.

Mentaltraining im Busineß

Was wir heute in einem Unternehmen tun, ist das Produkt unseres Denkens von gestern. Was wir heute denken und entwickeln, werden wir morgen im Unternehmen sehen. Deshalb ist die Beschäftigung mit der Vorstellung, dem Wunschbild unseres zukünftigen Unternehmens, der positive Weg nach vorne.

Mentaltraining im Sport

»Die Visualisierung schließt die völlige Konzentration auf Ihr Ziel sowie das Ergebnis ein, welches Sie zu erreichen wünschen. Sie beinhaltet alles Wesentliche bis hin zu dem Moment, an dem Sie physisch mit dem Wettkampf beginnen – den Startschuß, den Spielbeginn, das Einschalten der Zeituhren.« (James E. Lohr, Trainer und Buchautor)

Viele Topathleten führen ihren Erfolg auf das Visualisieren zurück. Der Amerikaner Evans trainierte für die Olympiade 1986 jede Bewegung des 400-Meter-Laufes in seiner Vorstellung, bis er »jeden einzelnen Schritt, den ich machen würde, vor mir sah«. Der Golfprofi Jack Nicklaus ist überzeugt, daß die Hälfte seiner Erfolge auf eine gute Imagination zurückzuführen sind. Nie machte Nicklaus einen Schlag, ohne daß er zuvor den Ball im Loch sah. Frank Tarkenton, einer der bekanntesten US-Fußballspieler, stellt sich vor jedem Spiel alle denkbaren Situationen vor, visualisiert alle Varianten und Spielzüge. Somit nimmt er sozusagen das ganze Spiel geistig vorweg.

Das Visualisierungsprogramm

*   Alle Sinne beteiligen:
    Stellen Sie sich vor, wie Sie Ihren Sport ausüben. Was sind die charakteristischen Geräusche, welche Gefühle kennen Sie?
*   Notizen:
    Verwenden Sie ein Tonband, oder notieren Sie alle wichtigen Details, die Sie im Zusammenhang mit Ihrem inneren Film sehen, hören und fühlen.
*   Am Start:
    Versetzen Sie sich in die Situation kurz vor dem Start, und durchlaufen Sie ein perfekt getimtes Aufwärmprogramm.
*   In Siegerstimmung:
    Stellen Sie sich vor, wie es sich anfühlt, wenn Sie alle Ihre Fähigkeiten, über die Sie verfügen, tatsächlich einsetzten.

Verletzung/Mentale Erste Hilfe

Wenn Sie sich beispielsweise die Hand verbrennen, so rät Donald Schuster, Gründer von S.A.L.T., der Society for Accelerative Learning and Teaching, sollten Sie sobald als möglich alle Einzelheiten des Unfalls mental und »dramatisch« durchspielen. Indem Sie diese psychologische Erste Hilfe so genau wie möglich erleben, wird eine raschere Heilung bewirkt, als wenn Sie sich so schnell wie möglich vom Ort des Geschehens entfernen und den Inhalt dessen »vergessen« möchten. Die wiederholte mentale Konfrontation mit dem Geschehen unterstützt die Selbstheilungskräfte.

Imagination und Lernen

Den visuellen Bilderstrom kann man benutzen, um verschiedene Themen miteinander zu verknüpfen, sei es alles in der Schule Gelernte oder Daten aus verschiedenen Elementen in einem Geschäftsvorgang. So schafft man sich eine immer breitere Verständnisbasis, ein immer stärkeres Gedächtnis.

Fazit

Imagination ist der Ausdruck des Willens und des bildhaften Denkens, handelnd in die Zukunft aufzubrechen.

➡ *Querverweise:*
Die Funktionsweise des Gehirns
Konzentration

Kommunikation

Können Gespräche die Gehirnchemie ändern? Steven Paul, Chef der klinischen Neurowissenschaften am National Institute of Mental Health in New York, glaubt, daß die Kommunikation eine der tiefgreifendsten Möglichkeiten zur Veränderung der Gehirnchemie ist.

Mentale Probleme durch mangelnde Kommunikation

Auch Paul Watzlawick und Gregory Bateson haben festgestellt, daß psychische Probleme auf Störungen der Kommunikation zwischen dem Erkrankten und seiner Umgebung zurückzuführen sind. Mentale Probleme sind also oftmals Kommunikationsdefizite. Nach Watzlawick gibt es eine Pathologie der Kommunikation, deren Mechanismus uns Zugang zum Verstehen von vielen Geisteskrankheiten verschaffen kann. Menschen, die sich von anderen bevormunden lassen, vernachlässigen ihre geistigen Fähigkeiten, Nervenverbindungen werden nicht mehr trainiert und verkümmern. Neue Synapsen bilden sich nicht aus, und das Gehirn verliert an Plastizität. Ein solcher Mensch wird für die mit der Alzheimerschen Krankheit einhergehenden Defekte besonders anfällig.

Empfehlung: Forderungen für ein neues Kommunikationszeitalter

Kommunikation ist die Grundlage unseres Zusammenlebens. Doch mit Kommunikation ist nicht allein der Austausch von Informationen gemeint. »Warum gibt es hierfür keinen Unterricht in der Schule, warum quälen sich unsere Kinder mit Mathe, wenn ein Mangel an sozialen Fertigkeiten sie unterminiert? Wie steht's mit der Gesundheitsvorsorge: miteinander reden auf Krankenschein«, fragt Susanne Holst, Ärztin und Journalistin.

Wortschatz im Vergleich

Überraschend ist das Ergebnis einer Studie der Universität Berkeley, die ergab, daß 60jährige durchschnittlich über einen Wortschatz von 40 000 Worten verfügen. Ein 20jähriger besitzt dagegen nur einen Wortschatz von 20 000 Worten. So verlangsamt sich beim alten Menschen zwar die Fähigkeit, bestimmte, im Gehirn gespeicherte Daten abzurufen, dies liegt aber an der ungleich größeren Anzahl und vielfältigeren Auswahl von Daten, über die ein älteres Gehirn verfügt. Ein Speicher, der auf mehr Worte zurückgreifen kann, ist zu einer besseren Kommunikation in der Lage.

Fazit

Die Effizienz der Gesprächstherapie als Behandlungsmaßnahme bei Depressionen, Unkonzentriertheit und Gedächtnisschwäche hat in einigen Fällen gezeigt, daß sich bei den Neurotransmittern im Gehirn eine Veränderung einstellt.

➡ *Querverweise:*
Abwechslung, Imagination, Konzentration

Kontrolle

Genügend Spielraum bei der Arbeit zu haben, Arbeitsgeschwindigkeit verändern und arbeitsbezogene Entscheidungen treffen zu können hat mehr Einfluß auf unsere Gesundheit als hohe Anforderungen. Stichwort: Arbeitsplatzkontrolle.

Studie

In einer kürzlich unter 787 erwachsenen Arbeitnehmern im Bezirk Alameda, Kalifornien, durchgeführten repräsentativen Erhebung ergab sich ein Zusammenhang zwischen Arbeitsplatzkontrolle und Gesundheitszustand. Obwohl Manager mitunter einem beträchtlichen Arbeitsdruck ausgesetzt sind, so sind doch viele, verglichen mit anderen Arbeitnehmern, in einem besseren Gesundheitszustand, da sie über ein größeres Maß an Arbeitsplatzkontrolle verfügen.

Anstieg der Streßhormone

Ein Gefühl geringer Arbeitsplatzkontrolle bewirkt eine Erhöhung des Blutdrucks und einen Anstieg von Streßhormonen. Bei Frauen mit hohen arbeitsbezogenen Anforderungen und wenigen Kontrollmöglichkeiten ist das Herzinfarktrisiko dreimal höher als bei Frauen, die niedrigeren Arbeitsanforderungen ausgesetzt sind, aber mehr Kontrollmöglichkeiten haben.

Die Neurotransmitter der Kontrolle

»Geht ein Mensch gewohnheitsmäßig dergestalt mit Schwierigkeiten um, daß er sie als schrecklich und jenseits jeglicher Kontrolle empfindet, scheinen die Noradrenalin-, Dopamin- und Serotoninspiegel zu sinken«, schreibt Blair Justice. Selbstbehauptung und ausreichend Kontrollmöglichkeiten drücken sich dagegen im Gehirn durch einen hohen Serotoninspiegel aus.

➡ *Querverweise:*
Angst/Was tun bei …?
Die Funktionsweise des Gehirns

Konzentration

»Konzentration wirkt als Heilmittel, wenn auch nur vorübergehend, bei verschiedenen Geistesdefekten«, konstatiert der Psychiater

Oliver Sacks. Er bezog sich dabei auf Patienten, die durch die Parkinsonsche Krankheit zeitweise in Teilnahmslosigkeit erstarrt waren. Er bot den Patienten künstlerische Aufgaben, Spiele und Musik und beobachtete, daß ihre Konzentration zunahm.

Entspannte Konzentration

Konzentration hat nichts mit Anspannung zu tun, eher mit Entspannung. Der erstrebenswerte Fließzustand der Konzentration läßt ein Abnehmen der Cortex-Aktivität erkennen. »Erzwungene Konzentration«, wie sie von Kindern in der Schule verlangt wird, ruft im Gehirn unkontrollierte Ausbrüche von Aktivität hervor, »fast als habe das Gehirn für die geforderte Arbeit den falschen Gang eingelegt«, schreibt Daniel Goleman. Er weist auf die Ähnlichkeit zwischen entspannter Konzentration und Meditation hin, die einen Zustand entspannter Wachheit darstellt.

Fazit

Den natürlichen Fluß der Konzentration herauszufinden und zu fördern läßt offenbar entspannende Kräfte frei werden. Angespannte Konzentration dagegen besiegt sich selbst und hemmt sogar das Gedächtnis.

➡ *Querverweise:*
Achtsamkeit
Entspannung

Willensstärke

Das gesamte Tun und Lassen des Menschen wird von seinem Willen gelenkt. Bei jeder Krankheit ist es daher ungeheuer wichtig, die Selbstheilungskräfte zu mobilisieren. Die Maßnahmen, die von außen kommen und die Heilmittel, die wir anwenden, sind lediglich unterstützende Maßnahmen und dazu geeignet, unseren Willen zur Gesundung wieder herbeizuführen.

Die Erkenntnisse des Mystikers George William Russell haben gerade heute nichts an Aktualität verloren:

- »Haben wir keine Willenskraft, sind wir nichts und bleiben vom Himmel ausgeschlossen.«
- »Je leichter das Leben in unserer Zivilisation wird, je weiter wir von der Natur entfernt sind, desto stärker ziehen sich die Kräfte der meisten von uns zurück.«

Der Psychologe und Philosoph William James schreibt: »Die größte Revolution in unserer Generation ist die Entdeckung, daß, sobald der Mensch seine geistige Haltung ändert, sich auch die äußeren Anzeichen seines Lebens wieder ändern.« Daher auch die Forderung von Plato, die geistige Dimension in den Heilungsprozeß mit einzubeziehen: »Man soll nicht versuchen, den Körper ohne die Seele zu heilen.«

Und der Mediziner Hans Funke meint: »Der Wille zur Gesundheit ist es, der über all unserem Tun zu walten hat. Wir selbst haben es weitgehend in der Hand, unsere Gesund-

heit zu erhalten, oder aber auch, sie wieder-
zuerlangen.«

Fazit

Geheilt wird der Kranke also nicht nur durch
die Arznei, sondern durch Vertrauen in den
Arzt und dessen Fähigkeit, die seelisch-geisti-
gen Kräfte im Kranken zu mobilisieren.

Zuversicht

Das Gehirn ernährt sich nicht allein von Nahrung, wie wir bereits festgestellt haben, sondern auch von positiven Gedanken. Damit
vergesellschaftet sind Willensstärke, Imagination, Visualisation und Zielsetzung. Besonders
verbunden aber sind Glaube und Zuversicht –
sie haben einen hohen Heilwert und führen
zur mentalen Stärke.

Studie

Der Wissenschaftler Schlomo Breznitz von der
Universität Haifa, der mit Studien über Hoffnung befaßt ist, ist davon überzeugt, daß
hoffnungsorientierte Denkstrukturen und
Ziele wie jede andere Gewohnheit oder Diszi-
plin auch entwickelt und gepflegt werden
können.

Das Gebet als angewandte Zuversicht

Gerade im Gebet verzichtet der Mensch auf
seine Autonomie. Schon der Verzicht auf die
eigene Abwehr und das Eingeständnis, daß
man so ist, wie man ist, sind eine große
Befreiung. Im Gebet ist das Göttliche unser
Gegenüber, eine unvorstellbare große Kraft,
die sich häufig auf den Betenden, der nichts
mehr zu verlieren hat und doch zuversichtlich
glaubt, überträgt.

Fazit

Die Kraft der Zuversicht ist heute bedeutsa-
mer denn je, denn sie allein kann die Furcht
vor dem Unabänderlichen begrenzen. Motto:
»Du brauchst keine Angst zu haben, alles hat
einen Sinn in deinem Leben, solange du dem
Neuen und Unbekannten nur angstfrei ge-
genübertrittst.«

➡ *Querverweise:*
Abwechslung, Imagination, Willensstärke

Neurotoxine – Was dem Gehirn schadet

Immer häufiger finden sich Chemikalien, die neurotoxisch wirken, in Lebensmitteln und im Trinkwasser. In den USA ist man bereits zu dem Ergebnis gekommen, daß neurotoxische Belastungen zu den zehn größten Risikobereichen in der Medizin gehören. Gefordert wird daher eine genaue Untersuchung der Lebensmittel und des Trinkwassers. Die Zahl der Infektionen, die durch Lebensmittel verursacht werden, nimmt deutlich zu. Dabei ist das Ursprungsland der Lebensmittel von sekundärer Bedeutung. Eine Untersuchung der WHO kam zu dem Ergebnis, daß 52 Prozent der Nahrungsmittel eine neurotoxische Belastung darstellen. Ein alarmierendes Ergebnis.

Das Gehirn verfügt über eine Barriere, die unerwünschte Stoffe von ihm fernhält. Die Blut-Hirn-Schranke schützt das Gehirn wirksam gegen Giftstoffe und ist eine nur sehr schwer zu überwindende Barriere. Doch bei einem Mangel an bestimmten Mineralien kann die Blut-Hirn-Schranke ihre Aufgabe nicht mehr ordnungsgemäß verrichten. Wenn es aber einmal einem Eindringling gelungen ist, die Sperre zu durchdringen, dann ist es wiederum sehr schwer, ihn zu vertreiben. Es ist notwendig, das Augenmerk auf zweierlei Dinge zu richten: die Minimierung der Giftbelastung und die Anwesenheit ausreichender Gegenspieler wie Germanium, Silizium oder Selen, um die Gehirngesundheit in einer giftbelasteten Welt so gut wie möglich zu erhalten.

Aluminium

Problemstellung

Seit langem wird ein Zusammenhang zwischen Aluminium und Gedächtnisschwäche bis hin zur Alzheimerschen Krankheit vermutet. Aluminium scheint in unserem Alltag unverzichtbarer Bestandteil zu sein: wir machen Kochtöpfe daraus, verarbeiten es in Kosmetika oder in Medikamenten. Nun tauchen aber immer wieder neue Schreckensmeldungen auf, Aluminum könne auch über Laugenbrezeln und über unser Trinkwasser unfreiwillig in unseren Körper gelangen.

Vorkommen

Schon länger wird ein Zusammenhang zwischen der Aufnahme von Aluminium und dem raschen geistigen Verfall, einer Demenz vom Typ Alzheimer, vermutet. Aluminium kann in unser Essen gelangen durch die Säuren oder Laugen, mit denen wir Töpfe und Geschirr reinigen und die das Aluminium herauslösen. In einigen Staaten finden sich Aluminiumzusätze in Backpulver und im Salz, in anderen werden Zusätze von Aluminium als Farbstoff und zur Trinkwasseraufbereitung eingesetzt. Die Mengen sind jedoch verhältnismäßig gering im Vergleich zu einer unlängst entdeckten Quelle von Aluminum: Laugenbrezeln. In dem Laugengebäck fand man Spitzenwerte von 500 mg pro kg. Wie kann es dazu kommen? Damit die Brezeln ihre braune Farbe erhalten, werden sie in Natronlauge getaucht. Diese greift die Bleche an und löst Aluminium heraus, das zum Teil in die Brezeln gelangt.

Eine Gefahr, unser Gehirn unfreiwillig mit beachtlichen Mengen von Aluminium zu belasten, besteht darin, daß der häufig verwendete Geschmacksverstärker Glutamat das Aluminum bindet und es in unseren Körper transportiert. Russell Blacklock von der Universität Mississippi zeigt auf, daß Aluminium, an Glutamat oder Zitronensäure gebunden, die Blut-Hirn-Schranke passieren kann, die ja für Fremdstoffe und Toxine im allgemeinen eine unüberwindliche Hürde darstellt.

Gefahrenquelle Trinkwasser

Eine weitere unfreiwillige Aluminiumaufnahme könnte indirekt über das Trinkwasser erfolgen. Obwohl viele Experten meinen, die über das Trinkwasser aufgenommene Aluminiummenge reiche aus, um uns zu gefährden, halten andere dagegen, die im Trinkwasser enthaltenen Mengen seien im Vergleich zu denen in der Nahrung ziemlich unbedeutend. Aluminiumreiches Trinkwasser enthält nur wenig Silizium. Aluminium und Silizium ähneln sich in ihrer typischen Erscheinungsform so weit, daß sie austauschbar sind. Der Körper nutzt Silizium als unschädlichen Platzhalter an der Stelle, wo Aluminium eindringen könnte. Der Aluminiumgehalt im Trinkwasser ist somit nur eine indirekte Gefahr durch den damit verbundenen Siliziummangel.

➡ *Querverweise:*
Germanium/Spurenelemente
Niacin/Vitamine
Selen/Spurenelemente
Umweltgiftbelastung/Was tun bei …?

Blei

Problemstellung

Schon Ende der 70er Jahre hatten amerikanische Wissenschaftler die Bleibelastung im Blut von Teenagern ermittelt. Kinder mit einem erhöhten Bleiwert, so stellten Forscher damals bei ihren Untersuchungen fest, litten auffällig häufig an Konzentrationsschwächen, verminderter Intelligenz, Verhaltensstörungen und einer zurückgebliebenen Sprachleistung. In den USA liegen nach Expertenmeinung bei jedem neunten Kind, das jünger als sechs Jahre ist, die Blutbleiwerte riskant hoch – oberhalb von zehn Mikrogramm. Die Gefahr geht zumeist von den eigenen vier Wänden aus. Viele der typischen amerikanischen Holzhäuser sind mit bleihaltiger Anstrichfarbe behandelt, die im Laufe der Zeit abblättert.

Bei Heranwachsenden ist, obwohl die Bleikonzentration im Blut inzwischen gesunken ist, der Rückstand nicht wieder aufzuholen. Die inzwischen 18jährigen Jugendlichen zeigen sechsmal häufiger eine Leseschwäche als geringer belastete Altersgenossen, außerdem einen kleineren Wortschatz und verringerte motorische Fähigkeiten. Weitaus häufiger als ihre Alterskollegen haben sie den High-School-Abschluß nicht geschafft.

Vorkommen

Blei ist in der Umwelt Deutschlands allgegenwärtig. Zu einer hauchdünnen Folie gepreßt, würde das Schwermetall, von dem in jedem Quadratmeter Boden mindestens ein Gramm steckt, die gesamte Bundesrepublik bedekken. 250 000 t sind auf dem Gebiet der alten

Bundesländer seit 1950 in die Luft geblasen worden, vor allem aus den Auspuffrohren der Autos.

Weitere Bleigefahr: Wer Alkohol wie Likör, Whisky oder Portwein in Bleikristallkaraffen aufbewahrt und diesen trinkt, schädigt möglicherweise sein Gehirn besonders stark, weil sich hier im Laufe der Zeit sehr hohe Bleikonzentrationen anhäufen.

Folgen

Für Kinder ist das blaugraue Schwermetall besonders tückisch, weil sie bis zu zehnmal mehr Blei aus dem Magen-Darm-Trakt resorbieren als Erwachsene, bei denen sich Blei fast ausschließlich in den Knochen anreichert. Im Blutstrom gelöst, schädigt Blei die Nieren und das Zentralnervensystem, überdies hemmt es die Enzyme zur Bildung der roten Blutkörperchen. Bei Kindern überwindet das Schwermetall sogar die noch nicht voll ausgebildete Blut-Hirn-Schranke und gelangt somit in das empfindliche Gehirn.

Die aktuelle Situation

Die Stiftung Warentest hat 1996 »Blei-Alarm« gegeben. Bei einer Untersuchung von rund 9000 Trinkwasserproben zwischen den Jahren 1994 und 1996 wurden Überschreitungen des geltenden Grenzwertes der Trinkwasserverordnung bis zum Zehnfachen festgestellt. Ursache für die Belastung sind Wasserleitungen, die in Altbauten oft aus Blei bestehen.

- Ein erhöhter Bleigehalt im Trinkwasser schadet besonders Kleinkindern und Schwangeren.

- Reihenuntersuchungen in den neuen Bundesländern ergaben Konzentrationsstörungen besonders bei Kindern, die in Altbauten wohnten.

Tests von Trinkwasserproben: Die Stiftung Warentest bietet an, Trinkwasserproben zu testen. Ein Paket mit Probenahmeflasche, Anleitung und Fragebogen ist gegen einen Verrechnungsscheck über 45 DM erhältlich. Adresse: Stiftung Warentest, Ressort Umwelt, Postfach, 10773 Berlin.

Grenzwerte: Zur Zeit gilt in Deutschland ein Grenzwert von 40 µg pro l Wasser. Vornehmlich in den neuen Bundesländern wurden »besonders häufig« Überschreitungen von 15 und mehr Prozent registriert. Aber auch in Hamburg, Bremen, Schleswig-Holstein und Frankfurt fanden Analytiker »überdurchschnittlich häufig« Überschreitungen der Grenzwerte. Ein Sprecher des Bundesumweltamtes bestätigte, daß die Gefahren von Blei als Installationsmaterial schon lange bekannt seien, unternommen worden sei bislang aber nichts.

Empfehlung

In gefährdeten Regionen oder Häusern mit erhöhter Bleikonzentration sollte für die Säuglings- und Kleinkindernahrung Flaschenwasser verwendet werden.

➡ *Querverweise:*
Germanium/Spurenelemente
Selen/Spurenelemente
Umweltgiftbelastung/Was tun bei ...?

Nikotin

Jahrzehntelang wurde der Drang zur Zigarette als Gesundheitsrisiko Nummer eins für Herz und Lunge angesehen. Die verändernden Auswirkungen auf das Gehirn wurden bisher jedoch unterschätzt. Inzwischen wurde festgestellt, daß Nikotin eine psychoaktive Droge ist, die nachhaltig das Gehirn schädigt. Seit 1988 ist Nikotinmißbrauch bei der American Psychiatric Association offiziell als psychische Störung anerkannt, doch ins allgemeine Bewußtsein ist diese Tatsache noch nicht gelangt.

Problemstellung

Nikotin wurde bisher wohl deshalb nicht als Droge eingestuft, weil die ausgelösten Bewußtseinsveränderungen geradezu enttäuschend unspektakulär ausfallen. Man fühlt sich zwar aktiver, allenfalls ein wenig euphorischer – doch das ist schon alles. Offensichtlich ist es genau dieser schnelle und gut dosierbare Stimmungsschub, der den Raucher zur Zigarette greifen läßt.

Nikotin und Gehirnfunktion

Was geschieht, nachdem der Raucher den »blauen Dunst« inhaliert hat? Innerhalb von zehn Sekunden nach dem ersten Zug tritt Nikotin in die Blutbahn ein, durchbricht die Blut-Hirn-Schranke, die das Gehirn vor Schadstoffen schützt, und greift die Gehirnzellen an. Wie Schlüssel passen Nikotinmoleküle genau auf bestimmte Rezeptoren an der Oberfläche der Gehirnzellen. Nikotin paßt genau in die »Schlüssellöcher«, wie einer der wichtigsten Neurotransmitter des Gehirns, das Acetylcholin. Durch die Überlistung der Rezeptoren wird die durchschnittlich 1,5 mg Nikotin die Ausschüttung aktivierender Neurochemikalien wie Dopamin, Noradrenalin und Adrenalin in Gang gesetzt. Das führt kurzfristig zu einer erhöhten Durchblutung des Gehirns und zu einer Anhebung der Stimmung.

Wissenschaftliche Untersuchungen: Untersuchungen zeigen, daß fortdauerndes Rauchen neurophysiologische Gleichgewichte verschiebt. So konnte festgestellt werden, daß Langzeitraucher ihre tägliche Dosis brauchten, nicht, um sich gut zu fühlen, sondern um sich »richtig«, also normal zu fühlen. Der Pharmakologe Jack Henningfield vom Institut für Drogenmißbrauch in Baltimore konnte zeigen, daß süchtige Raucher schon vier Stunden nach der letzten Zigarette in der Aufmerksamkeit, Gedächtnisleistung und schlußfolgerndem Denken nachlassen.

Durch das Rauchen lassen sich also Stimmungstiefs im Tagesverlauf, Langeweile und schlechte Gefühle kurzzeitig abschütteln. Was sich aber durch einen regelmäßigen Zigarettenkonsum nicht verdrängen läßt, ist die Tatsache, »daß Nikotinentzug die Gehirnfunktionen auf erschreckende Weise beeinträchtigt«, so Jack Hennigsfield. Daher klassifiziert der amerikanische Psychiatrieverband den Tabakentzug als »durch Nikotin hervorgerufene organische Geistesstörung«, die sich unter anderem in Angstzuständen, Reizbarkeit, Schlaflosigkeit und allgemeiner Unruhe zeigt.

Fazit

Es konnte gezeigt werden, daß Nikotin das Gehirn so umformt, daß der Raucher sich wohl fühlt, wenn Nikotin seine Neuronen anregt, und unwohl, wenn es ihm fehlt.

Empfehlung

Untersuchungen haben gezeigt, daß Raucher einen höheren Verbrauch an Vitaminen, vor allem an Vitamin C, haben. Da der Bedarf an Vitamin C in der heutigen Zeit unter den Streßbedingungen höher ist als allgemein angenommen, empfiehlt es sich, eine sichere Dosis von wenigstens 100 mg Vitamin C pro jede gerauchte Zigarette einzunehmen. Jedoch sollte diese Empfehlung kein Freibrief sein, weiterhin zu rauchen.

➡ *Querverweise:*
Acetylcholin/Die Funktionsweise des Gehirns
Umweltgiftbelastung/Was tun bei …?
Vitamin C/Vitamine
Vitamin E/Vitamine

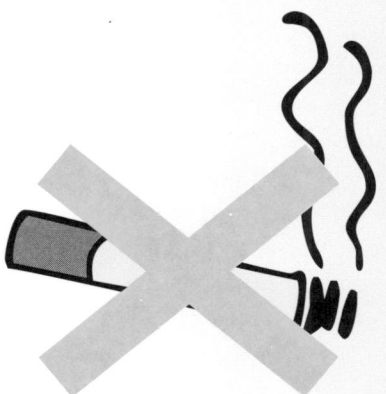

Was tun bei ...? Hilfe bei Befindlichkeits- störungen

Von allen Organen des menschlichen Körpers reagiert das Gehirn am empfindlichsten auf eine negative Nährstoffbilanz. Streß und andere Belastungen des täglichen Lebens können den Bedarf an Vitalstoffen jedoch drastisch erhöhen und damit zum auslösenden Faktor für eine ernstere Erkrankung werden. Dabei wird sichtbar, daß jeder Mensch einen individuellen Bedarf an Vitalstoffen hat. Bleibt dieser nährstoffbezogene Bedarf unbeachtet, kann eine anfänglich leichte Befindlichkeitsstörung, wie es Antriebsschwäche oder eine depressive Verstimmung ist, mit der Zeit zu einer ernsten Erkrankung des Nervensystems werden. Eine alternative Behandlungsform stellt die orthomolekulare (orthos = das richtige, molekular = Zusammensetzung/Molekül) Medizin dar. Sie ist nach Meinung vieler amerikanischer Ärzte eine der wichtigsten Maßnahmen, um nährstoffbezogene Krankheiten wieder in den Griff zu bekommen. Der zweifache Nobelpreisträger Linus Pauling prägte die Definition der orthomolekularen Medizin folgendermaßen: »Orthomolekulare Medizin ist die Erhaltung guter Gesundheit und die Behandlung von Krankheiten durch Veränderung der Konzentration von Substanzen im menschlichen Körper, die normalerweise im Körper vorhanden und für die Gesundheit erforderlich sind.«

Bei den im nachfolgenden Kapitel aufgeführten Begriffen geht es um mehr oder weniger schwere Befindlichkeitsstörungen, die allesamt mit Nährstoffen gut zu beeinflussen sind. Was die therapeutische Aussage anbelangt, erhebe ich als Autor jedoch keinen Anspruch auf eine umfassende und vollständige Darstellung und rate im Falle einer Erkrankung den Arzt Ihres Vertrauens zu Rate zu ziehen.

Angst

Definition

Die Zahl der an Ängsten leidenden Menschen ist derzeit sehr groß und steigt in einem immer kälter werdenden sozialen Klima weiterhin an. Problematisch und gewissermaßen symptomatisch für die an Ängsten leidenden Menschen ist es, daß sie sich scheuen, mit anderen über ihre Seelennot zu sprechen. Angstzustände scheinen zwar auf den ersten Blick eine Domäne der Psychologen und Psychotherapeuten zu sein, doch sie können oft auch den Rat eines Ernährungsfachmanns bedürfen. Obgleich Gespräche und andere mentale Techniken dem einzelnen eine wertvolle Hilfe sein können, haben sich bei der Behandlung von Angstzuständen auch spezielle Nahrungsmittel und Sport bewährt. Im Zusammenhang mit sportlicher Fitneß konnte man feststellen, daß Sporttreibende weniger an Ängsten leiden als Nichtsportler.

Die verschiedenen Ängste: Ängste treten in vielfältiger Form auf. Manche sind realer Natur, wie Prüfungsangst, Höhenangst oder Angst vor anderen Menschen oder bestimmten Tieren. Andere Ängste sind häufig weniger konkret zu beschreiben, aber für den, der darunter leidet, nicht weniger real zu spüren. Weit verbreitet ist heutzutage die Angst vor und bei der Arbeit, entweder als Verlust vor dem Arbeitsplatz oder als Angst vor den Kollegen. Und in keinem anderen Land, außer in England, hat unter den Beschäftigten die Furcht vor dem Verlust der Arbeit in den vergangenen zehn Jahren so dramatisch zugenommen wie in Deutschland. Bangte 1985 nur rund ein Viertel der deutschen Beschäftigten um den Arbeitsplatz, ist es heute fast die Hälfte. Diese Daten gehen aus einer Studie des Londoner Forschungsinstituts International Survey Research hervor.

Symptome der Angst

Der Körper eines Menschen, der Ängste hat, arbeitet auf höchster Alarmstufe, und das häufig über eine längere Zeit hin. Folgende Symptome sind damit verbunden:

- der Puls steigt,
- die Blutgerinnungsfaktoren vermehren sich,
- das Immunsystem läuft auf Hochtouren,
- das Verdauungssystem wird gehemmt,
- die Sexualfunktionen werden gehemmt.

Empfehlungen

Ernährung: Die Ernährung sollte vor allem dergestalt sein, daß die Mahlzeiten regelmäßig eingenommen werden und wenig Weißmehl-, dafür genügend Vollkornprodukte enthalten. Vor allem sollte eiweißreich gefrühstückt werden, damit genügend anregende Neurotransmitter gebildet werden können.

Nahrungsmittel: Folgende Nahrungsmittel wirken bei Ängsten ausgleichend: Bierhefe, Dinkel, Hafer, Hirse, Linsen, Mandeln und Nüsse, Sesam, Weizenkeime, Bockshornklee und Zimt.

Heilpflanzen: Folgende Pflanzenwirkstoffe haben sich gegen Angst bewährt: Baldrian, Johanniskraut, Kawa-Kawa, Melisse und Lavendel.

Körpertraining: Körperliche Fitneß vertreibt Ängste und stabilisiert die Psyche. Die Persönlichkeitsforschung hat den Zusammenhang zwischen Selbstbewußtsein und sportlicher Fitneß inzwischen bestätigt: Sporttreibende sind emotional ausgeglichener und selbstsicherer. Sie haben ein größeres Selbstwertgefühl, denn mit der sportlichen Aktivität werden neue seelische Reserven durch das Vertrauen in die eigene Kraft und Leistungsbereitschaft geschaffen. Vor allem eignen sich schnelles Wandern, Radfahren und Laufen, aber auch Ballspiele in der Gemeinschaft.

Wasseranwendungen: Wechselwarmes Duschen regt zur Ausschüttung von Neurotransmittern an. Besonders früh zwischen sieben und neun Uhr ist die beste Tageszeit, um die Ausschüttung von Adrenalin und Noradrenalin durch kaltes Duschen zu fördern.

➡ *Querverweise:*
Johanniskraut/Heilpflanzen
Kawa-Kawa/Heilpflanzen
Laufen/Körperübungen fürs Gehirn
Melisse/Heilpflanzen
Kontrolle/Mentalstrategien

Antriebsschwäche

Definition

Das chronische Müdigkeitssyndrom hat in den letzten Jahren immer wieder für Schlagzeilen gesorgt. Diese weitverbreitete Befindlichkeitsstörung äußert sich durch viele andere Symptome wie Kopfschmerzen, allgemeine Schwäche, Konzentrations- und Gedächtnisstörungen. Unter Fachleuten ist das chronische Müdigkeitssyndrom umstritten, manche bestätigen die weite Verbreitung, andere bestreiten schlechthin dessen Existenz.

Ursachen

Wissenschaftler in den USA haben Patienten mit den typischen Symptomen der Krankheit einer genauen Blutdruck- und Ernährungsanalyse unterzogen. Dabei fanden sie heraus, daß das Vitamin Folsäure und das Mineral Eisen, aber auch bestimmte Aminosäuren wie Phenylalanin bei den Patienten in geringerer Menge vorhanden waren. Auffallend viele junge Menschen klagen über Mattigkeit und Antriebsschwäche. Ohne es zu wissen, leiden sie unter einer Blutarmut, und diese wird nicht erkannt, weil die Symptome denen einer psychischen Überanstrengung ähneln. Nun benötigt die Produktion von Blut Eisen, Kupfer, Kalium sowie Folsäure und Protein. Ohne die mineralischen Bestandteile ist es schwierig, Hämoglobin und damit eine entsprechende Blutbildung zu erzeugen. Oft wird ein Präparat mit reduziertem Eisen zur Behandlung einer Anämie verabreicht, dies reicht aber zur Blutbildung nicht aus.

Antriebsschwäche durch fehlendes Licht

Die Antriebsschwäche ist vor allem saisonal bedingt. Die Unterschiede zwischen Sommer- und Winterlicht sind weit gravierender, als dies uns Menschen direkt bewußt ist. Wir empfinden Lampen mit 500 Lux als sehr hell, doch das vegetative Nervensystem reagiert erst ab einer Lichtstärke von 2500 Lux. Dagegen ist das Auge viel anpassungsfähiger als die Psyche. Daher neigen wir in lichtarmen Zeiten häufig zu Müdigkeit und Niedergeschlagenheit. Denn bei Dunkelheit schüttet der Körper Melatonin aus, ein Hormon, das uns am Abend müde werden läßt. Inzwischen haben ernstzunehmende Forschungen gezeigt, daß nur das volle Tageslichtspektrum das endokrine System zur Produktion der Hormone und Neurotransmitter anzuregen vermag und sich unerwünschte Nebenwirkungen einstellen, wenn der Mensch gezwungen ist, einen Großteil seiner Zeit unter künstlichem Licht zu verbringen. Über den bloßen Existenzerhalt hinaus fördert das Licht der Sonne die menschliche Gesundheit – Leistungskraft, Widerstandsfähigkeit und Stimmungslage verbessern sich deutlich.

Wasseranwendung

Das kalte Armbad wird auch als »homöopathischer Kaffee« bezeichnet. Man kann es mehrfach am Tag praktizieren, vor allem an sommerlich heißen Tagen. Dazu benötigt man nur ein Waschbecken und einen Kaltwasserhahn. Beide Arme werden bis zum Oberarm in das kalte Wasser, etwa zehn bis 15 Grad Celsius, eingetaucht. Die Anwendung soll etwa 20 bis 30 Sekunden dauern, dann werden die Arme herausgenommen, aber nicht abgetrocknet. Sie werden durch Hin- und Herschütteln erwärmt. Schon bald danach fühlt man sich herrlich erfrischt und belebt.

Frühstück

Achten Sie darauf, daß Sie eiweißreich frühstücken und auch ein zweites Frühstück einnehmen, um Unterzuckerung zu vermeiden. Antriebsschwäche hängt unmittelbar mit einem niedrigen Blutzuckerspiegel zusammen.

🥛 Rezept: Saft

2 cl Weißdornsaft
2 cl Rosmarinsaft
1 TL Basica
mit einem guten Mineralwasser auffüllen.

☕ Rezept: Vitalitätsbrühe (nach Ingeborg Münzing-Ruef)

2 weiße Gemüsezwiebeln
3 bis 4 Selleriestangen mit Grün
3 bis 4 Karotten
2 mittelgroße Tomaten
2 kleine Knoblauchzehen
2 Kartoffeln

Das Gemüse kleinschneiden und in 1 ½ l Wasser auf 1 l einköcheln. Durchseihen, mit fermentierter Sojasoße oder Miso und Cayenne abschmecken, dazu etwas Kümmel und Thymian. Einen Eßlöffel Weizenkeimöl darunterrühren, warm trinken.

🥛 Trinkrezepte zum Frühstück

• Grüntee mit Melasse gesüßt
• Birkensaft mit Mineralwasser gemischt

➡ Querverweise:
Aminosäuren
Blutdruck (niedrig)
Eisen/Mineralien
Kreatin/Nahrungsergänzungsmittel
Mahlzeiten

Arteriosklerose

Definition

Allgemein definiert ist die Arteriosklerose eine Arterienverkalkung, und zwar die wichtigste und häufigste krankhafte Veränderung der Arterien, einhergehend mit Verhärtung, Elastizitätsverlust und Lichtungseinengung. Ihre Ursachen sind altersbedingte Abnutzung der Gefäße, Blutdrucksteigerung, Entzündung der Gefäße, allgemeine Stoffwechselstörungen durch zivilisatorisch bedingte Fehlernährung, Genußgifte und dergleichen.

Ursachen

Eine schlechte Versorgung des Körpers mit den Vitaminen B 6, B 12 und Folsäure kann zur Entstehung von Arteriosklerose beitragen. Dies hängt mit dem vom menschlichen Körper als Zwischenprodukt des Eiweißstoffwechsels gebildeten Homocystein zusammen. Da Homocystein schädlich ist, wird es normalerweise schnell wieder abgebaut. Fehlen nun die Vitamine B 6, B 12 und Folsäure, kommt es zu einem erhöhten Homocysteinspiegel im Blut, und Folgeerscheinungen wie Arteriosklerose, Herzinfarkt und Schlaganfall treten auf. Erstmals wurde der Zusammenhang vor fünfundzwanzig Jahren bei Patienten mit der angeborenen Stoffwechselkrankheit Homocystinurie (höhere Homocysteinwerte werden im Urin ausgeschieden und dadurch festgestellt) beobachtet. In der Zwischenzeit konnten zahlreiche Untersuchungen belegen, daß bei mindestens jedem vierten Patienten mit Schlaganfall, peripherer Verschlußkrankheit oder Herzinfarkt zuviel Homocystein im Blut enthalten ist. In einer amerikanischen Studie wurde dargelegt, daß das Schlaganfall- und Herzinfarktrisiko bei erhöhten Homocysteinwerten sogar um mehr als das Dreifache erhöht war. Nur selten sind die angestiegenen Homocysteinwerte jedoch auf die erbliche Stoffwechselkrankheit Homocystinurie zurückzuführen. Viel häufiger ist eine unzureichende Versorgung mit den Vitaminen B 6, B 12 und Folsäure die Ursache. Homocystein begünstigt die Oxidation des »schlechten« Cholesterins – des LDL-Cholesterins –, wodurch es sich eher in den Gefäßwänden ablagert. Homocystein schädigt möglicherweise auch direkt die Gefäßwände. Die Gefäßwände verdicken sich, es kann zur Entstehung von Blutgerinnseln kommen.

Empfehlungen

* Zusätzlich Vitamin B 6 zuführen; dies ist enthalten in Vollkornprodukten, Sojabohnen, Hefe und Milchprodukten. Fleisch sowie Lachs und Makrelen enthalten ebenfalls reichlich Vitamin B 6.
* Vermehrt Vitamin B 12 zuführen; Vitamin B 12 kommt vor allem in tierischen Lebensmitteln vor, wie Austern, Innereien, magerem Fleisch, Geflügel, Milch, Eiern und Salzwasserfischen.

➡ *Querverweise:*
Folsäure/Vitamine
Knoblauch/Gemüse
Vitamin B 12/Vitamine

Blutdruck (hoch)

Definition

Von einem zu hohen Blutdruck spricht man, wenn der Druck in den Arterien höher ist als 140/90 mm/Hg. Der hohe Blutdruck kann nicht nur unangenehm sein, sondern auch gefährliche Folgen nach sich ziehen. Die Behandlung von hohem Blutdruck ist sehr wichtig, weil dieser zu sehr schweren Störungen wie Herzinfarkt, Gehirnblutung, Augenerkrankungen und Nierenstörungen führen kann. Eine Salzreduktion scheint nicht allzuviel auszurichten. Bluthochdruck kann allerdings mit einer gezielten Ernährung und mit zusätzlicher Einnahme von Vitalstoffen beeinflußt werden.

Empfehlung

Der Genuß von Makrelen, die reich an Omega-3-Fettsäuren sind, kann einen erhöhten Blutdruck senken und niedrig halten.

Studie: Forscher am Zentralinstitut für Herz- und Gefäßforschung der Akademie der Wissenschaften in Berlin testeten vierundzwanzig Männer mit leicht erhöhtem Blutdruck, die nicht medikamentös behandelt wurden. Zwei Wochen lang aß eine Hälfte der Gruppe täglich zwei 200-g-Dosen Makrelen. In den nächsten acht Wochen aßen die Männer als

»Aufrechterhaltungsdosis« drei Dosen Makrelen pro Woche. Der Gehalt an Omega-3-Fettsäuren in ihrem Blut stieg stark an, und ihr Blutdruck sank. Vor dem Versuch lag ihr Blutdruck im Durchschnitt bei 149 zu 99 und fiel nach zwei Wochen auf einen Durchschnitt von 136 zu 88 und blieb während der zweimonatigen Studie mit drei Dosen pro Woche bei 140 zu 92.

Fazit: Weniger als 100 g Makrelen am Tag senkten über einen längeren Versuchszeitraum hinweg den Blutdruck um etwa sieben Prozent.

Weitere biologische Maßnahmen

- Der kanadische Arzt D. Shute empfiehlt Vitamin E. Man sollte jedoch darauf achten, nicht mit einer zu hohen Dosis zu beginnen, da sonst möglicherweise der Blutdruck weiter steigt. Deshalb in der ersten Woche mit 100 I. E. beginnen und dann langsam auf bis zu 400 I. E. steigern.
- Forscher am Massachusetts Institute of Technology fanden heraus, daß Tyrosin nutzbringend zur Senkung des hohen Blutdrucks eingesetzt werden kann. Da es sich beim Tyrosin um eine Anti-streßaminosäure und um eine Vorläufersubstanz von Noradrenalin handelt, verbesserten hohe Dosen von Tyrosin die Fähigkeit des Nervensystems, den Bluthochdruck zu kontrollieren.
- Die zusätzliche Einnahme von Magnesium scheint sich effektiv auf den hohen Blutdruck auszuwirken. Dosierung: 1500 bis 2500 mg pro Tag.

- Wichtig ist es außerdem, sich genügend zu bewegen und Alkohol, Tabak und Kaffee zu meiden. Rauchen nimmt einen schädlichen Einfluß auf den Blutdruck. Besonders die Kombination von Rauchen, hohem Blutdruck und Tablettengebrauch liefert ein signifikant hohes Risiko für einen Herzinfarkt oder eine Thrombose.
- Als weitere Nahrungskomponente können Lezithingaben und Knoblauch empfohlen werden.

➡ *Querverweise:*
Fette, Fisch, Knoblauch/Gemüse
Lezithin/Nahrungsergänzungsmittel
Nikotin/Neurotoxine – Was dem Gehirn
  schadet

Blutdruck (niedrig)

Definition

Der niedrige Blutdruck ist im Gegensatz zum Bluthochdruck fast immer harmlos, jedoch lästig. Vor allem Jugendliche und junge Frauen leiden darunter. Der Betroffene kommt schlecht in Schwung und ist ständig müde. Niedriger Blutdruck führt, genauso wie ein niedriger Blutzuckerspiegel, häufig zu Depressionen, Müdigkeit und Gedächtnisschwäche. Eine Studie mit 10 314 Engländern im Alter zwischen 35 und 55 Jahren zeigt, daß Niedergeschlagenheit und Antriebsschwäche häufig die Folge von zu niedrigem Blutdruck sind. Mit zunehmendem Alter kann der niedrige Blutdruck zu ausgeprägten Depressionen führen. Psychopharmaka helfen in diesen Fällen nicht. Vielmehr muß nur der Blutdruck erhöht werden.

Blutdruck und Salz

Wenn niedriger Blutdruck diagnostiziert wurde, bestehen ärztlicherseits keine Bedenken gegen starkes Salzen. Kochsalz gilt sogar als Eckpfeiler der Behandlung niedrigen Blutdrucks. US-Mediziner raten, schon zum Frühstück eine kräftig gesalzene Gemüsebrühe zu essen. Viele Menschen reduzieren heutzutage jedoch ihren Salzkonsum, um keinen hohen Blutdruck zu bekommen. Damit setzen sie sich aber einer neuen Gefahr aus, nämlich der der verminderten Denkfähigkeit.

Studie zum Salz: Eine Studie an der Bonner Universitätsklinik ergab jetzt, daß ein Mangel an Salz in der täglichen Ernährung die geistige Leistungsfähigkeit deutlich beeinträchtigen kann. In der Abteilung für Bluthochdruck- und Herz-Kreislauf-Forschung der Medizinischen Universitätspoliklinik Bonn erhielten dreißig gesunde Testpersonen zwischen 65 und 85 Jahren jeweils im Wechsel eine Woche lang kochsalzarme Mahlzeiten mit täglich nur ein bis zwei Gramm Salz und in der Folgewoche normal gesalzenes Essen mit rund 12 g Kochsalz am Tag.

Das Ergebnis sah folgendermaßen aus: Immer, wenn es wenig Salz zum Essen gab, sank innerhalb kurzer Zeit die geistige Fitneß der Testpersonen. Das Kurzzeitgedächtnis, die Konzentration und die Geschwindigkeit der Informationsverarbeitung ließen spürbar nach. Waren die Speisen dann wieder normal gesalzen, stieg die kognitive Leistung wieder

auf das normale Maß an. Der Leiter der Studie, Professor Klaus Stumpe, vermutet, daß die Verwirrtheit und schlechte Merkfähigkeit, wie sie bei manchen älteren Menschen auftreten, in vielen Fällen durch Salzmangel verursacht worden sind und sich durch eine normale salzhaltige Ernährung vermeiden lassen.

Die Vermutung, daß durch gesalzene Nahrung der Blutdruck steigen könnte, hält Professor Stumpe für unbegründet. Er verweist auf neuere Studien, wonach bei lediglich 20 Prozent der Bluthochdruckpatienten eine Senkung des Blutdrucks erzielt wird, wenn sie auf eine extrem salzarme Ernährung umstellen. So ist ganz im Gegenteil bei 20 Prozent der jüngeren Menschen beobachtet worden, daß die Einschränkung von Salz sogar den Blutdruck ansteigen ließ. Bei 30 Prozent der Menschen mit normalem Blutdruck bewirkte Salzentzug eine Senkung des Blutdrucks. Nicht abschließend geklärt werden konnte, warum Salzmangel gerade die kognitive Leistung bei älteren Menschen einschränkt. Man vermutet, daß dabei die Durchblutung des Gehirns eine Rolle spielt. Fest steht, daß im höheren Alter Organe wie Gehirn und Herz schlechter durchblutet werden, beispielsweise infolge von Arteriosklerose.

Empfehlungen

- Ein regelmäßiges Training mit Gewichten oder isometrische Spannungsübungen, da eine gut ausgebildete Muskulatur mehr Blut zum Gehirn pumpen kann und den Kreislauf stabilisiert.
- Wasseranwendungen wie kalt duschen und Kneipp-Güsse.

- Als Säfte sind Rosmarin- und Weißdornsaft zu empfehlen.

➡ *Querverweise:*
Bewegungstraining/Körperübungen
   fürs Gehirn
Rosmarin/Heilpflanzen
Wassertraining/Körperübungen fürs Gehirn

Blutzuckerspiegel (unausgeglichen)

Definition

Übermäßige Zuckerzufuhr bringt unser biochemisches Gleichgewicht durcheinander. Der Körper reagiert auf die ständige Zufuhr von ungeeigneten Zuckerarten zunächst mit einem überhöhten Zuckerspiegel, ist nach einiger Zeit aber nicht mehr in der Lage, den Zuckergehalt auf einem ausgeglichenen Niveau zu halten. Die Folge kann dann Unterzuckerung sein mit Symptomen wie Ermüdungserscheinungen, Depressionen, Schwindelanfällen und erhöhter Streßbereitschaft.

Der Glukose-Toleranz-Faktor

Eine der großen Zivilisationskrankheiten unserer Zeit ist die Erwachsenendiabetes. Das ist offensichtlich nicht ausschließlich auf zu reichliche und falsche Ernährung – zuviel Fett und zuviel Zucker – sowie auf einige angeborene Faktoren zurückzuführen, sondern auch auf einen Mangel an dem essentiellen Spurenelement Chrom. Im Laufe der letzten Jahre wurde die Bedeutung des Spurenelementes Chrom im Zusammenhang mit Diabetes

Typ 2 in vielen Studien untersucht. Dabei bestätigte sich der positive Einfluß von Chrom auf den Glukosestoffwechsel. Eine Diabetesprophylaxe mit natürlichen Mitteln ist also möglich! Aktuelle klinische Untersuchungen belegen, daß Chrom den Glukosestoffwechsel normalisiert. Bei gestörter Glukosetoleranz kann eine Verbesserung durch Chromsubstitution erzielt werden.

Professor Mertz und Kollegen entdeckten in ihren Untersuchungen den Glukose-Toleranz-Faktor (GTF). Dieser besteht neben Chrom aus Vitamin B 3 (Niacin), den Aminosäuren Cystein, Glycin und Glutaminsäure. Nur bei ausreichender Chromversorgung kann der Glukose-Toleranz-Faktor gebildet werden. Der GT-Faktor beeinflußt in Verbindung mit dem Insulin den Glukosestoffwechsel. Beide Substanzen zusammen sorgen dafür, daß genügend Glukose aus dem Blut in die Zellen wandern kann – sie »öffnen« sozusagen die Zellen für die lebensnotwendige Glukose.

Studie: In Untersuchungen, die in den USA durchgeführt wurden, erkannte man bereits in den 70er Jahren die Wirkung des Spurenelementes Chrom bei Diabetespatienten. Dabei wurde festgestellt, daß bei Patienten, die künstlich ernährt wurden, die Blutglukosewerte anstiegen und die typischen Diabetessymptome auftraten. Diese Patienten waren nicht länger in der Lage, die verarbeitete Glukose aus dem Blut in die Zellen zu transportieren. Daraufhin erhielten alle Patienten über längere Zeit Insulinspritzen, ohne daß sich die Blutglukosewerte verbesserten; dies ist darauf zurückzuführen, daß eine zu geringe Glukosetoleranz die Wirkung des Insulins reduziert. Daraufhin erhielten die Patienten neben dem Insulin täglich 250 µg Chrom. Die Glukosetoleranzwerte normalisierten sich bereits nach wenigen Tagen, das Befinden der Patienten verbesserte sich spürbar. Damit war bereits 1973 der erste klinische Beweis für die Wirkungsweise des Spurenelementes Chrom bei Diabetespatienten erbracht.

Empfehlungen bei einem unausgeglichenen Blutzuckerspiegel

- **Basisernährung:** Vermeiden von Zucker und Weißmehl, statt dessen konzentrierte komplexe Kohlenhydrate; fettarm, eiweiß- und ballaststoffreich; statt drei lieber fünf Mahlzeiten.
- **Glukosetoleranz:**
  Chrom, Zink, Vitamin B 3, Lezithin, Mangan und Vitamin C zusätzlich zuführen.
- **Verhinderung der diabetischen Neuropathie:** Vitamin B 3, B 6, B 12.
- **Verhinderung der Retinopathie:**
  Zink, Selen, Magnesiumorotat, Vitamin A, C und E.
- **Bei Wundheilstörung:** Zink und Vitamin C.
- **Weitere Empfehlung:**
  Genügend Bewegung; Übergewicht vermeiden, regelmäßige Kontrolle des Blutzuckerspiegels.

Bezugsquelle
Chrom gibt es als Pico Chrom von der Firma Orthica.

➡ *Querverweise:*
Bierhefe/Nahrungsergänzungsmittel
Kohlenhydrate
Zink/Spurenelemente

Cholesterinspiegel (erhöht)

Definition
Der wachsartige, farblose Stoff Cholesterin ist eine wichtige »Bausubstanz« für Gehirn- und Nervenzellen sowie Bestandteil der Zellmembran. Außerdem liefert Cholesterin das Basismaterial für zahlreiche Hormone und Vitamine. Cholesterin ist außerdem besonders wichtig für die Membranstabilität, wodurch es den Durchtritt von Giften und anderen unerwünschten Stoffen verhindert. Mit der Nahrung nehmen wir nur etwa 30 Prozent unseres täglichen Cholesterinumsatzes auf. Den größten Teil stellt der Körper selbst in der Leber her. »Es gehört zu den physiologischen Gesetzmäßigkeiten«, schreibt Professor Holtmeier, Ernährungsphysiologe an der Universität Stuttgart-Hohenheim, »daß alle im Organismus natürlich vorkommenden Elemente selber nicht primär auslösende Ursache sein können.« Eine krankhafte Erhöhung oder Erniedrigung des Cholesterinspiegels kann nur Indikator für eine andere Stoffwechselstörung sein, nicht aber dessen Ursache. Beweisend kann die Tatsache angeführt werden, daß selbst Vegetarier, die kein Nahrungscholesterin aufnehmen, ebenso erkranken können, wenn ein Cholesterin-Stoffwechseldefekt vorliegt.

Ursachen

Nach wie vor besteht die Meinung: Tierfette wie Butter erhöhen die Blutfettwerte und leiten die schicksalsträchtigen Veränderungen an den Gefäßen ein. Die radikale Umstellung der Ernährung auf fettarme Kost oder die Einnahme von Lipidsenkern kann die Zahl der Herzerkrankungen senken. Ein gegen Null tendierender Cholesterinspiegel scheint optimal zu sein.

Empfehlung

- Ernähren Sie sich vollwertig (vitalstoff- und enzymreich).
- Reduzieren Sie gesättigte Nahrungsfette (Fleisch) und Zucker.
- Sorgen Sie für ausreichend Bewegung.
- Nehmen Sie zusätzlich Vitamin B 3 (Niacin), Vitamin C und E und Lezithin ein.

Nahrungsmittel als biologische Maßnahmen

Olivenöl, Haferkleie, Grüntee

Hinweis

Bei Störungen im Fettstoffwechsel senkt Niacin den erhöhten Cholesterinspiegel, schützt dadurch vor Arteriosklerose und deren Folgen: Herzinfarkt, Schlaganfall und Nierenversagen. Aus dem Fettgewebe werden weniger Triglyzeride beigesetzt, so daß deren Werte im Blut absinken und auch die Leber weniger Cholesterin aufbaut. Die therapeutische Dosis liegt zwischen 50 und 100 mg, bis zu ein und zwei Gramm, um den vollen cholesterinsenkenden Effekt zu erzielen.

➡ *Querverweise:*
Apfel/Obst
ngwer/Gewürze
Lezithin/Nahrungsergänzungsmittel
Niacin/Vitamine
Olivenöl/Gemüse
Tee/Genußmittel

Depressionen

Definition

Unter Depressionen versteht man eine starke seelische Verstimmtheit, Traurigkeit und Hoffnungslosigkeit, verbunden mit Antriebshemmung und Apathie. Neurologen haben nachweisen können, daß Depressionen durch einen zu niedrigen Spiegel an bestimmten Gehirnchemikalien wie den Katecholaminen Adrenalin und Noradrenalin hervorgerufen werden. Zudem wurde festgestellt, daß depressive Menschen eine im Schnitt um 10 bis 15 Prozent geringere Knochendichte aufweisen als Nichtdepressive. Wie sind die Zusammenhänge zwischen Depressionen und Knochenschwund zu erklären? Wissenschaftler erkannten bei Langzeitdepressiven eine gravierende Veränderung des Hormonhaushalts. Das betrifft besonders Kortisol. Kortisol wird in Streßsituationen – vor allem, wenn sie lange andauern – verstärkt ausgeschieden, was wiederum die Knochen angreift. Wie bei den meisten Gesundheitsstörungen auch, können sowohl genetische Veranlagungen als auch unser kognitives Verhalten zu dem Risiko, an Depressionen zu erkranken, beitragen.

Ursachen

Bisher wenig beachtete Gründe, die eine Depression begünstigen können, sind ein Mangel an Bewegung und die Auswirkungen des Rauchens. Die Depressionsbereitschaft kann auch durch schlechte, d. h. eine zu viele konzentrierte Zuckerarten und zuwenig der lebensnotwendigen Amino- und Fettsäuren enthaltende Ernährung erhöht werden. Niedriger Blutdruck zählt häufig zu den Ursachen für depressive Verstimmungen.

Mangelnde Bewegung: Wenn wir davon ausgehen, daß unsere Spezies während ihrer Entwicklungsgeschichte immer aktiv war und diese Aktivität ein hohes Maß an den Katecholaminen Adrenalin und Noradrenalin hervorrief, ist es verständlich, daß überwiegend sitzende Tätigkeiten und der Aufenthalt im Haus Depressionen begünstigen können.

Mangel an Licht: Wie Studien der Psychiatrischen Universitätsklinik Basel ergaben, leidet durchschnittlich jeder zehnte Mitteleuropäer in der kalten Jahreszeit unter erheblichen psychischen und körperlichen Beschwerden. Die Symptome der Winterdepression äußern sich in Niedergeschlagenheit, gedrückter Stimmung, Energie- und Leistungsverlust. Winterdepressionen können durch reduziertes Tageslichtangebot ausgelöst und mit künstlicher Lichtzufuhr geheilt werden, wie Experten meinen.

Mentale Faktoren: Wie wir Ereignisse bewerten und bewältigen, hat Einfluß auf die Neurotransmitter, die dann wiederum auf das Funktionieren unseres Gehirns und Körpers einwirken. Eine Person, die zwar genetisch über einen schwachen Neurotransmitterspiegel, aber über gute Bewältigungsstrategien verfügt, ist weniger gefährdet. Eine Person, die bei schwachem genetischem Neurotransmittersystem negative Bewältigungsmuster einsetzt, trägt das größte Risiko, an einer Depression zu erkranken.

Empfehlungen

Studie: Der Mediziner Alan Gelenberg von der Psychiatrischen Abteilung der Medizinischen Fakultät der Harvard-Universität behandelte Patienten mit lange bestehender Depression, bei denen medikamentöse Behandlung bislang erfolglos geblieben war. Nach zwei Wochen der Verabreichung von 100 mg L-Tyrosin wurde eine beträchtliche Besserung der Depressionen registriert. Tyrosin kann das Gedächtnis und die Stimmung fördern, indem es die Produktion von Neurotransmittern unterstützt, die uns wach halten, den Ehrgeiz anstacheln und die Lebensfreude wiederherstellen. Die Aminosäuren L-Tyrosin und L-Phenylalanin erzeugen beide den Neurotransmitter Noradrenalin, wodurch sich die Stimmung hebt und Depressionen gelindert werden können.

➡ *Querverweise:*
Laufen/Körperübungen fürs Gehirn
Neurotransmitter/Die Funktionsweise
    des Gehirns
Nikotin/Neurotoxine – Was dem
    Gehirn schadet
Tyrosin/Aminosäuren

Durchblutungsstörungen

Definition

Eine gute Durchblutung ist für das Gehirn von entscheidender Bedeutung, da ihm stets 20 Prozent des Blutes, das sich im menschlichen Körper befindet, zuteil wird. Wenn wir Sport treiben, wird das Blut aus dem Magen-Darm-Trakt abgezogen und zu den Muskeln gepumpt – die Blutversorgung des Gehirns wird dabei nicht angetastet. Im Gegenteil erwies sich, daß steigende Muskelarbeit zu einer deutlich erhöhten Durchblutung des Gehirns führt. Sport unterstützt also die Gehirndurchblutung. Überdies kommt es unter sportlicher Leistung zum Anstieg von Neurotransmittern, wie Noradrenalin und Endorphinen.

Empfehlungen

- Isometrische Spannungsübungen
- Ein bis drei Gramm Vitamin C zusätzlich
- Sauerstoffzufuhr erhöhen.
- Ginkgo Biloba einnehmen.

Nootropika –
Medikamente für den Geist

»Noos« heißt Geist, und »tropein« heißt wachsen. Der Begriff entspricht in etwa dem, was man im Angloamerikanischen unter »cognition enhancers« versteht, also das Bewußtsein anregende Substanzen, die auf die Gehirnfunktion mild stimulierend einwirken. Ein spezifischer Wirkmechanismus wird den Nootropika nicht zugesprochen, da dieser allgemein ist und unspezifisch auf den Gehirnstoffwechsel, die Sauerstoffsituation und die Neurotransmitterausschüttung erfolgt.

Man nimmt an, daß die Nootropika noch vorhandene Neuronenverbände zu optimalerer Leistung anregen, was einer adaptogenen Wirkung entspricht. Überdies sollen sie gegen schädigende Einflüsse wie Störungen des Energie- und Neurotransmitterhaushaltes und gegen Minderdurchblutung schützen, was einer protektiven Kapazität entspricht. Zu den Nootropika rechnet man den Pflanzenwirkstoff Ginkgo Biloba und die Präparate Piracetam und Nootrop, weil diese Substanzen die Durchblutung des Gehirns verbessern. Nootropika sind von den Adaptogenen und Cerebrotonika abzugrenzen, obwohl eine eindeutige Unterscheidung nicht möglich ist, da die Übergänge fließend sind.

➡ *Querverweise:*
Ginkgo Biloba/Heilpflanzen
Laufen/Körperübungen fürs Gehirn

Gedächtnisschwäche

Definition

Viele ältere Menschen spüren nicht nur den Verlust an körperlicher Kraft, sondern auch einen Rückgang ihrer geistigen Fähigkeiten. Sie werden vergeßlich, können sich nicht mehr so gut konzentrieren und brauchen länger, um einen komplizierten Sachverhalt zu verstehen. Untersuchungen zeigen, daß das Gehirn älterer Menschen durchschnittlich einen geringeren Gehalt an den Neurotransmittern Dopamin und Noradrenalin aufweist.

Mit Hilfe der Computertomographie hat man festgestellt, daß die Gehirne älterer Menschen weniger Glukose verarbeiten und daß ihr Gehirnstoffwechsel reduziert ist. Doch nach neuesten Ergebnissen wissenschaftlicher Studien ist mit dem Altern nicht zwangsläufig der Verlust an geistiger Kapazität verbunden.

Ursachen

Krankheit: Bei der Erforschung von Auswirkungen des Alters auf die geistige Leistungsfähigkeit stieß man eher auf Krankheiten des Hirnstoffwechsels und auf eine Unterversorgung mit Vitalstoffen denn auf allgemein abnehmende intellektuelle Fähigkeiten. Eine Verkalkung der zum Gehirn führenden Arterien schränkt in aller Regel das Denkvermögen ein – dies ist jedoch eine Krankheits- und keine Alterserscheinung. Zweifellos hat auch die Alzheimer-Krankheit eine negative Wirkung auf die Gehirnleistung, aber auch hier haben wir es in erster Linie mit einer Erkrankung zu tun und nicht mit einer unvermeidbaren Alterserscheinung.

Soziale Gründe: Psychologen gehen davon aus, daß der Verfall kognitiver Leistungen im Alter eher darauf zurückzuführen ist, daß ältere Menschen oft ein intellektuell und gesellschaftlich eingeschränktes Leben führen. Das Gehirn älterer Menschen reagiert auf einen eintönigen Alltag und auf Seifenopern im Fernsehen nicht gerade erregt, hingegen können Denksportaufgaben, ein spannendes Hobby und viele Freunde die Gehirnfunktion erstaunlich frisch halten, wie Untersuchungen an über Hundertjährigen zeigen.

Demenz

Störungen der Hirnleistung im Alter lassen sich wirkungsvoll behandeln, solange das Leiden rechtzeitig erkannt wird. Für die Früherkennung einer Demenz sind gezielte Befragungen und bestimmte Tests geeigneter als Geräte wie Kernspin- oder Computertomographie, die lediglich Gefäßveränderungen darstellen, aber nicht sicher eine Alzheimersche Krankheit diagnostizieren. Denn es gibt auch Patienten mit einem Hirninfarkt, die keineswegs dement sind. Die Alzheimer-Krankheit, die zu den häufigsten Ursachen einer Demenz gehört, läßt sich mit solchen Geräten im Frühstadium überhaupt nicht feststellen, jedoch über Tests und Befragungen durch den Arzt.

Wortfindungstests

Es gibt typische Anzeichen einer Demenz, die der Facharzt in direkter Befragung und Beobachtung des Patienten erkennen kann. Symptome sind vor allem Wortfindungsstörungen und Namensvergeßlichkeit. Zur Überprüfung läßt der Arzt den Patienten bestimmte Begriffe wiederholen, die ihm drei Minuten zuvor genannt wurden. Zur Feststellung der Wortfindungsleistung muß der Patient beispielsweise innerhalb einer Minute möglichst viele Tiernamen nennen.

Die Früherkennung ermöglicht auch ein wirksames Hirntraining. Dabei werden die alltäglichen Fähigkeiten, über die der Patient noch verfügt, gezielt trainiert. Das Fortschreiten der Demenz kann damit oft erheblich hinausgezögert werden.

Medikamente: Wird eine beginnende Alzheimer-Erkrankung diagnostiziert, werden Cholinesterase-Hemmer verabreicht. Solche Medikamente sorgen dafür, daß der Botenstoff Acetylcholin, der für die Gedächtnisleistung wichtig ist, im Gehirn wieder vermehrt zur Verfügung steht.

Zinkdefizit: Die Analyse von Spurenelementen ergab ein Defizit an Zink mit einer Steigerung der Aluminium- und Kalziumwerte im Hippocampus von Alzheimer-Patienten. Besondere Versuche mit der Zinkversorgung zeigen an, daß diese von klinischem Wert bei der Behandlung der Alzheimerschen Krankheit sein könnte.

Weitere wichtige Wirkstoffe sind Folsäure, Vitamin B 12, Vitamin E, Vitamin C, Lezithin, Mangan.

Empfehlungen

Körperliches Training: Die gesundheitliche Verfassung beeinflußt die geistige Kapazität, dies ergab eine Studie mit 1300 Frauen und Männern im Durchschnittsalter von 75 Jahren. Die überwiegende Mehrheit derjenigen, die geistig rüstig waren, hatte auch eine ausgesprochen gute körperliche Kondition.

Geistiges Training: Nach Erkenntnissen von Professor Schaie ist es durchaus möglich, den geistigen Rückgang im Alter zu verlangsamen oder gar umzukehren. Dies zeigte eindrucksvoll ein nur fünf Stunden dauernder Trainingskurs, an dem Frauen und Männer im Alter von 70 bis 75 Jahren teilnahmen. Hier erlernten sie Strategien bezogen auf die räumliche Orientierung, im Lesen von Straßenkarten und mit welchen »Eselsbrücken« man sich die Fahrzeiten der U-Bahn merken kann. 40 Prozent derjenigen, die den Ratschlägen ihrer Lehrer folgten, erreichten in anschließenden Tests so gute Ergebnisse, wie sie sie zuletzt mit Anfang Sechzig erzielt hatten. Sogar sieben Jahre später zeigte der fünfstündige Kurs noch immer Wirkung. Bei einer Wiederholung der Tests erreichten die Testpersonen das gleiche gute Ergebnis wie sieben Jahre zuvor. Bei jenen Männern und Frauen, die an dem Kurs nicht teilgenommen hatten, wurde dagegen ein deutlicher Rückgang bei der räumlichen Orientierung und dem Lesen von Fahrplänen ermittelt.

Fazit

Insgesamt scheint es, daß ein selbstbestimmtes Leben, das Aufmerksamkeit, Entscheidungsfähigkeit und Kombinationsgabe erfordert, die Synapsen funktionsfähig und das Gehirn plastisch erhält.

➡ *Querverweise:*
Kommunikation/Mentalstrategien
Konzentration/Mentalstrategien
Lezithin/Nahrungsergänzungsmittel
Zink/Spurenelemente

Kopfschmerzen

Definition

Der Schmerz im Kopf gilt als eine der ältesten Krankheiten. Der »Kopfwehklassiker« Migräne war bereits dem griechischen Arzt Hippokrates (460–377 v. Chr.) bekannt. Erste Kopfschmerzklassifizierungen gehen auf Aretaios von Kappadokien (1. Jahrhundert n. Chr.) zurück. Der Arzt unterschied zwischen einem plötzlich auftretenden Kopfschmerz und einer »Cephalea«, welche der Migräne entspricht.

Der Kopf, so weisen es die Statistiken aus, ist des Menschen häufigster Leidenssitz: nach einer neueren Untersuchung leiden über 70 Prozent der Bundesbürger zumindest zeitweise an Kopfschmerzen. Drei Prozent der Bevölkerung sind täglich kopfschmerzgeplagt. Das schlägt sich auch in den Verkaufszahlen von Kopfschmerzmitteln nieder. Unter den 20 meistverkauften Medikamenten Deutschlands befinden sich immerhin acht Schmerzmittel.

Unterteilung

- Die International Headache Society unterscheidet 169 Arten von Kopfschmerzen, die alle einer unterschiedlichen Behandlung bedürften. Näher betrachtet ist die Unterteilung allerdings bedeutend einfacher: über 92 Prozent aller Kopfschmerzpatienten leiden unter Migräne oder Spannungskopfschmerzen.
- Dreiviertel aller Migränepatienten sind Frauen; viele Fälle sind sehr wahrscheinlich auf das weibliche Geschlechtshormon Östrogen zurückzuführen. Die eigentliche Ursache der Migräne ist allerdings noch unbekannt.

Empfehlungen

Bei Kopfschmerzen vom Spannungstyp hilft das Einreiben der Schläfen mit Pfefferminzöl genausogut wie die Einnahme eines Schmerzmittels.

Studie: In einer Doppelblind-Studie wurden 41 Patienten mit »episodischem Spannungsschmerz« aufgenommen. Sie erhielten entweder das Schmerzmittel Paracetamol als Tablette und ein Placeboöl, oder sie rieben sich mit einer zehnprozentigen Pfefferminzöllösung des Präparates Euminz die schmerzenden Schläfen ein und erhielten ein Placebo, oder sie nahmen zwei Verum- oder zwei Placebozubereitungen.

Es kam zu dem überraschenden Ergebnis, daß Pfefferminzöl genauso effektiv wie ein Schmerzmittel die Beschwerden des Spannungskopfschmerzes nimmt. Insgesamt sei der Wirkungseintritt unter Pfefferminzöl sogar noch etwas schneller gewesen.

Fazit

Was Masseure schon lange in der Praxis anwenden, nämlich Patienten bei Kopfschmerzen Pfefferminzöl an bestimmten Punkten des Kopfes einzumassieren, findet jetzt seine wissenschaftliche Bestätigung.

➡ *Querverweise:*
Pfefferminze/Heilpflanzen
Schmerzen

Lärmbelastung

Definition

Lärm »geht auf die Nerven«. Fast jeder vierte Bundesbürger fühlt sich durch Lärm beeinträchtigt. Im Gegensatz zu anderen belastenden Umwelteinwirkungen ist über die krank machenden Folgen des Lärms noch recht wenig bekannt. Die Empfindung von Lärm ist eher subjektiver Art und stärker von der individuellen Situation abhängig als etwa die Einwirkung von Schadstoffen oder Schwermetallen, die sich mengenmäßig genau erfassen lassen. Tatsächlich gehört aber Lärm zu den krank machendsten Einflüssen auf den Organismus überhaupt, weil dieser sich dagegen nur schwer wehren kann und das Nervensystem dauerhaft überreizt wird. Wie ernst Lärm zu nehmen ist, zeigen Untersuchungen des Umweltamtes Berlin. Nach deren Ergebnissen ist Lärm am Arbeitsplatz die entscheidende Ursache für 30 Prozent der Herzinfarkte berufstätiger Männer gewesen.

Ursachen

Von der Hörbahn zwischen Innenohr und Hirnrinde zweigen Nervenfasern zu den vegetativen Gehirnzentren der Formatio reticularis und des Hypothalamus ab. In diesen Zentren bewirkt der ankommende Schalldruck ab 60 Dezibel eine unspezifische Erregung des vegetativen Nervensystems. Als Konsequenz steigt der Blutdruck sowie die Puls- und die Atemfrequenz über das normale Maß an. Vermutlich wird auch das Immunsystem durch den Lärm geschädigt.

Beobachtung

Überraschend ist die Tatsache, wie Menschen in Großstädten mit Lärm und Streß umgehen. Die Psychologen David Glass von der State University of New York und Jerome Singer von der Uniformed Services School of Medicine fanden heraus, daß viele Menschen gegen das Eindringen von unerwünschten Geräuschen ankämpfen, indem sie den Lärm überdecken. Am häufigsten fanden sie dabei Musikquellen aus Radios und Tonbandgeräten, die dazu benutzt wurden, um unerwünschte Geräusche zu übertönen.

Mentalstrategien

Psychologen stellten weiterhin fest, daß ein hoher Lärmpegel in einer städtischen Umgebung dann weniger Folgewirkungen verursacht, wenn die Menschen glauben, daß sie wenigstens etwas Kontrolle darüber haben. Im Rahmen einer Reihenuntersuchung wurde an der Universität von Texas eine Gruppe von Studenten in unregelmäßigen Abständen lauten Lärmeinflüssen bis 102 Dezibel ausgesetzt, während man sie mit mathematischen Aufgaben beschäftigte. Der Hälfte der Gruppe sagte man, daß sie den Lärm per Knopfdruck an der Seite ihres Tisches abstellen könnten. Den übrigen gab man keine derartigen Kontrollmöglichkeiten. Keiner drückte den Knopf – was letztlich auch nichts bewirkt hätte –, dennoch waren bei den Studenten in der ersten Gruppe wesentlich weniger lärmbezogene Symptome zu verzeichnen. In der Gruppe, die vermeintlich keine Kontrolle über die Lärmquelle ausüben konnte, waren Symptome wie schweißnasse Hände, Herzrasen, Ohrensausen und Kopfschmerzen häufig zu finden.

Empfehlung

Zur Gegensteuerung der Lärmbelastung sollten so oft wie möglich Orte der Stille und Beschaulichkeit aufgesucht werden. Möchte man Musik hören, sollte man solche auswählen, die einen ausgleichenden Effekt auf unser Gehirn hat. Es scheint auch, als ob ein Gefühl der Selbstkontrolle Menschen dazu bringt, Lärm weniger streßintensiv zu empfinden.

➡ *Querverweise:*
Hören/Mikronährstoffe
Kontrolle/Mentalstrategien

Nervenschwäche

Definition

Nervenschwäche ist ein volkstümlicher Begriff für die negativen Auswirkungen von Streß, der Zustände erhöhter Reizbarkeit bezeichnet. Die Folge davon sind Schlafstörungen, Konzentrationsschwäche, Angst, Schwindel, geringe Belastbarkeit, Schwitzen und das Gefühl, den täglichen Anforderungen nicht mehr gewachsen zu sein.

Empfehlung

Ein heißes Bad ist möglicherweise eine effektive, praktikable und preiswerte Maßnahme für Menschen, die unter Nervenschwäche leiden. Nimmt man zur Herstellung eines Badezusatzes ätherische Öle, kann sich ihre Wirkung in mehrfacher Hinsicht entfalten. Die ätherischen Öle werden durch die Haut aufgenommen, und durch die Wärme des Wassers steigt der heilsame Dampf in die Nase. Das Nervensystem wird zugleich mild angeregt und beruhigt.

Folgende Heilpflanzen können zu nervenstärkenden und beruhigenden Bädern verwendet werden:

- Angelikawurzel
- Heublumenblüten
- Johanniskraut
- Kamillenblüten
- Melisse
- Schafgarbe
- Baldrianwurzel
- Hopfenzapfen
- Kalmuswurzel
- Lavendel
- Salbei
- Zinnkraut

Rezept für ein beruhigendes Bad

5 ml Lavendel

2 ml Orange

2 ml Orangenblüte

1 ml Ylang-Ylang

2 ml Muskatellersalbei

2 ml Citronella

1 ml römische Kamille

Rezept für ein Nervenbad

50 ml Sojabohnenöl

5 Tropfen Lavendelöl

5 Tropfen Rosenholzöl

2 Tropfen Basilikumöl

2 Tropfen Geraniumöl

76 Tropfen Melissenöl

➡ *Querverweise:*
Baldrian/Heilpflanzen
Kawa-Kawa/Heilpflanzen
Lavendel/Heilpflanzen
Melisse/Heilpflanzen

Reisekrankheiten

Definition

Jetlag ist ein weitverbreitetes Übel beim Reisen. Man ist hellwach in der Nacht und müde am Tag, außerdem hat man häufig zu ungewöhnlichen Zeiten Hunger. Vor allem bei Schiffsreisen bereiten Übelkeit und Schwindel vielen Menschen Probleme.

Strahlenbelastung

Beim Fliegen über den Atlantik kommt noch die Belastung durch die Strahlung aus dem Weltall hinzu. Besonders gefürchtet ist die Nordatlantikroute, denn ein Großteil der Weltraumstrahlung wird vom Erdmagnetfeld in Richtung Nordpol gelenkt. Die Flüge zwischen Europa und den USA, die auf einer Höhe von über 10 000 Metern über Grönland gehen, führen über weite Strecken durch Gebiete mit hohem Strahleneinfluß. Energiereiche Partikel aus dem Weltall treffen in jeder Sekunde milliardenfach die Erdhülle. Es ist ein Strahlenbombardement aus Protonen, Neutronen und Gammastrahlen. In großer Höhe kann diese kosmische Strahlung vermehrt Krebs und genetische Schäden verursachen. Je höher ein Flugzeug fliegt, desto größer ist die aufgenommene Strahlenmenge.

Sterblichkeitsstudie: Untersuchungen der Universität Münster an 16 Piloten aus dem Jahre 1993 zeigten, daß die jährliche Strahlenbelastung sechsmal höher liegt als bei strahlenexponiertem Kernkraftwerkspersonal. Bei Flugbegleiterinnen ergibt sich eine weitere Gefahr: Ihre Eizellen erneuern sich nicht und speichern die Strahlen, was die Gefahr von Erbschäden erhöht.

Empfehlungen

Koffein: Charles F. Ehret, Chronobiologe am Argonne National Laboratory bei Chicago, empfiehlt bei Jetlag, Kaffee nach der inneren Uhr zu sich zu nehmen – also eine zeitlich richtig dosierte Koffeinzufuhr. Sein Rezept für Globetrotter sieht folgendermaßen aus: Trinken Sie am Abreisetag, wenn Sie nach Westen fliegen, morgens drei Tassen schwarzen Kaffee. Wenn Sie während der drei Tage vor dem Flug auf Koffein verzichten, verstärkt sich die positive Wirkung.

Tyrosin: Fernflugreisende berichteten über eine Art von Gedächtnisverlust, bei der keine Erinnerung an die Reise oder an geschäftliche Verhandlungen mehr vorhanden ist. Die Ursachen sind chemische Medikamente gegen den Jetlag. Amerikanische Forscher setzen mit Erfolg in diesem Fall die Aminosäure Tyrosin ein.

Licht: Professor Rütger Wever vom Max-Planck-Institut für Psychiatrie in München fand heraus, daß Licht von mehr als 3000 Lux zeitverwirrten Reisenden schneller wieder auf die Beine hilft. Denn Helligkeit, so entdeckte der Mitbegründer der Chronobiologie, hat großen Einfluß auf den Tagesrhythmus. Alle wichtigen Funktionen wie Temperatur, Blutdruck, Stoffwechsel und Hormonproduktion werden nach einem festgelegten Schema über 24 Stunden geregelt – bestimmt von Licht und Dunkelheit.

Im Wiesbadener Hotel Nassauer Hof gibt es ein Jetlag-Zimmer, das einzige seiner Art in Deutschland. Sechs Scheinwerfer unter der Decke tauchen den Raum in gleißende Helligkeit. Die Wände sind weiß, damit kein Licht geschluckt wird. Das Jetlag-Zimmer soll die innere Uhr des Geschäftsreisenden nachstellen. Eine weitere Empfehlung ist, daß der Fluggebeutelte die hellsten Orte des Hotels aufsuchen soll. Auch während des Essens wird dem Vielflieger empfohlen, am hellsten Platz im Restaurant zu sitzen oder einige Zeit am hellerleuchteten Pool zu verbringen.

Weitere biologische Maßnahmen: Antioxidantien, wie sie in Vitamin C, Vitamin E und Glutathion oder grünem Tee enthalten sind, können Strahlenschäden wirkungsvoll hemmen. Daher empfiehlt es sich, vor Flugantritt die Vitamine C und E einzunehmen und während des Flugs statt Alkohol Grüntee zu sich zu nehmen.

➡ *Querverweise:*
Ingwer/Gewürze, Kaffee/Genußmittel
Tyrosin/Aminosäuren, Vitamin C/Vitamine
Vitamin E/Vitamine

Schlaflosigkeit

Definition
Aldous Huxley ist sicherlich beizupflichten, wenn er sagt: »Daß wir nicht viel kränker und verrückter sind, verdanken wir ausschließlich dieser segensreichsten aller Gaben – dem Schlaf.« Der normale Schlaf folgt bei allen Menschen demselben Muster. Dabei hängt es weder vom Klima noch vom Ort, an dem wir uns befinden, ab; die lange Dunkelheit der Arktis bewirkt kein anderes Schlafmuster als die kürzeren Dunkelheitsperioden anderer Erdteile, und selbst bei Menschen, die viele Wochen unter der Erde völlig abgeschnitten vom Rest der Menschheit verbrachten, änderte sich dieses Schlafmuster nur unwesentlich.

Schlaflosigkeit und Gedächtnis
Schlafentzug stört die Gedächtnisleistung auch dann noch, wenn das Gelernte eigentlich längst verankert sein müßte. Lernten nämlich Studenten eine Aufgabe am Montag und wurden dann am Mittwoch aus dem Schlaf gerissen, so schnitten sie am Morgen danach ebenso schwach ab, als wäre ihnen schon am Montag die Nachtruhe gestohlen worden. Der kanadische Psychologe Carlyle Smith spekuliert: »Vielleicht fährt das Gedächtnis etliche Nächte lang auf irgendeine Art fort, das Gelernte während der REM, der ›rapid eye movement‹-Phasen, zu katalogisieren und zu verbinden.« Der Gedächtnisexperte Larry Squire von der University of California ist solchen Interpretationen gegenüber skeptisch, denn über die Rolle von Schlaf und Gedächtnis könne bislang nur spekuliert werden. Squire meint, daß Schlafentzug die kognitive Leistung generell schmälert und keinen spezifischen Einfluß auf das Gedächtnis hat.

Studie: Um festzustellen, in welcher Phase des Schlafs die Gedächtnisarbeit erfolgt, wurden die Versuchspersonen ins Schlaflabor geschickt. Dort wurden sie während der Nacht mehrmals geweckt. Tatsächlich erwies es sich als bedeutsam, in welcher Phase die Probanden jeweils aus dem Schlaf gerissen wurden:

* Wurden sie während des traumlosen Non-REM-Schlafs geweckt, zeigten sie sich unbeeindruckt und konnten ihre Gedächtnisleistung am nächsten Morgen wie gewohnt verbessern.
* Diejenigen aber, die während des REM-Schlafs geweckt wurden, waren in ihrer Gedächtnisleistung beeinträchtigt, sie lernten über Nacht nichts hinzu und blieben auf dem Niveau des Vortages.
* Weckte man Studenten erst zur dritten REM-Phase, war ihr Gedächtnis kaum in Mitleidenschaft gezogen. Abschließend beobachtet, erwiesen sich die ersten beiden von insgesamt meist fünf nächtlichen REM-Phasen als besonders wichtig zur Verankerung des Gelernten.

Fazit: Der REM-Schlaf, also jene Phasen, in denen wir träumen, scheint eine bedeutende Rolle für die Festigung des Gelernten zu spielen. In diesen Schlafphasen stellt das Gehirn sicher, daß das, was es tags zuvor gelernt hat, nicht wieder verlorengeht.

Empfehlungen

* Die Schlafrichtung sollte beobachtet werden. Forscher vom Max-Planck-Institut für Biochemie kamen zu folgender Feststellung: Wer gerne träumt, sollte möglichst in Ost-West-Richtung schlafen. Dann tritt die erste Traumphase schon früh nach dem Einschlafen auf. Steht das Bett jedoch in Nord-Süd-Richtung, beginnen die Träume später, und man

träumt insgesamt weniger. Als Ursache des Phänomens nimmt man Magnetfelder an, die je nach Himmelsrichtung unterschiedlich auf den Menschen einwirken.
* Leichte Schlafstörungen sind in jedem Fall mit Baldrian, Hopfen, Melisse und Johanniskraut zu beheben. Baldrian und Hopfen unterstützen die körperliche Entspannung, Melisse und Johanniskraut wirken dagegen eher über die geistig-seelische Komponente. Die Aminosäure Tryptophan und Honig gelten von jeher als schlaffördernd.

➡ *Querverweise:*
Baldrian/Heilpflanzen, Hopfen/Heilpflanzen Kawa-Kawa/Heilpflanzen Passionsblume/Heilpflanzen

Schmerzen

Definition
Unser Gehirn merkt sich Fakten, Zahlen, Gesichter – aber auch Schmerzen. Diese wiederum prägen häufig unauslöschlich die Stoffwechselvorgänge in den Nervenzellen. Immer mehr Schmerzforscher sind der Ansicht, daß Schmerzen in unserem Gedächtnis tiefe Spuren hinterlassen – nicht nur bei Operationen und schweren Unfällen, sondern auch bei chronischen Schmerzen. Sogar Veränderungen an Gehirnstrukturen glauben manche Wissenschaftler erkannt zu haben.

Nach Schätzungen der deutschen Schmerzgesellschaft gelten ca. fünf Millionen

Menschen in Deutschland als chronische Schmerzpatienten. Am häufigsten sitzt der Dauerschmerz im Rücken, im Kopf oder in rheumatisch entzündeten Gelenken.

Ursachen

Nach Ansicht des Tübinger Professors Niels Birbaumer ist eine der Ursachen »Fehlbehandlung«. Sobald ein Patient mehr als sechs Monate Schmerzen habe, sei die Gefahr groß, daß sie chronisch würden. Denn ist der Schmerz erst einmal im Gehirn »einprogrammiert«, fällt es schwer, diese Veränderungen wieder rückgängig zu machen. Deshalb drängen die Schmerztherapeuten auf neue Behandlungskonzepte. Der Präsident der Schmerzgesellschaft, Professor M. Zimmermann: »Durch eine rechtzeitige und wirkungsvolle Schmerztherapie müßte es möglich sein, das Nervensystem vor bleibenden Schäden zu schützen.«

Folgen

Schmerzreize hinterlassen im Nervensystem dauerhafte Spuren, auch wenn z. B. der narkotisierte Patient bei einer Operation subjektiv nichts davon spürt. Unbewußte Schmerzerlebnisse, so folgern Forscher heute, können sich in das Gedächtnis eingravieren. Auch wenn das Bewußtsein ausgeschaltet ist, werden die Nervenfasern stark gereizt. Zurück bleibt häufig ein Phantomschmerz, der selbst unter Morphium kaum zu ertragen ist.

Empfehlung

Strategien zur Schmerzbewältigung: Eine Untersuchung verschiedener Strategien gegen Schmerzen zeigte, daß die Unterdrückung der Empfindung der am wenigsten effektive Weg ist, um körperliche Schmerzen zu beseitigen. Die beste Strategie scheint hingegen zu sein, den Schmerz bewußt wahrzunehmen. Die Konzentration auf das, was weh tut, erlaubt auch wahrzunehmen, wenn der Schmerz nachläßt – sozusagen etwas von der Entspannung zu spüren, die demjenigen, der versucht, seine Empfindung zu unterdrücken, völlig entgeht. Daher beschrieben auch Versuchspersonen, die sich auf den Schmerz konzentrierten, die Situation folgendermaßen: »Je genauer ich auf den Schmerz achtete, desto mehr begann er sich wie ein Jucken anzufühlen.« Bei denjenigen, die den Schmerz zu unterdrücken trachteten, trat so etwas wie ein »Rückschlagseffekt« auf – die Beschreibung lautete: »Ich versuchte nicht daran zu denken, bis der Schmerz kam. Dann konnte ich an nichts anderes mehr denken.« Mit der Bewältigung von Schmerzen durch Konzentration wächst auch das Zutrauen in die eigenen Fähigkeiten, Schmerz auszuhalten und ihm wirkungsvoll begegnen zu können.

Nahrungsmittel: Bei Schmerzen sind vor allem Nahrungsmittel zu empfehlen, die die Aminosäure Phenylalanin beeinhalten, also z. B. Eier, Milch, Soja, Fleisch, verschiedene Obst- und Gemüsesorten.

➡ *Querverweise:*
Phenylalanin/Aminosäuren
Konzentration/Mentalstrategien

Sehschwäche

Definition

Beim modernen Menschen unseres Zeitalters ist der Sehsinn der Hauptsinn geworden. Die Anforderungen, die unsere heutige Zivilisation den Augen aufbürdet, sind um ein Vielfaches größer als früher. Die Reize, die über den Bildschirm das Auge erreichen, die Reizüberflutung vom Kindesalter an nehmen immer mehr zu. Daher ist es wichtig, etwas zur vorbeugenden Pflege der Augen zu tun.

Ursachen

Überlastet am Computer? 75 Prozent aller Bildschirmbenutzer, die länger am Bildschirm arbeiten, bestätigen, daß sie unter Augen- und Rückenbeschwerden leiden. Die meisten derjenigen, die mehr als zwei Stunden in den Monitor schauen, klagen über Schwierigkeiten mit den Augen; sie leiden unter starken Ermüdungserscheinungen der Augen, schweren Lidern, Bindehautentzündung und geröteten Augen, die »nicht mehr hinsehen wollen«. Dies alles kommt nicht von ungefähr, denn während eines Arbeitstages müssen die Augen Schwerstarbeit leisten: Etwa 35 000 Blickkontakte und 20 000 Pupillenreaktionen, wie die Umstellung von hell auf dunkel, machen den Augen zu schaffen. Hinzu kommen der Einfluß von künstlichen Lichtquellen und unzureichenden Pausen und Möglichkeiten, die Augen auf einem natürlichen Ambiente wie einem Landschaftspanorama oder auch auf einem Blumenstrauß ruhen zu lassen.

Das 3-D-Sehen

Der 3-D-Boom der vergangenen Jahre zeigte, daß viele Menschen das räumliche Sehen als neues Bewußtsein erfahren haben und nebenbei auch noch ihre Sehfähigkeit verbesserten. Die psychedelischen Effekte der 3-D-Bilder haben schon sehr viele Menschen gefangengenommen, obwohl die Bilder (images) oftmals recht dürftig sind. Der psychologische und neurophysiologische Effekt ist jedoch das Besondere, das die Magie dieses neuen Sehens ausmacht. Mittlerweile hat die Forschung herausgefunden, daß durch das Betrachten der »magischen Bilder« Serotonin freigesetzt wird, das Entspannung und zufriedene Gelöstheit bewirkt. Durch das binokulare (beidäugige) Betrachten der Bilder kommt es überdies zu einer natürlichen Synchronisation der beiden Gehirnhälften.

Der psychologische Aspekt

- Wir lernen, hinter die Dinge zu sehen.
- Wir entdecken, daß sich Zusammenhänge oft erst auf den zweiten Blick offenbaren.
- Wir bekommen über dieses Medium einen Zugang zur Meditation und Spiritualität.
- Der erlernbare »weiche Blick« erlaubt ein nicht wertendes Gewahrsein, wie es beispielsweise auch die buddhistische Tradition lehrt.

Der neurologische Aspekt

- Das Sehvermögen bessert sich.
- Glückshormone werden stimuliert und verstärkt freigesetzt.

- Ein Entspannungseffekt wie bei der Meditation entsteht.

Praktische Schritte zum besseren Sehen

Wir sollten wenigstens für alle ein bis anderthalb Stunden den Augen für 10 Minuten eine Ruhepause gönnen, z. B. durch »intelligente Pausen«: Hierzu können wir den Blick aus dem Fenster in die Ferne »schweifen lassen«, um den Brennpunkt des Auges zu variieren, oder die Augen schließen und uns etwas Schönes bildhaft vorstellen. Selbst mit unseren eigenen Handflächen können wir die Augen hilfreich unterstützen.

- **Blickwinkel und Haltung überprüfen:** Der Blick auf den 50 bis 70 cm entfernten Bildschirm sollte leicht nach unten gehen. Lichtreflexe müssen vermieden werden. Unterarme und Hände sollen eine Linie bilden. Die Füße dürfen nicht vom Stuhl hängen; kleine Personen sollten die Füße auf eine Stütze aufstellen.
- **Palmieren:** Dieser Begriff bezeichnet das Abdecken der Augen durch die Hände. Schließen Sie die Augen. Legen Sie die hohlen Hände oder angelegten Handflächen vor die Augen. Tun Sie dies jede Stunde für einige Minuten.
- **Visualisieren:** So oft als möglich sollte man angenehme Vorstellungen »visualisieren«, das heißt sich mit geschlossenen Augen Objekte, wie einen Blumenstrauß oder eine ganze Naturlandschaft mit Wiesen, Bäumen, Tälern, vorstellen und auch detailliert Bildsequenzen mit den Augen abtasten. Dies kann auch eine

Insel im Pazifischen Ozean sein, Wellen, die sich sanft bewegen, Palmen, die sich im Winde wiegen. Oder stellen Sie sich vor, Sie werfen einen Stein ins Wasser; die Kreise werden immer größer und verschwinden wieder.

- **Nah- und Ferneinstellungsübungen:** Die Sehschärfe wird sich verbessern, wenn der Brennpunkt des Auges von nah nach fern und umgekehrt variiert. Dies läßt sich mit einer Fingerübung erreichen: hierzu halten Sie einen Zeigefinger in 30 cm Entfernung vor die Augen. Der andere Finger wird dahinter, im Abstand von 30 cm plaziert. Nun lassen Sie den Blick vom vorderen zum hinteren Finger gleiten und wieder zurück.
- **Augen öfter mal kühlen:** Die geschlossenen Augen mit kühlem Wasser benetzen, einen Eisbeutel in ein Tuch geben, um damit die geschlossenen Augen und Augenränder kurz abzutupfen.
- **Dehnung des Nackens:** Da überanstrengte Augen auch zu einer Einschränkung der Atmung und Verhärtungen der Nackenmuskulatur führen, empfiehlt es sich, den oberen Rücken durch Dehnübungen zu lockern. So ist häufig der obere Rücken und Nacken verspannt, viele im Büro Tätige berichten über chronische Rückenschmerzen.
- **Hände über dem Kopf verschränken,** Ellbogen nach hinten bewegen und für fünf Sekunden so halten. Dann mit dem Kopf sanft nach vorne gehen und so halten.

- **Bei der nächsten Übung die Ellbogen** abwechselnd in Richtung Decke schieben und sie dabei ansehen.
- **Mit der Hand über den Kopf fassen** und ihn fünf Sekunden behutsam zur Seite ziehen, die Schultern dabei nicht bewegen.

Weitere Empfehlungen

Überanstrengte Augen lassen sich auch durch kühlende Augenbäder beleben, Cremes für die die Augen umgebenden Hautpartien wirken entspannend, Pflanzenwirkstoffe aus Augentrost kräftigen das Sehvermögen. Kamille sollte allerdings vermieden werden, da ätherische Öle häufig das Auge reizen.

Augentropfen sollten Sie sich nicht einfach selbst verordnen, sondern vom Augenarzt abklären lassen, ob sich hinter brennenden und tränenden Augen vielleicht etwas Ernsteres verbirgt.

➡ *Querverweise:*
Entspannung/Mentalstrategien
Neurotransmitter/Die Funktionsweise
    des Gehirns

Streß

Definition

Streß ist die Sammelbezeichnung für dauernde Belastungen des menschlichen Organismus, wie berufliche Überforderung, Hetze und Ärger. Hans Selye, der berühmte Streßforscher, demonstrierte, daß Streß als Syndrom vielfältige nachteilige Auswirkungen

auf unseren Organismus hat. In vielen Experimenten stellte der Forscher eine Anzahl von charakteristischen Reaktionen fest, die er als »Generelles Adaptationssyndrom« bezeichnet. Die Merkmale, die er am häufigsten beobachten konnte, waren Geschwüre, Bluthochdruck, vorzeitige Alterung und Osteoporose. Der Mechanismus, der dem Adaptionssyndrom zugrunde liegt, basiert auf einer übermäßigen Stimulation der Nebennierenrinde. Dort wird Cortison produziert, und Streß manifestiert sich im Körper als vermehrte Ausschüttung von Cortison, mit all den genannten negativen Auswirkungen.

Ursachen

Hans Selye grenzt die Bedrohung unseres Wohlbefindens ganz klar vom üblichen medizinischen Verständnis von Krankheit ab. Das klassische Modell von Krankheit geht davon aus, daß unser Körper in erster Linie ein passiver Gastgeber ist, also lediglich der Schauplatz eines Kampfes von beispielsweise Bakterien oder Verletzungen. Doch die durch Streß hervorgerufenen Veränderungen resultieren aus einem Zusammenbruch des Gleichgewichts, aus einem Mangel an Anpassungsfähigkeit.

Besonders mit zunehmendem Alter häufen sich die gesamten negativen Auswirkungen, die durch Nichtgebrauch von körperlichen Maßnahmen auf Streßeinwirkungen entstanden sind. Das durch körperliche Unterstimulierung (überwiegend sitzende Tätigkeit) und geistige Übererregtheit (durch einseitige visuelle Eindrücke) entstandene neuronale Defizit beeinflußt unser Wohlbefinden auf Dauer mehr als die unmittelbaren

Einflüsse von Streß. Als Folge daraus sollten wir uns effektive Streßmanagementmaßnahmen zu eigen machen.

Empfehlung

Streßmanagement: Streßmanagement bedeutet, daß wir Strategien anwenden, die uns streßbereiter, also konfrontationsfreudiger machen. Wir können dem Streß besser begegnen, indem wir Kontrolle über die Situation erlangen.

Adaptogene: Im Falle von Streß hilft ein Adaptogen wie Ginseng der Nebenniere bei der sofortigen hormonellen Antwort auf die Situation: Es werden nämlich mehr Streßhormone produziert. Hört aber der Streß auf, stellt die durch Ginseng unterstützte Nebenniere ihre Tätigkeit schneller ein. Ist der Streß lang andauernd, so hält die Nebenniere ihre Wirkstoffe zurück und schüttet weniger Hormone aus. Die verschiedenen Streßmechanismen im Zuckerhaushalt, im Blut, in der Leber, an den Muskeln und die seelische Erregung sind nichts anderes als die »Mobilmachungsmechanismen« von Hypothalamus, Hypophyse, Hauptstreßhormon ACTH und den Nebennieren. Adaptogene wie Ginseng und Eleutherokokkus und andere adaptogene Wirkstoffe können aus medizinischer Sicht die hormonelle Reaktion der genannten Organe flexibler und weniger starr gestalten. Das »Ausbrennen« und der »Vitalitätsverlust«, wie dies bei lang andauerndem Streß und nach Amphetamineinnahme häufig beobachtet wird, kann unter Adaptogenen vermieden werden.

→ *Querverweise:*
Ginseng/Heilpflanzen
Laufen/Körperübungen fürs Gehirn

Suchtverhalten

Definition

Sucht beschreibt ein krankhaftes Verlangen des Menschen nach Mitteln zur Erzeugung von Euphorie oder zur Leistungssteigerung und die Abhängigkeit von solchen Mitteln wie Alkohol, Drogen, Nikotin oder Medikamenten. Menschen, die nach schöpferischen Anregungen suchen, sind versucht, zu Substanzen zu greifen, die ihnen das Gefühl einer Zufuhr von Energie vermitteln. Stimulantien setzen den Neurotransmitter Noradrenalin frei, der kurzfristig geistige Energien freigibt. Doch bald darauf erschöpft sich der Vorrat an Noradrenalin, es kommt zu einem Absacken der Energie. Im Gegensatz dazu können Aminosäuren und Adaptogene, anders als chemische Drogen, das Nervensystem ernähren und gesund erhalten, sie übererregen nicht, und es kommt nicht zur Entmineralisierung und allgemeinen Schwächung.

Ursachen

Eine Theorie, warum manche Menschen irgendwann einmal beginnen, zu Drogen zu greifen, besagt, daß bei ihnen in den Schlüsselregionen des limbischen Systems ein Dopamin-, Noradrenalin- und/oder Serotoninmangel vorliegt. Studien aus jüngster Zeit zeigen, daß Menschen mit Drogen- und Alkoholproblemen häufig über eine zu geringe

Endorphinproduktion verfügen. Aminosäuren wie Phenylalanin und Glutaminsäure können dagegen als Vorstufe zur Bildung der entsprechenden Neurotransmitter beitragen und somit dem Suchtbedürfnis entgegenwirken. Nikotin und Koffein, die gesellschaftlich akzeptierten Genußdrogen, schädigen nicht nur die Lungen, sondern auch das Gehirn.

Alkoholabhängigkeit

Professor R. J. Williams sieht im Alkoholismus weniger psychologische als stoffwechselbedingte und ernährungsbedingte Ursachen. Er meint: »Hat ein Mensch einen angeborenen Mehrbedarf an Nährstoffen, der nicht durch die normale Ernährung gedeckt wird, dann ist sein Appetitmechanismus verwundbar. Trinkt er dann aus irgendeinem Grund Alkohol, so werden wertvolle Nährstoffe, an denen er ohnehin schon Mangel hat, im Körper zerstört, vor allem im Gehirn und in der Leber. Bei der Heilbehandlung eines Alkoholikers ist es von großer Wichtigkeit, auf seine biochemische Individualität Rücksicht zu nehmen.«

Empfehlungen

* **Niacin:** Durch Gabe von hohen Dosen an Niacin (Vitamin B 3) kann der Hemmung des Enzyms entgegengewirkt und somit die Bildung der endogenen Suchtgifte verhindert werden. Bei einer Tagesdosis zwischen 500 und 3000 mg wird die heilsame Wirkung des Niacins angesetzt. Von einer weiteren nutrimentellen Therapie im Hinblick auf Alkoholismus berichtet J. M. Ravel. In einem Versuch wurde festgestellt, daß Ratten,

wenn sie mit Glutamin gefüttert werden, freiwillig ihren Alkoholkonsum einschränkten.

* **Glutaminsäure:** Sie wirkt nicht durch eine Senkung des Blutalkoholspiegels, sondern scheint den Hirnstoffwechsel bei Alkoholvergiftung zu beeinflussen. Im Gegensatz zu Glutaminsäure bzw. deren Salzen passiert Glutamin leicht die Blut-Hirn-Schranke, entgiftet körperfremde Substanzen und hemmt die Abgabe von physiologischen Neurotransmittern im Gehirn.

Medikamentenabhängigkeit

Medikamenteneinnahme und -abhängigkeit sind häufig miteinander verbunden. Das Motto »Gegen alles gibt es eine Pille« führt immer häufiger zur Sucht. Vor allem ältere Menschen kommen nicht mehr von Tabletten los. Jede zehnte Frau über 60 gilt als tablettensüchtig. Bei den Männern ist es jeder fünfzehnte. Zehn Jahre Dauerkonsum, so Mediziner, reichen aus, um Abhängigkeit und chronische Schäden zu riskieren. Noch gilt Medikamentenabhängigkeit als Problem von Erwachsenen. Angelegt wird die Krankheit jedoch schon im Kindesalter und geht durch alle Altersgruppen: Ein Drittel aller Schüler über 12 Jahre schluckt wöchentlich mindestens ein Arzneimittel, ergab eine Studie des Jugendforschers Klaus Hurrelmann.

Besonders bedenklich ist, daß selbst kleine Kinder Psychopharmaka bekommen. 1990 zählten die Statistiker 490 000 Verordnungen an unter Zwölfjährige, darunter Tranquilizer zur Behandlung des »Zappelphilipp«-Syndroms. Nicht in erster Linie die illegalen

Drogen wie Haschisch, Kokain oder Heroin setzen unsere Gesellschaft lahm, sondern die betäubenden, tonnenweise konsumierten legalen Drogen.

Drogensucht

Am Columbia Presbyterian Medical Center in New York ist erforscht worden, daß Aminosäuren als Vorstufe von Gehirnhormonen erfolgreich bei der Behandlung von Drogenabhängigen sind. In der klinischen Forschung und der orthomolekularen Psychiatrie werden die Aminosäuren L-Tyrosin, Phenylalanin und Tryptophan eingesetzt. Mit dieser biologischen Behandlung kommt es zur natürlichen Erhöhung von Neurotransmittern, die für die Streßbewältigung notwendig sind. Das Bedürfnis und der Griff zur Droge werden reduziert.

➡ *Querverweise:*
Aminosäuren
Die Funktionsweise des Gehirns
Tryptophan/Aminosäuren
Tyrosin/Aminosäuren

Umweltgiftbelastung

Definition

Die Umweltmedizin der vergangenen Jahre hat gezeigt, daß die Innenraumluft der Gebäude für den menschlichen Organismus häufig schädlicher ist als die Umweltbelastung an »frischer« Luft. Wohngifte lösen oft Allergien und Krankheiten des Nervensystems aus, aber auch Befindlichkeitsstörungen, die in den Komplex der »Psychosomatik« fallen. Besonders häufig klagen die Menschen über Beeinträchtigungen der Schleimhäute der Atemwege und der Bindehaut der Augen, aber auch über Schwindel, Sehstörungen, Antriebslosigkeit und Depressionen. Um die Vielfalt der Symptome, die allerdings einheitlich auf die Innenraumbelastung zurückzuführen sind, auf einen Nenner zu bringen, wurde der Begriff des »Sick Building Syndrome« (SBS) geprägt. Patienten, die jahrelang von Arzt zu Arzt wechselten, konnte in vielen Fällen durch eine umfangreiche Wohnungsuntersuchung geholfen werden.

Symptome

Nach Angaben des Hauptverbandes der Berufsgenossenschaften weisen etwa 20 Prozent aller Büroarbeiter an vier Millionen Arbeitsplätzen folgende Symptome auf:

- Atembeschwerden, Brustenge, Grippesymptome, Husten und Heiserkeit,
- Jucken und Brennen der Augen, Bindehautentzündung,
- Ermüdung, Benommenheit, Konzentrationsschwäche,
- Hautausschlag, Schuppen, brennende Gesichtshaut.
- Treten diese Symptome geballt auf, ist davon auszugehen, daß das Büro oder der Wohnraum giftbelastet ist.

Die Situation

Fachleute stellten jüngst bei einer Untersuchung in Zusammenarbeit mit dem Institut für Toxikologie der Universität Kiel fest, daß von 1122 untersuchten Wohnungen 71 Prozent eine erhöhte Konzentration an Schadstoffen aufwiesen. Hierzu gehörten vor allem Formaldehyde in Holzschutzmitteln und sogenannte Pyrethoide (ein Nervengift und Mottenschutzmittel) in Teppichen sowie giftige Lösungsmittel in Farben. Zunehmend werden auch Pilze und Bakterien zum Auslöser des »Sick Building Syndromes«.

Empfehlungen

Die Umweltambulanz: Die 1992 gegründete Umweltambulanz Lübeck spezialisierte sich auf das Erkennen von Gift- und Schadstoffen in Wohn- und Arbeitsräumen. Inzwischen gibt es in allen Bundesländern Filialen, die vom Bürger in Anspruch genommen werden können. Die Umweltambulanz kommt auf Anfrage des Arztes oder des Patienten in die Wohnung oder an den Arbeitsplatz. Dort werden Meßgeräte aufgestellt und Proben entnommen. Diese werden dann im Labor ausgewertet. Die Kosten für die Untersuchung, Wohnungsbegehung und Schadstoffmessung liegen bei 500 bis 1000 Mark. Wird der Einsatz der Umweltambulanz von einem Kassenarzt befürwortet, werden die Kosten für Beratung und Begutachtung der Wohnung von den meisten Krankenkassen übernommen. Die eigentlichen Messungen muß der Patient aber häufig aus eigener Tasche bezahlen.

Die Ambulanz für Gesundheit und Umwelt in Lübeck ist unter 04 51/6 19 73 01 zu erreichen.

Nahrungsergänzungsmittel Glutathion: Glu-

tathion enthält drei Aminosäuren, das schwefelhaltige Cystein, die gehirnaktivierende Glutaminsäure und das membranstabilisierende Glycin. Infolge seiner entgiftenden Eigenschaften ist Glutathion dazu geeignet, Schwermetalle wie Blei, Cadmium und Quecksilber zu binden und aus dem Körper zu eliminieren.

Bis vor kurzem war die Substanz Glutathion in deutschen Apotheken noch nicht erhältlich. Doch seit Anfang 1997 kann man es dort als Nahrungsergänzungs-, nicht als Arzneimittel kaufen. In Amerika ist Glutathion als Nahrungsergänzungsmittel bereits weit verbreitet. Glutathion, so die Hersteller, »sei wichtiger als jedes Vitamin, wichtiger als jedes Spurenelement« – es sei die Altersbremse schlechthin und daher notwendig für alle Menschen ab vierzig.

In seiner entgiftenden Eigenschaft ist Glutathion vor allem in der Lunge tätig. Die Leber unterstützt es auf chemischem Wege, um mit Arzneimitteln und anderen körperfremden Stoffen besser fertig zu werden. Ganz besonders die Lunge wird durch Glutathion gereinigt, um dann mit Freien Radikalen und Giften, die beim Rauchen entstehen, besser fertig zu werden.

Es gibt Menschen, die ihr Leben lang rauchen und keinen Lungenkrebs bekommen; ein Phänomen, das jetzt ganz offenbar erklärt werden konnte: Bei einem Kongreß in Barcelona berichteten amerikanische Wissenschaftler, daß die Lunge ein Glutathionsystem (GSH-System) besitzt, das sie vor Giften schützt, die beim Rauchen vermehrt entstehen. Ist dieses GSH-System intakt, hat der Krebs nur wenig Angriffsfläche.

Die Altersforscherin Mara Julius von der Universität Michigan beantragte bei den amerikanischen Behörden vor drei Jahren einen wissenschaftlichen Versuch am Menschen, der bewilligt wurde, weil Glutathion eine ungefährliche, von Menschen, Tieren und Pflanzen selbst produzierte und daher gut verträgliche Eiweißverbindung ist. Die Ergebnisse dieser Studie liegen mittlerweile vor – sie zeigen, daß

- Glutathion, in ausreichender Menge im Blut vorhanden, das Risiko für Bluthochdruck, Rheuma und Arteriosklerose senkt,
- Glutathion in erheblichem Maße die Gefahr von schädlichem Cholesterin und Diabetes senkt,
- ein Mangel an Glutathion im Blut für ca. 40 Prozent aller Altersleiden mitverantwortlich ist.
- Die Untersuchungen ergaben, daß je älter ein Mensch wird, desto weniger Glutathion im Blut vorhanden ist. Kommen im Alter auch noch Krankheiten hinzu, sinkt der Glutathiongehalt weiterhin dramatisch ab.
- Die auf dem deutschen Markt erhältlichen Glutationpräparate sind vom Preis und von der Qualität her recht unterschiedlich. Aus pharmakologischer Sicht ist ein Produkt pflanzlichen Ursprungs zu favorisieren. Das darin enthaltene Glutathion stammt aus Spinat und Brokkoli.

Miso, ein weiteres Nahrungsergänzungsmittel: Miso ist ein aus Sojabohnen, Reis oder Gerste mittels Fermentierung gewonnenes Produkt, das besonders den Stoffwechsel anregt. Neben den meisten Aminosäuren enthält Miso vor allem das für Vegetarier so

wichtige Vitamin B 12, das für die Bildung von roten Blutkörperchen notwendig ist.

➡ *Querverweise:*
Algen/Nahrungsergänzungsmittel
Buchweizen/Getreide
Selen/Spurenelemente

Wetterfühligkeit

Definition

Das Wetter beeinflußt unseren Organismus oft mehr, als uns dies bewußt ist. Wenn sich der Luftdruck zu schnell ändert, kann sich der Körper nicht schnell genug den neuen Gegebenheiten anpassen, und seine Funktionen geraten durcheinander. Blutdruck, Blutgerinnung, Blutsenkungsgeschwindigkeit und auch die Hormonproduktion können stark vom Wetter beeinflußt werden.

Wetterfühligkeit macht sich in Form von Angst, Müdigkeit, Konzentrationsstörungen, Nervosität, Migräne und innerer Unruhe bemerkbar.

Das Klima an der See oder im Hochgebirge ist ein wichtiger Gesundheitsfaktor zur Regeneration von Körperzellen und zur Tonisierung des Nervensystems. Einen Synergieeffekt, das Zusammenwirken von Einflüssen, bekommen wir vor allem im Urlaub am Meer und in den Bergen zu spüren. Wasser, Wind und Wellen schenken uns negative Ionen, die wiederum die Gesundheit positiv beeinflussen. Einen ähnlichen Effekt schafft die Höhe in den Bergen, hier erreichen uns viele der gehirnaktiven negativen Ionen, die das

Gehirn über den Neurotransmitter Serotonin anregen.

Ein heilklimatisch wertvoller Aufenthaltsort sorgt durch »negative Luftionisation« dafür, daß wir uns durch die Kofaktoren von Wasser, Wind und Wettereinflüssen stimuliert und regeneriert fühlen.

Föhn

Der Forscher Felix Sulman hat die Zusammenhänge von Wetterfühligkeit und biochemischen Auswirkungen bei Föhn untersucht. Dabei kam er zu dem Schluß, daß es vor allem zu drei Stadien der biochemischen Reaktion als Folge von Föhn kommt:

- Die erste Reaktion besteht in einer Serotoninüberproduktion im Gehirn und in anderen Organen. Dies kann sich in Angstzuständen, Hitzewallungen, Nervosität, Migräne, Depressionen und Asthma äußern.
- Als zweite Reaktion kann, in Folge der erhöhten Serotoninproduktion, die Bereitstellung großer Mengen von Adrenalin und Noradrenalin ausgelöst werden. Am Anfang kann man sich dadurch durchaus euphorisiert und stimuliert fühlen. Nach einigen Jahren aber sind die erschöpften Nebennieren nicht mehr fähig, zur Erhaltung des normalen Energieniveaus genügend Hormone zu produzieren; es kann zur chronischen Erschöpfung kommen.
- Die dritte Reaktion besteht in einer Überaktivität der Schilddrüse. Die Begleitsymptome sind ähnlich denen einer Serotoninüberproduktion. Es kommt

in diesem Stadium häufig zu nervösen Spannungen, Angstzuständen und starker Histaminbildung.

Empfehlung

Eine günstige Luftionisation ist deshalb so bedeutsam, weil wir damit einen ausgeglichenen Serotoninspiegel im Gehirn freisetzen und uns heiter stimmen. Bei Wetterumschlag und bei Föhn wird der Serotoninhaushalt leicht erschöpft. Viele Raumionisatoren wollen ein ideales Klima erreichen, ich bezweifle allerdings, ob sich die Natur auf diese Art ins Zimmer holen läßt. Andererseits können Grünpflanzen und ein Zimmerbrunnen das Klima vorteilhaft beeinflussen, die freie Natur aber natürlich nie ersetzen. Es empfiehlt sich daher, den Einfluß von negativen Ionen zu suchen und darüber hinaus sich von tryptophanhaltigen Lebensmitteln zu ernähren, so z. B. von Milch, Nüssen, Vollkorngetreide, Fisch, Huhn, verschiedenen Obst- und Gemüsesorten.

➡ *Querverweise:*
Hering/Fisch und Meeresfrüchte
Serotonin/Die Funktionsweise des Gehirns
Tryptophan/Aminosäuren

Anhang

BEZUGSQUELLEN

Aphrodisiaka und Gewürze

Herbert Böttcher
Borngasse 2
65510 Idstein
Tel. 0 61 26 / 5 55 75
Fax 0 61 26 / 5 56 69

Nahrungsergänzungsmittel

Algenprodukte:
Bluegreen Algenprodukte
C. Parkin
Schlüterstraße 74
20146 Hamburg
Tel. 040 / 4 10 85 45
Fax 040 / 4 10 85 30

Basica Mineralpulver:
als »Basica« oder »Basica
Sport« in Reformhäusern
und Apotheken
erhältlich oder bei
Klopfer Nährmittel
Adalperostraße 30
85737 Ismaning
Tel. 089 / 9 96 55 30

Bierhefe:
als »Panaktiv« von
Dr. H. Metz erhältlich
in Reformhäusern

Gerstensaftextrakt:
als »Green Magma«
erhältlich bei
Fa. Werner & Winkler
Reichenäcker 7
97877 Wertheim
Tel. 0 93 42 / 9 61 10
Fax 0 93 42 / 96 11 96

Glutaminsäure:
als »Glutamin Verla«
erhältlich in Apotheken

Glutathion:
als »Glutathion +
Anthozyane« erhältlich
in Apotheken oder bei
Anima Pharma GmbH
Alte Rabenstr. 23
20148 Hamburg
Tel. 040 / 45 03 73 03
Fax 040 / 45 03 73 05

Kreatin:
erhältlich bei
Pars Nutri
Ringstraße 39
Postfach 27
85402 Kranzberg
Tel. 0 81 66 / 92 81

als »Kreatin Energie plus«
oder »Optifit« erhältlich
bei
Dr. Roland Kaske
Ringstraße 39
85402 Kranzberg

Lezithin:
als »Hansa Lezithin«
erhältlich in Apotheken
und Reformhäusern

Heilpflanzen

Baldrian:
als »Baldrisedon« oder
»Baldrian-Dispert«
erhältlich in Apotheken

Damiana:
erhältlich bei
Herbert Böttcher
Borngasse 2
65510 Idstein
Tel. 0 61 26 / 5 55 75
Fax 0 61 26 / 5 56 69

Ginseng:
als »Ilwha-Ginseng« bei
Fa. Werner & Winkler
Reichenäcker 7
97877 Wertheim
Tel. 0 93 42 / 9 61 10
Fax 0 93 42 / 96 11 96

Johanniskraut:
als »Kira« erhältlich in
Apotheken oder bei
Lichtwer Pharma GmbH
Wallenroderstraße 8–10
13435 Berlin
Tel. 030 / 40 37 00
Fax 030 / 40 37 01 03

Kawa-Kawa:
als »Laitan« von der
Firma Schwabe oder
als »Kavosporal« von
der Firma Carl Müller
Postfach 869
73008 Göppingen
Tel. 0 71 61 / 67 60

*Vitamine/Mineralien/
Spurenelemente*

Antoxid:
(enthält eine optimale
Mischung an Vitaminen,
Enzymen und Spuren-
elementen)
erhältlich bei: Fa. Orthica
In der Steele 2
40599 Düsseldorf

beni-vital:
(enthält Folsäure, Vitamin B
6 und B 12)
erhältlich in Apotheken

Vitasprint B 12:
(enthält Glutamin und
Vitamin B 12)
erhältlich in Apotheken

Vitamin C:
als »Acerola plus« von
Dr. Grandel erhältlich
in Reformhäusern

Vitamin E:
als »Malton« erhältlich
in Apotheken
Magnesium:
als »Magnesium Verla«
erhältlich in Apotheken

Zink:
als Zinkorotat von
Ursapharm erhältlich
in Apotheken

Getränke

»Timlic«:
(enthält Omega-3-Fette/
Vitamin E + C/Beta-Carotin)
erhältlich bei:
Mead Johnson
Waldstraße 23
63128 Dietzenbach
Tel. 0 60 74 / 40 61 75
Fax 0 60 74 / 40 62 70

Fürstana Teefresh:
(enthält Grüntee-Auszüge)
erhältlich bei: Fürstenquelle
Bad Imnau GmbH
72401 Haigerloch-
Bad Imnau
Tel. 0 74 74 / 9 52 70
Fax 0 74 74 / 95 27 11

**Kräuter- und Pflanzen-
preßsäfte:**
• Artischockensaft
• Brennesselsaft
• Wermutsaft
• Zinnkrautsaft
als Schoenenberger
Pflanzensäfte erhältlich
in Reformhäusern
**Fruchtsäfte mit natürlichen
Anthozyanen:**
• Heidelbeersaft
• Johannisbeersaft
• Rote-Beete-Saft
von EDEN erhältlich in
Reformhäusern

*Antioxidantien und
Tyrosin*

Rotraud Vusten GmbH
Quality of Life Products
In der Steele 2
40599 Düsseldorf
Tel. 02 11 / 74 30 44
Fax 02 11 / 74 30 45

Antioxidantien

HiLife Extension e.V.
Kuhstraße 45/47
47533 Kleve
Tel. 0 28 21 / 1 36 76
Fax 0 28 21 / 1 38 02

LITERATUR

Burgerstein, Lothar: *Heilwirkung von Nährstoffen*. Heidelberg 1982, Haug Verlag

Bourre, Jean-Marie: *Intelligenz & Ernährung*. Düsseldorf 1992, Econ Verlag

Calatin, Anne: *Ernährung und Psyche*. Karlsruhe 1988, Verlag C. F. Müller

Carper, Jean: *Nahrung ist die beste Medizin*. Düsseldorf 1994, Econ Verlag

Dennison, Paul E.; Dennison Gail: *Lehrerhandbuch Brain Gym*. Freiburg 1995, Verlag für Angewandte Kinesiologie

Eggetsberger, Gerhard H. Eder, Karl-Heinz: *Das neue Kopftraining der Sieger*. Wien 1992, Orac Verlag

Elbert, Thomas; Rockstroh, Brigitte: *Psychopharmakologie*. Berlin, Heidelberg 1990, Springer Verlag

Ferruci, Piero: *Unermeßlicher Reichtum*. Wege zum spirituellen Erwachen. Basel 1992, Sphinx Verlag

Fulder, Stephen: *Tao der Medizin*. Basel 1985, Sphinx Verlag

Hannaford, Carla: *Bewegung das Tor zum Lernen*. Freiburg 1996, Verlag für Angewandte Kinesiologie

Hochenegg, Leonhard: *Ernährung, die Wunder wirkt*. München 1995, Ludwig Verlag

Holler, Johannes: *Brainfood für Manager*. München 1992, Langen-Müller/Herbig

Holler, Johannes: *Das Neue Gehirn*. Paderborn 1996, Junfermann Verlag

Hutchison, Michael: *Megabrain – Geist und Maschine*. Basel 1990, Sphinx Verlag

Justice, Blair: *Wer wird krank?* Hamburg 1989, Kabel Verlag

Münzing-Ruef, Ingeborg: *Kursbuch gesunde Ernährung*. München 1995, Zabert Sandmann Verlags GmbH

Ostrander, Sheila; Schroeder, Lynn: *Super-Memory – Der Weg zum optimalen Gedächtnis*. Bern 1995, Scherz Verlag

Pauling, Linus: *Das Vitamin-Programm*. München 1992, Goldmann Verlag

Pollmer, Udo; Fock, Andrea; Gonder, Ulrike; Haug, Karin: *Prost Mahlzeit! Krank durch gesunde Ernährung*. Köln 1994, Verlag Kiepenheuer und Witsch

Schultz-Friese, Walter; Messing, Norbert: *Geistig jung bleiben bis ins hohe Alter*. Bad Schönborn 1993, Verlag Ganzheitliche Gesundheit

Stürmer, Ernst: *Geistig fit bleiben*. Freiburg 1992, Herder Verlag

Waterhouse, Debra: *Frauen brauchen Schokolade*. München 1995, Goldmann Verlag

Weihofen, Jürgen: *Hefe-Trink-Kur*. Siegburg 1991, Sanaform Verlag

Werbach, Melvyn R.; Keats, M. D.: *Nutritional Influences on Illness – A Sourcebook of Clinical Research*.

Zehntbauer, Josef: *Körpereigene Drogen*. München 1993, Artemis & Winkler

REGISTER

Abendessen 14, 86, 139
Abwechslung 187
Acetylcholin 22f., 26
Achtsamkeit . . . . 187f.
Adaptogen 15, 140
Adrenalin . . . . 15, 24f., 93f.
Algen . . . . 15, 105f.
Aluminium . . . . 23, 197f.
Alzheimer-Krankheit 23, 26
Amaranth . . . . 10, 49f.
Aminosäuren 9, 13, 15, 29, 86
Ananas 75
Anchovis 30
Angst . . . . 203f.
Anis . . . . 58f.
Anthozyane 74
Antriebsschwäche 10, 94, 105, 124, 205f.
Apfel . . . . 76f.
Aphrodisiaka . . . . 10, 58f.
Aprikose . . . . 77f.
Aroma 95
Arteriosklerose . . . . 10, 206f.
Artischocke . . . . 32f.
Atmung 96
Aubergine . . . . 33f.
Auster 31
Avocado . . . . 78f.

Baldrian . . . . 10, 126, 141ff.
Banane . . . . 14, 79f.
Basica 106
Basilikum . . . . 59f.
Beifuß . . . . 60f.
Bewegungstraining . . . . 173f.
Bewußtsein 166
Bierhefe 107
Biofeedback 20
Birne . . . . 80f.
Bitterstoffe . . . . 143f.
Blau . . . . 167f.
Blei . . . . 23, 198f.
Blutdruck . . . . 32, 207ff.
Blütenpollen . . . . 107f.
Blutzucker . . . . . . 15, 48f., 93f., 210f.
Bockshornklee . . . . 61f.
Bohne . . . . 34f.
Brainfood . . . . 10, 28ff.
Brennessel . . . . 144f.
Buchweizen . . . . 10, 50f.

Cadmium 23
Cashewnuß 70
Chicoree 44
Cholesterinspiegel . . . . . . 31f., 211f.
Cholin 23
Chrom . . . . 112f.
Colanuß . . . . 128f.

Damiana 145
Dattel . . . . 81f.
Denkmütze 175
Depressionen 24f., 26, 94, 105, 212f.
DHA . . . . 91f.
Diät 16
Dinkel . . . . 10, 15, 52f.
Disaccharide 93
Dopamin 23f., 29
Drehübung . . . . 175f.
Duftstoffe 95
Durchblutungsstörungen 214

Eisen . . . . 102f.
Eleutherokokkus 146
Endivien 44
Endorphine 24
Energiegähnen 176
Entspannung . . . . 188ff.
Ephedra . . . . 146f.
Eßkastanie . . . . 35f.

Farben . . . . 14, 166ff.
Feige . . . . 82f.
Feldsalat 44
Fettsäuren . . . . 13, 90f.
Fisch . . . . 10, 15, 29ff., 90f.
Folsäure . . . . 16, 117f.
Frühstück . . . . 15, 86, 137f.

Gedächtnis . . . . 14, 22f., 124, 214ff.
Gehirn . . . . 12ff., 19ff.
Gehör 97
Gelb . . . . 168f.
Gemüse . . . . 10, 15, 32ff.
Genußmittel . . . . 128ff.
Germanium . . . . 113f.
Gerste . . . . 53f., 108f.
Gerüche 95
Geschmack . . . . 99f.
Getränke . . . . 124ff.

Getreide . . . . 10, 14, 48ff.
Gewürze . . . . 10, 57ff.
Gewürznelke . . . . 62f.
Ginko Biloba . . . . 10, 147f.
Ginseng . . . . 15, 148f.
Gliazellen 26
Glutaminsäure . . . . 14, 109f.
Grün . . . . 169f.
Grüntee . . . . 14, 15, 134f.
Guarana . . . . 129f.

Hafer . . . . 10, 15, 54f.
Hanf . . . . 150f.
Heidelbeere 83
Heilpflanzen . . . . 10, 140ff.
Heiltees . . . . 124f.
Hering 30
Herzinfarkt 32
Herz-Kreislauf-Erkrankungen . . . . 15f.
Hirse . . . . 10, 55f.
Honig 15
Hopfen . . . . 151f.
Hören 97
Hypophyse 19, 166

Imagination . . . . 190ff.
Ingwer . . . . 63f.
Insulin . . . . 15f.
Ionisation . . . . 98f.

Jod 114
Johannisbeere . . . . 84f.
Johanniskraut . . . . 10, 14, 152f.

Kaffee . . . . 130f.
Kakao . . . . 14, 131f.
Kalmus 154
Kalzium 103
Kardamom 64
Katechine 14
Katecholamine . . . . 24f.
Kawa-Kawa . . . . 14, 154f.
Kichererbse 37
Kieselsäure 110
Knoblauch . . . . 38f.
Kohlenhydrate . . . . 10, 13, 14f., 92ff.
Kommunikation . . . . 192f.
Kontrolle 193
Konzentration . . . . . 14, 86, 94, 193f.

Kopfsalat 44
Kopfschmerzen . . . . 217f.
Koriander 65
Körpertraining . . . . 101, 71ff.
Kreatin 111
Kreativität 20

*L*achs 30
Lärmbelastung . . . . 218f.
Laufen . . . . 178f.
Lavendel . . . . 155f.
Lezithin . . . . 14, 111f.
Licht . . . . 14, 166f.
Liegende Acht . . . . 172f.
Linolsäure 90
Linsen . . . . 39f.
Lysin . . . . 86f.

*M*agnesium . . . . 14, 74, 103f.
Mahlzeiten . . . . 14f., 137ff.
Makrele 30
Mandel 71
Mate . . . . 132f.
Meeresfrüchte 10, 31
Meerrettich 40
Melancholie 14
Melisse . . . . 14, 156f.
Mentalstrategien . . . . 185ff.
Migräne 102
Mikronährstoffe . . . . 94ff.
Milch . . . . 15, 125f.
Mineralien . . . . 10, 102ff.
Mittagessen . . . . 138f.
Monosaccharide 93
Muskat . . . . 65f.

*N*ährstoffe . . . . 86ff.
Nahrungsergänzungsmittel . . . 105ff.
Nervenschwäche 219
Neurotoxine . . . . 196ff.
Neurotransmitter 16, 21ff., 86
Niacin . . . . 118f.
Nikotin . . . . 200f.
Noradrenalin 15, 25, 29
Nukleinsäuren 29
Nüsse . . . . 10, 70ff.

*O*bst . . . . 10, 74ff.
Oliven . . . . 40f.

Omega-3-Fettsäuren . . 9, 29, 30, 90ff.
Oregano . . . . 66f.

*P*antothensäure 120
Paprika 42
Passionsblume . . . . 158f.
Pfefferminze 159
Phenylalanin . . . . 87f.
Phospholipide 90
Polysaccharide 93
Proteine 16

*Q*uecksilber 23

*R*adfahren . . . . 176f.
Reisekrankheiten . . . . 220f.
Rettich . . . . 42f.
Riechen 95
Rosmarin . . . . 159f.
Rot 170

*S*afran . . . . 67f.
Säfte 126
Salat . . . . 43f.
Salbei . . . . 160f.
Samen . . . . 10, 70ff.
Sardine . . . . 30f.
Sauerkraut 44f., 126
Sauerstoff . . . . 97ff.
Schlaflosigkeit . . . . 10, 221f.
Schlaganfall 10, 32
Schlüsselblume . . . . 161f.
Schmecken . . . . 99f.
Schmerzen . . . . 24, 222f.
Schokolade 14, 133
Schwerkraftgleiter . . . . 179f.
Schwermetalle 23
Sehschwäche . . . . 224ff.
Selen . . . . 114f.
Sellerie . . . . 45f.
Serotonin . . . 14, 16, 25f., 30, 74, 94
Sesam 72
Sojabohne . . . . 46f.
Spurenelemente . . . . 10, 112ff.
Stimulantien 128
Streß . . . . 10, 15f., 20, 25, 105, 226f.
Suchtverhalten . . . . 227ff.
Süßigkeiten 16, 25
Synapsen 21, 26

*T*ee . . . . 133f.
Tomate . . . . 47f.
Tryptophan . . . . 14f., 16, 25, 88f.
Tyrosin . . . . 10, 29, 89f.

*Ü*berkreuzübungen . . . . 180f.
Umweltgiftbelastung . . . . 229ff.

*V*anille 68
Vegetarismus 16
Verdauung 10
Vitalstoffe 10, 49
Vitamin B 1 49
Vitamin B 12 . . . . 16, 120f.
Vitamin C . . . . 121f.
Vitamin E . . . . 123f.
Vitamine . . . . 10, 49, 117ff.

*W*adenpumpe . . . . 181f.
Waldmeister . . . . 162f.
Walnuß . . . . 72f.
Wandern . . . . 182f.
Wasser 14, 127
Wassertraining . . . . 183ff.
Wein . . . . 15, 135f.
Weintraube 85
Wermut . . . . 163f.
Wetterfühligkeit . . . . 231f.
Willensstärke . . . . 194f.

*Z*imt . . . . 68f.
Zink . . . . 10, 31, 115f.
Zinnkraut . . . . 164f.
Zirbeldrüse 19, 166
Zucker . . . . 10, 14, 48, 74, 93f.
Zuversicht 195
Zyklen . . . . 100f.

Die Deutsche Bibliothek – CIP Einheitsaufnahme

Holler, Johannes:
Iß Dich klüger : das praktische Handbuch für die optimale Gehirnernährung ;
die 120 besten Gehirnnahrungsmittel, Rezepte und Bezugsquellen,
ergänzende Mentaltips und Bewegungsübungen /
Johannes Holler. – Frankfurt am Main : Umschau Buchverlag, 1997
ISBN 3-524-72003-X

© 1997 Umschau Buchverlag Breidenstein GmbH
Frankfurt am Main

Redaktionelle Mitarbeit: Tatjana Strasser
Lektorat: Annette Müller, Elisabeth Neu
Schutzumschlag und Buchgestaltung: Oliver Schmitt, Mainz
Herstellung: Karin Kern
Gesamtproduktion: ALINEA, München

Printed in Germany

ISBN 3-524-72003-X